現実のユートピア

フランコ・バザーリア著作集

フランカ・オンガロ・バザーリア編

梶原徹訳

みすず書房

L'UTOPIA DELLA REALTÀ

by

Franco Basaglia

First published by Giulio Einaudi Editore S.p.A., 2005

目次

凡例

一、本書は、*L'utopia della realtà*. A cura di Franca Ongaro Basaglia, Introduzione di Maria Grazia Giannichedda, Einaudi, Torino, 2005 の全訳である。

一、（ ）は原文のとおり、または訳者による原綴りの補足、［ ］は編者による補足を示し、原文の引用符« »は「 」に置き換えた。また、引用符を挿入した方が理解しやすいと思われる箇所は「 」を挿入した。

一、原書のイタリック体は、本書では傍点または「 」で強調した。

一、数字のみで表記される注番号は原注であり、訳注とあわせて巻末に各章ごとにまとめた。また、訳者による簡便な文意の補足は〔 〕を用いて本文中に挿入した。

一、巻末に日本語版独自の索引を加えた。なお、「訳者あとがき」以降の頁は索引に含んでいない。

一、全文の訳出を心がけた。しばしば見られる同一の意味の単語の反復も可能なかぎり原文に従った。したがって、日本語としてはしつこく回りくどい表現も多いが、可能なかぎり原文のニュアンスを生かすことを優先した。また、原文の時代背景を考慮し、今日では不適切と思われる訳語を用いた箇所がある。

序文　現実のユートピア
——フランコ・バザーリアとその生涯をかけた事業

マリア・グラツィア・ジャンニケッダ

1　ロンドン世界社会精神医学会創立総会

一九六四年八月、ロンドンで世界社会精神医学会の第一回設立総会が開かれた。少数のイタリアからの出席者の中にいたフランコ・バザーリアは、いまだ結論が出ない重要な懸案について民主社会で初めての学会講演を行った。それは「施設化空間としての精神病院解体[訳注1]」[1]と題した講演だった。

以前から、精神病院《マニコミオ》の立場は、収容状況に対する告発の波の中で周期的に何度も批判されてきた。しかし、一九四〇年代以降いくつかの新しい事実が生じていた。西ヨーロッパの中で全体主義の影響の外にあった諸国では、向精神薬の導入[2]以前から、精神病者に対して非強制的環境で、症状を取り除くよりも人間関係に基づいた技術による治療実験が数多くすでに行われていた。これによって、拘禁とこれによる多くの出来事への批判的考察も始まった。フランスでは、国民戦線の時代[訳注2]に精神病院における精神療法による治療実験が行われた。[3]イギリスでは、多数の病院で開放病棟の経験を基盤にして、「治療施設」のアイデア[4]が広がっていた。アメリカ合衆国では、軍医であった精神科医たち[5]が、新兵徴集時や戦闘時の兵士の精神的混乱に衝撃を受け、「地域精神医学《プシキアトリア・コミュニタリア》」のアイデアを提示した。これは精神疾患と社会に関する研究を促進したが、巨大な州立精神病院には触れなかった。この州立精神病院問題は一九四〇年代後半には告発キャンペーンの対象になり、この顚末はヨーロッパに大ヒットした映画「蛇の穴」[6]で紹介された。この映画は悪意はないものの、実在しそうなイメージとして当時五〇万人以上いた収容者の恐怖を抱えた生活を描写していた。同じくフランスでは、九万二千人以上の収容者がいる精神病院のスキャンダルが、ここで働く医療従事者の手で明らかにされた。哲学者エマニュエル・ムニエが編集した著名な雑誌『エスプリ』誌では、一つのモノグラフが哲学者、作家、精神科医、収容者の協力で編集され、「精神医学の貧困」に対するキャンペーンを支援した。第二次大戦後すでにフランス、イギリスはともに法改正と一般医療改革に伴う精神医療の運営整備を済ませていて、改革派精神科医たちの関心は区域責任制《セクター》に集中していた。ほどなく非現実的であることが明らかになるのだが、改革は精神病院の国家的再編、および文化・経済的に費用見直しを行うことを展望して行われた。さらにアメリカでは異なった法的介入が行われた。一九六三年にケネディ大統領は、連邦議会で包括的地域精神保健センターの建設に連邦資金を投入するという歴史的演説を行った。このセンターは実際にはほとんど発展せず、定着する前に待ち受けていたものは、〔一九八一年から〕レーガン大統領が大規模に実施した入院期間削減と公立病院の病床削減の政策だった。

一九六〇年代にはすでに公立巨大精神病院の危機は進行し、明白になっていた。外部からのセクター制による精神病院縮小の試みは、膨大な人数の慢性患者の生活環境に切り込むことができなかった。多くの西欧諸国では、新たな手を打たなかったし、多くの財政支出もせず、医学と民主的秩序の原理の例外になっている法律を精神医学に与えつづけた。当時、フランコ・バザーリアはイタリアにおける約一〇万人の収容者に向き合うことからは離れたスタンスを取っていたが、フランスにおけるセクター制政策とイギリスにおける社会精神医学に多くの疑問を持っていた。彼は従来の研究者コースを歩んでいたが、〔イタリア北東部国境地帯のゴリツィアで赴任した〕精神病院に衝撃を受けて、根源的な確信を抱くようになった。それは、施設化のどのような形態も心を病む人《マラート・ディ・メンテ》が彼ら自身になろうとすることへの援助ではありえない、精神医学は二百年にわたってその中核的支柱であったもの、すなわち精神病院を解体すべきである、ということだった。

こうした中で、バザーリアは一九六四年のロンドン世界社会精神医学会総会に出席して「強い調子」の報告を行った、と彼の友人であるアゴスティーノ・ピレッラに書き送っている。[7] その最初に引用されていた言葉は、精神病院長に宛てたシュールレアリストたちの手紙である――「なんの辞書も持たず、院長のあなた方が入院している人々に話しかける回診の後には、あなた方は彼らに対する優越性すなわち権力を持っていることを記憶し認識することだろう」と。この報告は続いて、「単純に明白であると言えないにしても、精神病院の取り壊しは緊急の必要事である」という考えについて議論し、「この考えが、約六百人が入院する病院の再組織化に三年間従事し検討した結論である」と述べている。そして「いまだに準備がなく不十分な状態にある法律と社会による最低限の支援がなくとも」ゴリツィアにおける活動の結果から多くのことが変更可能だと彼は考えた。そしてバザーリアは出席者に訴えた――精神科医の立場から変革するリスクを引き受けること、すなわち「精神科医が病人と同じ位置にいるリスクを引き受ける」ことが共通目的になるように彼は要請した。しかし、この責任は病人の自由が発展することを通じて実現すべきだが、「まだ存在しない自由を私は医師の立場から与えることになる。なぜなら、精神病院は疎外された構造を次第に壊した後にも、そこが現状に満足している従事者たちの心地よい避難所であれば、衰退する必要も生じないからである」。バザーリアが可能と考えた唯一の視点は「個人的怒りが梃《てこ》になるかもしれない」ということである。これによって、「権力と父権主義《パターナリズム》の結びつきを唯一壊しうる相互的緊張関係」を医師と患者の関係の中に築くことが将来可能かもしれない。結論として、これは、「自由の原則が権力の原則を衰えさせることに成功する」のかという問いかけであり、「患者、医師、職員の全員」がゴリツィアに続いて「危機に関与し、危機の中で人間性に基盤を置く共同体を見出す」ことによって治療共同体が有用であることを確信している、と結んだ。

バザーリアの参加は注目を集めたが、学会参加者の困惑を増大させた。初めの数頁の発表の後、彼の想定を理解しやすくするための言葉を支持しつづけたのは、英国人精神科医の同僚であったが、バザーリアと聴衆の間には埋め難い溝があった。

バザーリアは社会精神医学の状況を理解していた。彼はイタリアにおける唯一の治療共同体実験の、時代を画す最初の実践者だった。そしてマックスウェル・ジョーンズ[8]との個人的親交があった。ジョーンズは、有名な反俗の人であり、カリスマであり、第二次大戦中には失業中の漁師たちおよび捕虜収容所帰還兵とともに働き、病人と施設への接近法について独自の様式と技術を考案した人である。バザーリアは絶えず彼から学んだ、いやそれどころか、彼から施設[9]とそのメカニズムと浸透性を知ったと言える。スコットフンドの小都市メルローズのディングルトン精神科病院で、マックスウェル・ジョーンズは有名な治療共同体モデルを作り出した。そこをバザーリアは何回も訪ね[10]、彼の妻でありゴリツィアチームの協力者であったフランカ・オンガロ・バザーリアは、ある期間ボランティアとしてここに滞在した[11]。六四年のロンドン総会にはバザーリアの友人であるダグラス・ベネットも出席していた。彼は当時ロンドン・モーズレイ病院の医長で後に院長になった人物で、率直かつ皮肉な人物であった。後に彼はトリエステの経験を身近にみて受け入れるのだが、この総会ではフランカ・オンガロ・バザーリアが覚えているように、彼はバザーリアのフラストレーションと英国の同僚の焦りとの仲介役を果たそうとしていた。総会は合意と権限決定の場面にいたってこのよそ者〔バザーリア〕によって凌駕された状態になっていた。事実、社会精神医学の実験は第二次大戦後の民主国家・英国においてすぐに反響を生んだ。英国は、一九四八年七月五日に資本主義国家として初めてナショナル・ヘルス・サービス（NHS）を制定し、今でもNHSのウェブサイトには「能力に応じてではなく、必要に応じて」というスローガンが載せられている。このナショナル・ヘルス・サービスでは施設の名称を変更した。「収容所《アサイラム》」は精神科病院（ospedale psichiatrico）になり、総合病院と同等の扱いになった。一九五九年の英国精神保健法（Mental Health Act）は入退院制度を改正し、地域精神医療システムを創設した。この成功した改良主義的環境では、治療共同体の技術を監獄や地域サービスに拡張することが想定されていたが、以下のような当時の常識から外れたバザーリアのアイデアを受容する用意はなかった。それは「オープンドアシステム」が「ある種の柔らかな施設化」をもたらすという見解であり、これは寓意で言えば「主人と奴隷の疎外された原初の関係」だ。すなわち、常に民主的社会と精神医学を問いつづけたバザーリアの思考の核心は実質的に共有されてはいなかった。

ピネル[訳注3]が行った「鎖からの解放の光景から二世紀たった」[12]現実、「強制規則と屈辱が収容者の日常生活になった」現実は、バザーリアに「世界の中で自由な地位を占めるべき人間について考慮すべき原則」を追究するように仕向けた。初めは「精神病によって」次には「精神病院における自分自身の決定的な喪失」を通じて「個性と自由を失った」病人である人間も、「医師である自分の個人的自由」と「疎外された世界」を医師に委託する社会の「公正と思えない代弁者とその被委託者」としての役割を身に負う精神科医としての人間も、この二世紀の現実だった。こうしてバザーリアは、サルトルの思想によって示された視点から精神病者の排除と施設化の問題を取り上げた。精神医療改革の流れは精神病院の開放化であったのだが、治療方法や施設組織の修正による純技術的問題[13]を理由にして、あまりにも急速にそれが閉鎖運営になったことは問題であった。そして、「薬物療法、精神病理学理論と院外精神医療の時代が到来したからといって」、「強制居住と永久施設化空間としての精神病院問題」は残っていると考えた。バザーリアは「現状の精神医療の質を批判するだけに終わらせることはできない」と考えた。現状の精神医療は、実質的に行政の立場で「社会の動向と精神病院管理上の課題」を「反映させる」ことを受け入れていると考えた。

四〇年前に書かれたこの〔講演を元にした〕論文で、バザーリアは現在も続く二つの特別なテーマを提案している。まず初めのテーマは、精神病院はバザーリアにとって集約型の公的巨大収容施設であるばかりでなく、徹底的な「強制居住施設」であり「永久施設化空間」であった。このキーワードは、今日まで継続してきた多くの施設の特質に一致している。とりわけ、西欧諸国における精神科病院の削減[14]のプロセスがいい例である。このプロセスでは、より小規模単位に、より私的管理に、保健衛生や強制居住や精神病者の重厚な分類カテゴリーよりもより福祉的に考えられたものの、多くの再度の施設化がしばしば行われた。その中で心を病む人は、生産と社会契約の世界ではその外部か辺縁に置かれている。イタリアではこの新たな隔離形態がまだ根を張っていた。とりわけ、これを禁止する法的基準があるにもかかわらず、最後の公立精神病院が閉鎖された一九九八年の後、この傾向は顕著である。最近の「法一八〇号」改正案[15]は、今日まで事実上継続してきた収容施設であった私的収容施設（contenitori privati）を合法化するために、とりわけ「長期強制入院措置」を設立する法改正をしようとしている。

この論文の第二のテーマは重要な意味を残している。それは「世界の中で自由な地位を占めるべき人間について考慮すべきだ」とする警告である。明らかにバザーリアはサルトルがいう人間《ウオモ》を考えていた。病人は「自由であることを非難された」存在である。なぜならば、「自分自身ではないのに自分として存在し」、「強制されて、存在することの代わりに選ばれて[16]」いる。精神科医は病人が人間として存在することを困難にする自由の剥奪は行うべきではないと、バザーリアは確信していた。さらに、戦後のイタリア憲法がいう自由な人間についても彼は考慮している。それは彼の反ファシストとしての経歴と、精神病院を前にした義憤から生じていた。バザーリアはこの当時精神科施設がどの程度まで、またどのようにして自由の原理に従うのかについてはわからなかった。それは精神病院を解体させる必然性と始めたばかりの研究に緊張感をもたらした。すべての人間の自由の価値はとにかくバザーリアの科学的・政治的出発点であり、彼の生涯をかけた実践の中で、社会福祉事業を文化の中に基礎づけることになった。こうした事業の中で、自由の対価として支払われた、保護、責任免除、病人に必要とされていた「避難所《アジール》」を用意すべきではないと彼は考えた。バザーリアにとって病んだ人間の自由は実際のところ精神科医の「介入なしには」成功せず、そうしなければ、遺棄と健康権の侵害によるさらなる暴力を引き起こす。病人と医師の自由は、バザーリアに〔精神科医が請け負っている〕拘禁の委託を終わらせることの他に、医師の臨床実践、社会的役割、責任に関する根本的再検討を強いた。バザーリアは熱心に働いた。なぜなら、医師・患者関係における原則と法的枠組みは再定義されるにしても、発展した事業の力はこの関係の「実質的組織構成」の中で変換するプロセスになりはじめていて、病人の自由と権利がどのような状況で調和するのか、この力が示すだろうと考えたからである。一九七九年にブラジルにおける講演で彼が語っているのは、「重要なことは、私たちが〔精神病院の解体という〕不可能を可能にしてみせたことです。とにかく私たちは、これまでとは違ったやり方で狂気を抱えた人を支援できることを示したのです。この私の証言が揺らぐことはありません」ということだった。それは「奪回困難な変革状況を私たちが明示する」ためだった。今日「何ができるかを知る」ことは、例えて言えば、政治の足枷《あしかせ》である。しかし本来政治は人々に認められた革新的資産を信頼して、民主的な意味で公的施設と社会生活の構造を変革するための能力が発揮されるべきだろう。[17]

2　生いたちと大学生活

この一九六四年、バザーリアは四〇歳だった。彼は一九二四年三月一一日にヴェネツィアで二人の姉妹の間の第二子として生まれ、サンポーロ広場地区[訳注4]の大きな家で家族とともに育った。通常の教育課程を過ごした後、一九四九年にパドヴァ大学医学部を卒業した。しかし成績は華々しいものではなかった。子ども時代の自分について、彼は医学に対する好奇心と情熱、友人との生活への熱中、特にアルベルトとフランカのオンガロ家兄妹との付き合いを覚えていた。フランカはその後彼の妻になる。さらに、気短で不安がち、そしてメランコリックで、「居心地が悪い」状況が続いたことを彼は覚えていた。これらは後にイタリア六〇年代危機の中で爆発し明らかになった社会的・私的役割の硬直性によって、窮屈になっていたこの世代の多くの男女に刻み込まれた痕跡だった。彼はトリエステ時代には、はしゃぎ廻っていて、サルトルのフローベル論『家の馬鹿息子』[18]のタイトルそのものであると周囲の人々に思われていた。サルトルはこの作品で伝記によって限定されることと選択を通して、「個性化」、なるべきものになることの間を見極めたかったのだったが……。

一九四四年の終わりに彼はヴェネツィアのサンタ・マリア・マジョーレ監獄に六カ月間投獄された。反ファシズム活動家の友人と社会批判をしたためだった。〔第二次大戦直後の〕その一年後にはプラハに行き、青年社会主義者ヨーロッパ大集会に参加した。彼はこのことを喜びと希望の時として述べているものの、その後なんらかの政治活動に専念したわけではなかった。一九五二年に彼は精神神経学を専門に選び、次の年にフランカ・オンガロと結婚した。このときパドヴァ大学病院精神神経科に勤務し、器質論的教養を持っていた先任の教官、ジョバン・バッティスタ・ベローニの指導を受けた。

バザーリアは最初は臨床の修練からは距離を取っていたが、一九五三年の統合失調症の「了解不能性」の世界[19]に関する小論文には、彼の生涯を通じて実質的一貫性を保ちつつ発展していった過程の起源を見い出せる。[20]たとえば、現存在分析を選択したことや、ルートヴィヒ・ビンスワンガーやオイゲン・ミンコフスキーによって基礎づけられた「実存分析」を用いたことなどである。これらは、若いバザーリアにとって、「医師の人格を直接危険に曝すという意味で重要であり、医師が審査官のように外部に残ることをせずに、直接関与すること……内面で熱心に症状記載を体験する」ことおよび、「病人の生活と一体化する」という点で重要だった。[21]この論文では、クレペリンの用語である「欠陥」という明確な価値評価も「症状カタログ」としてまだ使用されていた。この当時、イタリアの精神科医たちには、この一九世紀の実証主義モデルに不満を表明する人物はほとんどいなかった。バザーリアは彼自身の仕事を精神病理学と現象学の間の紛糾を検討することに決めて、それを実質的に一人で始めた。このとき、方法論的により潤沢でより臨床に重点を置いた二〇世紀の精神医学（ビンスワンガー、ミンコフスキー、シュトラウス、フロイト）を利用し、哲学的学識形成を人間の多様性により配慮していたヨーロッパ中の省察する人々（フッサール、ハイデガー、メルロ＝ポンティ、サルトル）の著作によって構築した。この時期の彼の論文は「方法上最終的に活用できるまでは、早急には捨てることができない医学的図式を克服するときまで、バザーリアが長い間医学的伝統に憤慨を伴いつつ直面していたこと」[22]を明らかにしている。このことは要するに、バザーリアがどれほど深く自分の内部にこうした医学的伝統を抱えていたかを明らかにしている。しかしこの医学的伝統は、アドルノの箴言が引用されるほどに[23]その多くが後に彼に嫌われたのではあったが。こうした伝統の中で、最後まで残ったのは現象学の知識であり、多くの精神科医たちの中で最後に残ったのは、ミンコフスキーであった。[24]バザーリアはミンコフスキーの方法に加えて、彼の考察法とその仕事に感嘆した。しかし、より根本的で継続した関係はサルトルとの関係であった。サルトルはバザーリアが唯一「マエストロ＝師匠」と考えた人であった。バザーリアは研鑽の時代にサルトルを熱心に読み、彼の世界内存在[25]全体を参考にした。円熟期になると、サルトルの影響は再び明らかになり、バザーリアの仕事のキーポイントとなっている。専門家と知識人の責任に関する着想、実践を中心に据えること、イデオロギー批判、今ここにおける社会参加への配慮とは異なるものとしてのユートピアの拒否などがそれである。バザーリアとサルトルとの対話は、〔バザーリア編著の〕『平和時の犯罪』（一九七五）〔本書16章〕に載せられているが、これは彼の生涯続いた個人的親密感を示している。[26]

一九五〇年代には、バザーリアは多くの研究を頻回かつ熱心に神経学会で発表して、議論した。そのうちの一つについて、ベローニよりも若く、文化指向を持っていた、当時の異才であるパルマ大学神経学教授ファビオ・ヴィジンティーニが明らかにしている。「神経学会のベネト・エミリア地方会で、畏敬の念や恐れを抱くことなく現実上の諸問題について議論が闘わされた」と彼は述べている。そしてその中で、「フランコ・バザーリアは神経症の身体問題について、現象学的精神病理学を使って科学的論理構成で語った」と述べている。ヴィジンティーニは、「強い印象を受け、公衆の前で彼を讃えた」と書いている。[27]しかし、ヴィジンティーニは「伝統的で化石化したイタリア精神医学会」[28]の例外的存在である。当時の学会は青年精神科医たち（バザーリア、セルジオ・

ピーロ、ピレッラ）が集団を形成する試みを妨害したと、アゴスティーノ・ピレッラは記している。一九五〇年代後半当時、熱心な青年たちは、方法的に用心深く固めて、変革の意志を持って、感じていた危機感をまとめ上げ、さらに精神病院のさらなる自由を求めて社会から離れた場所にある空間に立ち向かう、精神病理学研究グループを作ろうとしたのだった。

「哲学者バザーリア」とベローニが呼んだように、彼は一三年間大学に残った。しかし、出世の可能性がないことは明らかだった。こうして、「大学病」から自由になる決意[29]をして、ゴリツィア精神病院の病院長選考に応募し、一九六一年夏の終わりのある日、彼は生涯で初めて[30]精神病院の門をくぐった。この経験はショックと同時に彼の過去を想起させた。それは、二〇歳当時、ブルジョア学生であった彼が外傷体験として持っていた「独房の便器を取り上げられたそのとき」の監獄の記憶と重なっていたのだった。[31]そのとき、「そこでは死の姿と臭いを生命に与える、解剖学階段講堂に入った感じ」を彼は抱いた。「恐るべき悪臭を強いられる汚物置場［…］そこでは看守も収容者もすべての人間性を奪われ施設の烙印を押される場」と感じて、彼はあの監獄をそこに見た。精神病院で出会う人間は「すべて人間の尊厳を失っており、精神病院もまた巨人な不潔空間であり」、病気をさらに悪化させている。ここでは、「医師、白衣を着る人、看護師がいて治療を行うことになっている。だが実態は拘禁施設でしかない」。そこでは「精神科医がすべてを委任されている」。これによって病人に何をすることも制限されなかった。「病人との共感」[32]を模索することに打ち込んできたバザーリアは、緊急な課題として精神病院の暴力性を察知した。だからこそ、精神病院の暴力性は身体への暴力に見えた。それはバザーリアが当時長い間考察していたテーマそのものに見えた。[33]彼はメルロ゠ポンティに学んだ。（バザーリアは論文「身体、まなざし、そして沈黙」〔本書第3章〕でこう書いている）「身体はより内面的経験であると同時に知覚の曖昧性を象徴している。同時に存在するとともに忘却される」。「私たちがそれを通じて生きている」身体は人間の「より脆弱な経験となる」。しかし、同時に身体は「私の可能性の現実化に向かい、行動する可能性を私に与えることでもある」。人間が「世界内に存在するための介在物」であり、「現実に結合する」[34] 身体が施設生活の絶対的装置によってすべて強制されるならば、ここにいる人間はどうなるのだろうか？　「身体が施設にすべて取り込まれているならば、侵害と施設からの略奪の中で、自分と内面の相違、自分と身体の距離をどこで知ったらいいのだろうか？　侮辱された人間性、苦しんだ身体は、断絶された生活の中でどこに主体性を持ちうるのだろうか？[35]」

「自分では社会から外れているとか有罪だとか受刑中だとは思ってもいない罪の償いをするために存在している[36]」身体、そして奪われ、放棄され、拘禁された身体を伴った「施設－身体」のインパクト、それはバザーリアにとって衝撃的なことだった。このことは彼の義憤、人々の間で生きる意味に関するラディカルな要求、その出口発見への意欲を引き起こした。ゴリツィアから始まった事業の約二〇年のち、一九七九年七月初めにバザーリアはブラジルでミナス・ジェライス州の荒廃したバルバセーナ精神病院を訪問した。[37] この訪問の後、治療共同体について講演する予定だった会場に戻ったバザーリアは、ひどく落ち込んでしまった。初めの重い沈黙の後にバザーリアは精神医学の歴史を語り、その後、別のことを語り出した――「私たちは妥協を見出すことが不可能な状況にあります。なぜなら、私たちが妥協すれば、それは死との妥協になり、死との妥協は不可能だからです」。彼はバルバセーナ病院の資料を聴衆に示した。続いて、ブラジル精神医学会理事長も参加したこの会議を設定した団体の青年たち、若手精神科医、学会、有志グループと一緒に、精神病院の変化には社会全体の変革を伴うことを議論し、さらに市民としては同じ意見であっても、精神科医としては病人の治療だけに専念すべきなのか議論した。バザーリアはこれに「精神科医が市民であることと精神科医であることとの二つの可能性を持つということは正しくありません。精神科医は単に人間です」ときっぱり答えた。

初期のゴリツィアは非常に厳しい状況であった。ゴリツィア精神病院はすべてから離れていた。その病院の壁は都市部の果ての険しく人里離れた中に遠ざけられていた。強固さと長期にわたる歴史的宿命を抱えた硬直した精神病院から逃げ出すこと、すなわち「苦悩を沈静化する」ためにその場から消えたいと思う衝動は強烈なものだったと、バザーリアは何度も書いている。だが、逃走は「不誠実な態度、責任回避」であり、「ガレー船艦隊の漕ぎ手のように他に耳を傾けようとしない存在として生きることを受け入れる」状態になるだろうとサルトルは語る。[38] そして「彼らを掌握している舵取りの命令に従い」、ヘーゲルの主人と奴隷の〔弁証法の〕ように、「死を奪われると彼の生命も奪われる」と言っている。この話と論文「不安と自己欺瞞」〔第1章〕の中に扱われたことの多くは現代人の危機に関連して、バザーリアが「選択と責任の問題」を熟慮した背景になった教養を明らかにしている。「不安を欠いていて人間の持つ矛盾を越えた超人＝スーパーマンの選択ではない選択」、それは「決定ではない」。それはむしろ「個人が幸福追求をしようとする態度」であり、「代償、正当化、言い訳もしない事実性[訳注5]（fattità）そのもの」を受け入れる「自由そのもの」である。この点について、不安は「自分で選ぶがそれに決めることはしない」人間に伴っている。むしろ不安は「その人の企てや社会参加を支援する新機能」を持ち、「この経験される不安は人間に「躍動」を与え、ゆっくりと世界の中に人間を現していく」。

論文「不安と自己欺瞞」〔第1章〕は、〔ゴリツィアに赴任した〕一九六一年以降バザーリアが書いた最初の論文で、妻フランカ・オンガロの強い援助だけで、一人でゴリツィアに勤務していた約三年の沈黙の後に書かれた。このとき、フランカは彼のように精神病院との出会いを記録しつづけて、病棟生活の人間化の運動に参加しはじめていた。また、精神医療改革の経験の研究と新しい批判的著作を共有しようとしはじめていた。ミシェル・フーコー、R・D・レイン[訳注6]、アービング・ゴッフマンの著作を彼が知るようになったのがこの時期であり、彼らは七〇年代を通じて長く重要な対話者になった。特に、ゴッフマンの著書はバザーリアを惹きつけた。それは精神病院内部を明らかにした著書であり、施設崩壊メカニズムの継続的発見をもたらす資料になった。より露骨な暴力は潜まったものの実質的処遇は施設状態が続いていたわけで、バザーリアは施設生活が人間化していく段階でも施設は増殖することを理解していた。これによって当時の論文で「施設における退行」、「施設への同一化」[39]のメカニズムに関する分析が行われた。施設生活をしている人々に「緩慢で不自然な適応」をもたらし、「完全な回復、そして看護師、医師と協力する環境へのよい適応状況を実現し、よりよく他者と過ごし、不満や反対を生まないこと」が、「矛盾することだが病人の破壊」になり、「保護される替わりに、自分自身を放棄することになった」。施設が変わるときには、「隷属に似た状況」が生まれる危険がある。もし「病人が情愛に満ちた治療の対象となるならば」、病人との関係は「高潔さと感謝の念との間で」弄ばれて、「あるべき状態と権利との間」にはなくなる。そして病人は「この全面的崩壊の中に等しく沈んでいく」ことになる。

こうした二つの軸――強制と父権主義――の間で、精神的に混乱した人、薬物依存者、少数者や社会の辺縁にいる若者、貧困または単身の高齢者、こうした人々のための多くの巨大な居住ネットワークの中で、利用者と管理者の関係は弄ばれる。特にイタリアでは、こうした多くのネットワークの中で実質的に違う目的のサービスが提供されている。その中で人々が生活しているのだが、バザーリアが見てきた支配形態そして技術者が無自覚のまま続ける支配形態は弱々しいながらも継続して、利用者の退行と慢性化の原因を診断上のそして利用者の社会的な特質に負わせている。実際、「施設の中で、出来事に対する精神病理学的理由づけと行動に対する科学的根拠づけが行われる」とバザーリアは「身体と施設」〔第6章〕に記している。そこでは、以前には侵入者から自由であった人間に棲みついた蛇の寓話を書いている。棲みつかれた蛇の攻撃がなくなると、人間は空虚さを感じ、「苦労して自分の生活の人間的内容を取り戻そうとするだろう」。バザーリアは社会的労働の多文化性を次のように提案している。

〔…〕社会の中にある権力は、各個人を尊重して矛盾を含む状況を維持するべきである。権力を委託される人の抵抗、反対、対立を排除しようとする権力は、専横的で破壊的であり、父権主義と寛容を通じてその権力の姿を現すだろう。

3　ゴリツィアで

ゴリツィア精神病院の人里離れた状況は、バザーリアが議論と企画を共有してきた友人たちと共同で事業を行い出すと、壊れ出した。パドヴァからアントニオ・スラヴィッチが最初に着任した一九六五年八月には、モントバの病院を辞めてきたアゴスティーノ・ピレッラが医長選考に合格した。その一年後にバザーリアが知り合った三人の人物、ジョバンニ・ジェルヴィス夫妻と、心理士レティチア・コンバがローマから到着した。さらに、若い二人の精神科医ルッチオ・スキタルとニコ・カーサグランデが来た。ゴリツィアにおける歴史の中核になるこれらの人々と、バザーリアは改革への活動とその意味について議論していく批判グループを形成する。ゴリツィアにはボランティア学生や専門家の訪問者、ピエル・パオロ・パゾリーニ[訳注7]、ジョバンニ・ベルリングエル[訳注8]らがやってきた。彼らは思慮深い対話者になり、活動に参加し、彼らが他の何人かとともにバザーリアの仕事と理念に関する共産党との困難な関係に道を開くことになった。ファビオ・ヴィジンティーニ[40]に伴われてマリオ・トマシーニがゴリツィアにやってきた。彼はパルマの保健行政評議員であり、すでにこの時期にバザーリアがパルマのコロルノ精神病院で働くことに期待を寄せていた。

その間のいくつかの医療界における出来事（ロンバルディア州ヴァレーゼのバルドゥチ、カンパニア州ノチェーラのピーロ、ペルージャのマニュアーリらの各活動[41]）は、イタリア精神医学の現状維持路線にヒビが入り出したと感じさせた。いくつかの学会では精神病院改革も話題になり出した。しかし、それはゴリツィアで特に強まった変化が拡大する速度に比べてあまりにも遅く、行政の動きと比較しても非常に数少ないものであった。ゴリツィアについて述べている最初の書物『精神医学とは何か？』はこうした「困難な状態」の徴候を記していた。その序文〔本書第8章〕でバザーリアは「教条的科学の役割に限定されて閉じた精神医学イデオロギーによって抑圧された人たち」を描き、「教条的科学は研究の対象に直面したときに、異質性と了解不能性を明らかにすることしかできず、これは社会的烙印《スティグマ》として理解された」と書いた。一方で、精神病者の集団は「隠棲所で無為に過ごしている」、そして精神医学にとって「彼らは意味がない単なる事実である」とされるが、他方で、精神医学は「分類と下位分類の厳密さと命名学との無用の長論議の巨大な城塞」であって「正常を正常でないものから区分するもの」にすぎないと思われている。それでは「精神医学とは何か？」。現実の中で純粋な抑止機能になっている事実と、「病人との距離」を通じて継続的に「権威の中に逃げ込んでいる」事実に直面している「精神科医と看護師に与えられた巨大な権限と権威」の「矛盾」を何と理解したらいいのか？ 「病人との距離」によって職員たちが自分の眼をふさぎ、存在を認識できない無意味な者だと病人を見なす必要があったのはなぜなのか？ 収容所の精神科医が不公平にも甘受していたこの無力感への憤りは、バザーリアが活動を展開する中で中心になる課題だった。彼は、実際には実践上は無力な権力と、この無力性のイデオロギー的合理化である純粋な技術的知識との矛盾を明らかにしようとした。この論文と、同時期の論文で、バザーリアはすでに大きな変化を遂げていた。すなわち彼は「社会‐精神医学的カテゴリーとしての排除」を発見してこの排除序列の特徴に気づいたのだ。

『精神医学とは何か？』は、パルマで行った看護師との討議、ゴリツィアの全体集会《アセンブレア》、入院患者との議論、さらに歴史および政治の切り口で書かれた論文からできていて、イタリアにおけるゴッフマンの著書の初めての紹介[42]が含まれている。しかし、この論文は他の重要な部分でよく知られることになった。それは、ゴリツィアでは規則で限定された職種を越えて対話者を探しつづけていたが、このやり方が高い評価を得て、一九六七年にパルマ県当局によって書籍として出版されたことである。[43]表紙は青年期のバザーリアの友人ウーゴ・プラットが描いた精神病院の制服を身に着けた自画像であり、「自分と社会にとって危険、そして公衆のスキャンダルとして危険」と印字されている。そして、ファビオ・ヴィジンティーニが序文を書き、当時のパルマ県保健管理者であり進行中の保健改革計画の中で法改正を進めていた[44]社会党員ルイジ・マリオッティが紹介文を書いていた。そしてていた。

最後には、米英の連合主義《アソチィアチィオニズモ》をモデルにしてフィレンツェに設立されて間もない対精神疾患活動協会（l'Associazione per la lotta contro le malattie mentali）に彼の未発表のイタリア精神保健展望計画の著作権を与えることを記していた。

『精神医学とは何か？』が出版されたとき、すでにゴリツィアの人々は新たな本を出版しようとしていた。この本はピレッラの見事な発案で『否定された施設――精神病院報告』と名づけられた。[45] この作品は出版社として有名なエイナウディ社を得ることができ、編集には熱狂的なジュリオ・ボラッティが当たった。彼はバザーリアについて「彼の本は最高であり非常に重要である。自己編集の本として、内部の緊張を生かし、彼の自己否定的傾向の中で活力を保った希有な作品である……」と書いた。[46]

『否定された施設』は大きな衝撃を生んだ。あの一九六八年のただ中の二カ月間で八版を重ね、イタリアで計六万冊売れて、さらに一九六八年から七二年までで五万冊売れた。[47] 評論書への賞であるヴィアレッジオ賞を受賞し、フランス語、ドイツ語、オランダ語、フィンランド語に早々に翻訳された。しかし、わかりやすい本ではなかった。初期の情熱的な読者の世代は、大部分は技術者ではなかったし、おそらくこれを理解することよりも持っていることが重要だったのだろう。この本が読者を刺激した要因は、この本が持つ湧き上がるリズムだった。現実の原則として病人と共に留まることによって、すべての実践の経過が過去の評価軸に疑問を抱かせるもので、これまで認識された展望すべてを放棄する必要性およびその義務を論じていた。これらすべては精神病院に直面したときにのみその意味が明らかになることだった。こうした中で、当時のイタリアでは技術者でもない多くの人々が、この本と、ここから始まり、その後長期間にわたって固有の生命を保った運動とに感謝を示したのだった。

この本の第1部の百頁以上はジャーナリストのニーノ・ヴァスコンが、職員チーム、入院患者へのインタビューと「全体集会」の記録を通じて、精神病院改革の実際を再現したものである。第2部はゴリツィアの歴史に残るグループの主題ごとの報告からはじまり、社会学者ジーリが論考を寄せ、さらに冒頭にはバザーリアの長い序文が置かれていた。その中で、彼は、「否定された施設」としての精神病院の暴力を告発するだけではなく、施設暴力、社会的原因、その科学的基盤、その再生産メカニズム、暴力と寛容の形態上の結びつき、実態と日常から暴かれた権限と知識の絡まった関係をこの本で分析した、と記している。

『否定された施設』は一九六八年三月初旬に書店に並んだ。前年秋にトレントで始まった学生運動は同時期に急速に流動化し、（ローマではようやくヴァレ・ジュリアの衝突が始まったところであったが）イタリア全土の大学に拡大した。この年の五月、フランスとは異なって、イタリアでは積極的に運動を支持した教員・知識人は相対的に少数だった。[48] しかし、バザーリアはすぐさま占拠された大学におけるこの本に関する討論会を受け入れ、学生たちと当時の活動家との間で激しくかつ重要な関係を始めたが、緊張した開始の時点から彼はずっと対立的だった。『否定された施設』の第二版は六八年六月末に出版され、付録として二つの新たな論文と報告を含んでいた。そのうちの一つが「施設管理と運営の問題」〔本書第12章〕であり、これはこうしたグループとの対話によって生まれ、バザーリアの活動の二つの中心テーマを明らかにしている。それは討議というべきものだったが、しばしば七〇年代左翼運動とその文化の大勢との間の軋轢でもあった。

反施設運動の経過を要約した後で、バザーリアは「システム内部に残っているかぎり、私たちの状況は矛盾の中にありつづけるしかない。だから、施設は否定されると同時に管理運営され、精神疾患は括弧に入れられると同時に治療され、治療行為は拒否されると同時に活動する」と結論づけている。バザーリアはこの矛盾した状況を抜け出られるかについては疑問を持っていた。彼は、ある時点の社会で支配的な価値観の外部にあって対立することになる「転覆した科学」の可能性を疑問視している。そして、「精神疾患に対する施設的定義の外で精神疾患と出会う」可能性、すなわち自然科学的に「真の」精神疾患が存在する可能性をも疑問視している。これらは、一個人や専門家の生き方の文脈から評価が行われたわけではなかったからである。「この点で、問題は科学イデオロギー批判の領域に移ること」は、バザーリアが最後まで検討しようとしたことではあるが、[49]「臨床理論上の袋小路が残ってしまった」。それは「反施設運動がどのように施設構造に影響を与えるかを具体的に知ること」であり、それは施設の機能を決定している社会生活構造にどのように切り込めるかを知ることだ。「それが可能なのかを知ること、また、施設の否定が新しいイデオロギーに変わるしかない新しいユートピアにすぎないのかどうか知ること」である。このユートピアは「私たちが生きることを強いられている生活様式を支えることを認める」価値観しか持てないのではないかと、バザーリアは考えた。そして「政治的連携をもって問題に当たることが出口を見つける可能性を与えるのではないか」と考えて、少なくとも希望は捨てなかった。続く数年間、精神病院や狂気の問題を学会や公開講演会の中で取り上げて活動し、精神科施設改革を政治優先に導いた。この論文でフランツ・ファノン[50・訳注9]を引用しながらバザーリアは結論をこう書いている――「ファノンは革命を選ぶことができた」、「はっきりした合理的理由によっても私たちは」同じことはできない。「私たちの現実も、システムが私たちに与えた諸矛盾の中で暮らしつづけているのであり、私たちが否定する施設を運営しつづける。[…]私たちの任務を常に一層明確にさせる諸矛盾を抑制して、絶えず新たに生まれる科学イデオロギーの甘言に、私たちは抵抗を試みる」。ファノンならば、「無権利、不平等、人間のたえざる殺害が立法原理となっているとき、ぜひともなんらかの価値を存在させたいと望む、ばかげた賭け」だとするだろう。

この論文はバザーリアの独創的アプローチと、当時の時代文化を考察した彼の奇抜さをうまく表している。当時の文化の下では、精神病院収容者の階級構成から、精神疾患は社会的原因によって作られると推論できるとしていた。しかし、特に北アメリカではこれは社会精神医学の領域の問題だと考えられた。しかし「社会精神医学がしたように、精神的混乱の根本は社会および環境要因が原因だ」と考えることも、それを「疾患の原因である〝社会ウイルス〟」の一種と考えることもバザーリアにとっては次のようなことを意味していた。すなわち、病んだ人間の身体と生活に現れる、医療構造、その臨床、その表現を追及する矛盾の交差点を複雑な問題として理解すること、そして「先例として利用する」ことを意味すると彼は考えた。一〇年の後に、狂気の社会的原因を確信していた数多くの聴衆を前にしてブラジルの講演で彼は次のように繰り返すことになる。「狂気を社会的産物だとしか考えていないならば、私はいまだ実証主義的な論理に閉じ込められていることになるでしょう」[51]。明確化はできていなかったが、バザーリアは原因／結果に関係する用語で判断することが思考を誤らせることを見つけている。

狂気を生物学的あるいは器質的な産物である、また心理的あるいは社会的な産物であると見なすとしたら、それはある時代の流行を追いかけているということです。私の考えでは、狂気とすべての病は、私たちの身体がもつ矛盾の表出です。身体といいましたが、それは器質的な肉体と社会的な身体のことです。病とはある社会的な脈絡のなかで生じる矛盾のことですが、それは単なる社会的な産物ではありません。そうではなくて、私たちを形づくっている生物学的なもの社会的なもの心理学的なものといった、あらゆるレベルの構成要素の相互作用の産物でもあるのです。こうした相互作用には、膨大な数の要因や変数が関わっています。［…］私たちがもつ器質的な肉体と私たちが暮らしている社会的な身体の関係のなかに、問題があるのです[52]。

この見解にバザーリアは何度も戻ってくることになる。改革の評価について彼に起こった明らかな危機はこの意味で貴重なものだった――

［…］精神的混乱が育まれる満たされない欠乏状態とは何なのか［…］それは直接考えることへの同意である。［…］このことは精神的苦悩が物質的窮乏〔貧困〕だけに原因することを意味するのではない。確かに物質的窮乏は混乱の形成にも混乱が受ける対応に関しても重要性を持っている。しかし、私たち自身の欠乏を表現することを妨げ、

疾病の介在を通じて異常で入り組んだ人生を強いている社会的窮乏は存在する。なぜならば、私たちは直接的方法で表現することが妨げられているからである。[53]

疾病が形成されるのはこうした過程の中であり、バザーリアによれば、医学イデオロギーによって重大な役割が弄ばれているのだった。これは取り組むべき問題として、重要な課題そのものだった。一九七五年に書かれた論文で彼は次のように語っている。[54]

健康と疾病は、死を前提とした生という事実によって、対立と統一の関係の中にいる人間という現象の問題であるべきだ。均衡とその反対の不均衡はまさに生と死が移ろう現実の弁証法的活動の軸であるべきだろう。［…］「しかし」医学イデオロギーは、健康に唯一の肯定的価値を与える、私たちの社会システムによる絶対化からは逃れられない。医学イデオロギーは病気の経験自体をシステム内で中性化し、次いで否定し、最後は医学専門家の対象にする。［…］偶然に科学の対象になった病を生きる中から病人を抽出する。それは個人的経験を抽出するのではない。

マルクス主義文化が持つ人間理解の原理と、サルトルによって深められた世界理解の原理を受け入れてきたバザーリアにとって、問題の核心は、医療活動が引き出す身体の客体化であり、経験の具象化と「イデオロギーと臨床医学が価値として論拠づけた自己疎外」であった。このことこそが医師が修練の中で直面すべき挑戦である。精神病院は解体されなければならない、なぜなら精神病院は精神病院の対象者の破壊を最大限に具体化しているからだ。[55] しかし、医学とその方法もまた批判的妨害を受ける。トリエステで「脱施設化施設[56]」の建設が始まった数年間、批判的妨害はバザーリアと職員たちが自分たちの力を試すことになった問題である。また、収容所精神医学の改革でも、医学を解決策の到達点とする考えや、新しい技術を完成した代替策と考えた運動との間で、多くの局面で葛藤を抱えた関係になった。このために、「法一八〇号」成立の翌日にも、人々が改革についてその到達点を理解しようとしなかったために、バザーリアの立場は理解されなかった。人々はついに精神医学の中で知識に習熟する訓練と、矛盾に対する実践を止めてしまった。バザーリアの政治的考察もこの矛盾を実践する主題から始まって、現実、イデオロギーおよびユートピアに関する人格主義的な見解に到達する。彼の考察は、七〇年代には一定の緊張関係の中で、多様性ある理性として、運動の一部として、左翼政党の「革命的」文化とも、また地方行政で共産党が増進させてきた管理的文化とも共にあった。バザーリアはこのようにある意味で運動から孤立しつつもリーダーだった。このことを彼は認識していたが、それらの運動は彼の視点を単に部分的に内在化したものだった。

今日、新しい生物学的アプローチが精神医学と医学を席巻しているという状況に直面して、他の多くの人々が生物学イデオロギーへの単純化に警鐘を鳴らしている。その方法である非人間的還元主義[57]が、逆にバザーリアが残した批判的資産への関心を呼び起こす新時代を開くようにもみえる。しかし、大学はバザーリアとの接触、彼の方向性を支持する臨床家との関係を拒否しつづけていたし、大学ではバザーリアが始めた視点から精神疾患形成過程の分析を研究することは稀であった[58]。

一九六八年、フランコとフランカ・オンガロ・バザーリア夫妻は、とても独創的で衝撃的な文化活動を始めた。多いに普及した小冊子写真集『ありえない死に方――精神病院の状態 一九六九』[訳注10]（カルラ・カラティとジャンニ・ベレーニョ・ガルディーニ撮影）の出版である[59]。エイナウディ社から出版されたこの書籍は、著名な二人の写真家によって作られた洗練された装丁が施されていた。これは施設化のイメージを考えるある種のカタログで、ゴリツィア、パルマ、フィレンツェの精神病院の写真コレクションであり、言葉少なく控えめで清潔感はあるが、無礼でスキャンダラスな精神病院の実態と空間そのものから出来上がっていた。各々の写真には短いコメントがついていた。長い文は、アウシュヴィッツ収容所からの生還者プリーモ・レーヴィ[訳注11]が書いた、『アウシュヴィッツは終わらない』[60]からの引用だった。

この書籍は関心を抱く多くの大衆の支持を受け、彼らは同じ一九六八年にテレビであるドキュメンタリー番組を成功させた。それはイタリア・ルポルタージュ番組史上、記念碑的番組『アベルの庭』である。これはセルジオ・ザヴォーリの主導によってテレビ局ＴＶ７がゴリツィアの現実を描いた番組だった。この中でインタビューが行われ、バザーリアは番組の注釈や彼のアプローチに対する正当な象徴表現を肯定し、その中で「疾患と病人の中では疑いもなく私は病人に関心を持つ」と語っている。

このような報道や書籍とともに、精神疾患に関する多様な議論がイタリアの民衆に届くようになった。反応は異なったマスメディアや映画からも起こった。ついには大手映画（たとえばアルフレッド・ヒッチコックの映画）も扱った。その画像は精神疾患を解釈し、少なくとも表現上は精神疾患に関心を示していた。これに反して、現象学的には「精神疾患を括弧の内に入れる[訳注12]（一度棚上げすること」であり、そのテーマは、病人たちの身体、彼らを客体にしている施設であり、「貧困者と廃嫡者の排除」を承認する精神医学の自己告発、社会的文脈における研究とイメージを監視するための社会へのメッセージであり、そしてそれがなぜかを問うことだった。

関連する書籍とドキュメンタリーは急速に増加した。[61] カメラマンとジャーナリストは精神病院に入り、テレビもこのテーマを追い出した。そして七〇年代の長期に渡り、著しく情報量を増加させ、ジャーナリストの質も向上して、よい作品が生まれた。[62] 全国で毎日のように各地における実際の精神病院情報に関するキャンペーンが始まった。イタリアではこれまで他の西欧諸国のように広がりを示さなかった精神医学、精神疾患に関する民衆の議論にその入り口を開いたのである。

確かにイタリアの七〇年代は、価値規範について例外的な社会変動期であった。個人領域の解放と政治性、そして権力主義、順応主義、労働への隷属の拒否、そして労働そのものの拒否——これらは闘争の中にみられる排除の中でも「狂人《マット》」を仲間にすることを容易にし、精神病院を解放の場に含みこむことを容易にした。その上、情報の世界で、より深い改革を生かそうとするようになった。そして多くの医療従事者たちが自分たちの役割の危機として、内容と方法の新たな探究方法として、より深い改革を考えようとした。したがって、バザーリアを囲んで集まっていた運動と精神病院に接していた写真家やジャーナリストたちは共通認識を持つようになった。この交流活動は言わば、これまで続いてきた伝統的役割の危機によって生まれたものであった。しかしこの「人気」にもかかわらず、イタリアでは、精神疾患と精神医学に関する討論が真に社会的次元にあるのかと問えば、十分とは言えない。また、イギリス、フランス、ドイツでは、精神医学の新たな道を求める文化的に過激なグループがあった。英国ではレイン、クーパーとロンドンのフィラデルフィア協会、フランスではガタリとドゥルーズの仕事、ドイツ社会精神医学のデルナーらの活動などである。しかし、こうしたグループは非常に多様であり、理論活動と少数派対抗文化の活用という分別ある状態に留まっていた。要するに彼らは報道関係者たちを対話の相手や闘いの潜在的パートナーとして考えることはしなかったし、スキャンダラスな方法で民衆を扇情的に巻き込むことの中で批判的要素を導き入れる可能性について基本的に懐疑的だった。

　イタリアの運動とヨーロッパの各潮流がとったメディアに対するこの異なった態度は、それぞれの対応の違いを説明している。イタリアにおける運動、とりわけバザーリアに関するものは良識として理解すべきだろう。この例として、トリエステの精神病院が開放化された数年間は、医師、看護師、多様な専門知識を持つ協力者、ボランティアなどの従事者たちは蟻のように協力して勤勉に働いたこと、「閉じ込められていた悲惨さは街で逆転した」とバザーリアはブラジル講演で語っている。この段階で、「私〔バザーリア〕たちが社会に暴力を振るっていたとき、私たちもその場に立ち会って」[63]、サービスを作り、社会との対話を持った。社会は、狂人を理解していなかったし、恐怖を持ち、狂人をどこに連れていったらいいかわからず、起こっていることを何と呼べばよいかわからなかった。「そして、私たちは街にいて、社会の中で狂気の人がいることをどのように理解したらいいのか地域の人々にわかるように援助した」。メディアは、おそらく、バザーリアの良識的変革の挑戦に対して同盟者でありまた敵対者だった。排除の過程、これを保証した科学イデオロギー、少なくとも排除を不可避なものとして正当化した文化、これらを解体する戦いの一つの原型としてバザーリアは活動していたのだった。このように非強制であろうと、司法の判決によろうとも、イタリアで精神病院に入院していた人々が公衆の場面や政治状況的に平等とは言えないが熱心に社会に参加できたことは、この時代の例外的自然現象ではありえず、それは現在にも効果を及ぼしている当時の選択と衝突による結果であった。二〇〇〇年八月二九日、フランコ・バザーリア死後二〇周年記念日に、駅や地下鉄で無料配布される日刊紙『メトロ』は、中央の二頁を費やして複数の特集記事と写真を載せた。それは「バザーリアと狂人の解放」について真剣に問い、「精神病院を閉鎖した精神科医が亡くなって二〇年経て残っていること」を資料で示した。

民衆とのコミュニケーションを通じて経過を経験するという選択を通じて、バザーリアは大きな危険を冒していることを知っていた――

私たちはシステムが与える手段を使ってきた。ラジオからテレビまで、マルコ・カバロから飛行機[64]まで、そして私たちはどんなところへも行って、できるかぎり講演を行った。宣伝員や監視員の立場をとる人、右と左から私たちを誹謗する人々と貴重な議論を数多く行った。[65]

バザーリアは、精神病院の不活発さの中で無秩序な生活に流れ込んでしまった状況を切り開くために、こうした新しい方法の多くを信頼した。それは、矛盾を切り開き、これによって人生の空間と、狂気の言葉と、閉じ込められてきた人の声を明らかにしていく方法だった。これには彼の「シュールレアリスト」[66]的傾向が関係していた。初めは個人的に、次いで現実を誘発しユートピアのイメージとひらめきを引き起こす状況として、彼はシュールレアリズムに熱心に関心を寄せた。確かに必ずしも平凡化が避けられたわけではない。バザーリアが嫌った「教育学」も、意思疎通による変化を回避することに必ずしも成功したわけではない。動き出した対話の大きな流れの中で、人々に伝わっていたバザーリアの論点に対して、一致しない声が語らないように教育者が配慮したとしても変化は生じていた。しかし、別の機会には力強い象徴になった勇気ある事業が実現した。一例を挙げると、マルコ・カバロ〔馬のマルコ〕、青い張り子のこの大きな馬はトリエステで二カ月をかけて、病棟としては解体されて空になった「作業所P」で造られた。医療従事者、バザーリア自身、入所者、演劇集団、画家と彫刻家[67]が叫んで、学校の生徒、市民の人々を惹きつけ、今日で言えば「イベント」を作り上げた。人々はこれを「闘いの祭り／フェスタ・ディ・ロッタ」と名づけた。言ってみれば、作った人々の願いをそのおなかに詰めた馬から拡がる、大規模な行進だった。一九七三年三月二五日午後、それは街の中心を通り、晴れてはいたが、ボーラという寒く激しい北風の季節風の中で行われた。他の例は一九七五年にシルヴァーノ・アゴスティ、マルコ・ベッロッキオ、サンドロ・ペトラィリア、ステファーノ・ルーリが撮影した映画『自由になった狂人 *Matto da slegare*』である。パルマの精神病院の貧相なお祭りの映像、工場で働いていて、日曜日の休日がなかったらいいのにと語るダウン症の二人との会話、最後を締めくくったロマーニャ・ミアのコーラスはヨーロッパを数多くの議論に巻き込み（この映画はフランス語版に吹き替えられた）、この議論には精神病院についてまったく知らなかった人たち、そして自分が狂気を体験した人たちが共に参加した。さらにはっきりした祭りは、ジュリアーノ・スカビアが企画した劇場イベント、たとえば有名なジャズ演奏家オーネット・コールマンのソロ・コンサートである。そのとき、トリエステ精神病院の劇場で、ある老入所者がいつも持っているハーモニカを吹き出し、これにコールマンがサックスで応じたのだった。

4　ニューヨーク、パルマ、そしてトリエステへ

『否定された施設』第二版には、フランカ・オンガロが繰り返し注意を喚起してきた主題について、彼女も共に書いた論文「事件／事故の問題」〔第11章〕が新たに加えられ、変革が進んだ精神病院の現実と一九〇四年法の規制の中でこの論文が持つ意味が記されている。一九六八年九月二六日、恐ろしい「事件」がゴリツィアの活動に衝撃を与えた。この事件はこの論文の考察を具現化したようにすら思われた。長年に渡り許可を得て、何回も外出していた長期入院中の男性が、外出中に妻と口論の末、斧で殺害したのだった。このような種類のエピソードは伝統的精神病院の中でこれまでもあったし、今でも生じている。しかし、司法手続きでこの収容者が無罪になったにもかかわらず、バザーリアからみると、同じ収容者たち自身にとってそれは「最大の苦悩」であった。「すべての収容者は起こった出来事に責任を感じている。そして到達しようと願ったことすべてに失敗宣告を受けたように受け取り」、そして「生み出そうとした動きのすべてが危険に曝されたことについて責任を感じている」。フランカ・オンガロとアゴスティーノ・ピレッラがこれについて数年後に語ったことによると、[68] この危機によりバザーリアは辞職に追い込まれた。それは彼個人の危機であり、行政との緊張関係の中で、この辞職に応じてピレッラが院長を引き継いだ。県管理者との対立はそれでも続き、結局、一九七二年に医療チーム全員の辞任によってゴリツィアの経験は終了した。

一九六九年の初めの六カ月間、バザーリアは家族とともにニューヨークで、ブルックリン・マイモニデス病院の客員教授として過ごした。「ニューヨークからの報告」〔第14章〕に書かれたように、そこで「自分たちの将来像」を知ろうとした。ここで一九六三年のケネディ法が期待した地域精神保健センターが「新しい施設」として具体的にどうなっているかを知った。すなわち、マイモニデス病院の運用は「古い体制の中に押し込まれて」、

「地域精神医学の新しいドグマになった人間関係の民主化」という新しい価値観に固執していたことを知った。アメリカの中で続いた経験と出会いは、この時期にイタリアでは聞くことができないテーマを彼が検討し、今日では彼の現実的視点として理解されている数々の考察を生み出した。

バザーリアがモデル・プログラムと考えた地域精神医学についてはイギリスとフランスの資料が非常に多いが、「新しい精神医学システムの背後に」、「公立精神科病院群（七千人以上の収容者）」が存在し、これらは「〝慢性〟または〝混乱〟と定義された病人たち」の受け入れ場所として利用されていた。実際のところ、この新しい構造は、予防イデオロギーに方向づけられていて、とりわけ若い社会的辺縁における生活者、不適応者たちに関係していた。彼らは患者《パツィエンテ》の「新しいカテゴリー」として浮かび上がってきた「情動患者 emotional patients」であった。それはバザーリアにとって「疾病領域」の拡大であり、新たな施設の「著しく退行的な意味」の拡大であるのは明らかだった。新しい専門家とサービスは、「明確に社会的な要素に結合された」事象によって「正常の領域」を狭め、人々を「精神病理の領域」に組み込む。こうして、「規範と逸脱との障壁を常に壊していくより鋭く鋭敏な」管理を実現し、背後に精神病院を持った精神保健センターのネットワークに入ってくる対象者の階層を拡大した。

この合衆国滞在中に編書『逸脱したマジョリティ』〔第15章〕が出版され、その中でバザーリアは当時人々がすでに眼にしていたことを検討しはじめた。それは、精神医学、心理学の学識装置と処罰機構を社会の細部まで分散させたこと、これによって診断カテゴリーは著しく拡大したこと、イデオロギー的人工物（診断）と個人の必要との間の古くからある乖離を再生産したことについてである。それらはこの個人の必要の目標が「多様な生産組織」の中にいることなのかと聞かれることさえないように運命づけるものであった。このダイナミズムの中で、「個人は自分自身と自分の病いを共に保持する可能性を奪われつづけ」、そして、「病人の世界に置かれて生活する」。つまり、「自分とその経験の分断を認める受動的役割の中にいる」ということである。

バザーリアはこの「人工患者」と「疾病の拡大」の考えをイタリア国内に紹介しはじめた。「私たちの精神医療官僚が自分の保守的地位」と死にかけている古い精神病院を守りつづける状況にあって、私たちの治療に委託されるべき新たな役割を提供しながら、これを行った。しかし、「日常の水準にある経験を破壊する」「新しい形態の社会操作」の分析、そして「精神病院を人目につかない特別な地域に設置していく拡散していく施設の回路である精神医学、システム全体の機能を保証しつつそれを汚染する施設体系としての精神医学の再組織化[69]」を分析することは、現実味がなく抽象的でリスクが多いと人々に受け止められた。バザーリアが精神病院施設の解体を追求しようとした急進性、その主張、こうした分析はけっして理解されることはなかった。狂気への違うアプローチを作り出すことに専念するために、彼から見れば精神医学は「この船を燃やす」べきであった。そればかりか、「この船は一歩一歩自壊することはなく、自ら燃えて沈没することはないのだから、帆と畏れと舫《もやい》すべてを壊す」べきであった。そして「事実の多様性の問題——それは私たちの生きていることの問題である——が実際に現れるようにする[70]」しかない。

一九六九年の終わりに、バザーリアはパルマに赴任し、コロルノ精神病院の指揮を執った。だがそれは二年未満で急に終了することになる。そこでは彼は「施設への実践的情熱」を抑えざるを得ない状況に苦しんだ。後に『桑園』の序文〔第18章〕に書かれたように、〔パルマがある〕エミリア－ロマーニャ州共産党政権[71]の文化に対してあまりにも「急進的」で、あまりにも偏見を排除しすぎ、かつ非常識で、葛藤と危機の製造者であった彼のやり方に対する政権側の無理解な状況に、彼は苦悩した。こうしたときに、もっとも若いトリエステ県代表であったキリスト教民主党員ミケーレ・ザネッティがバザーリアの改革案に心を動かして、トリエステの大精神病院〔サンジョバンニ精神科病院〕の院長にバザーリアを任命する提案をしたとき、フランカ・オンガロが当惑したにもかかわらず、バザーリアはこれを受け入れて、一九七一年夏にパルマを去った。

5　トリエステで

私〔ジャンニケッダ〕は、バザーリアがトリエステで働き出した少し後に彼を知った。それは『否定された施設』の著者の一人であった社会学者ジァン・アントニオ・ジーリの学生に付き添って、研究活動の一貫として、初めて〔サッサリの〕精神病院に出入りし出したころであった。ジーリは〔サルジニア州〕サッサリ大学法学部で教鞭を執り、私はその大学を卒業していた。一九七一年一一月のある日の午後のこと、私は〔精神病院の〕大きく暗い部屋にいたことを覚えている。そこには五〇—六〇人の人々が何もない場所でぶらぶらし、壁に向かってうずくまり、何人かはズボンを手に持ち、他の人は半裸で、多くは靴を履いておらず、息ができないほどの煙と尿の悪臭の中にいた。こうした根本的に耐え難い状態に直面して戦慄と驚きが大きくなったとき、私たちの何人かにはこれは政治的・個人的動機づけになったかもしれない。そして、ここへの参加は、少数の人にとってはそれが知識を得るためであったが、ほとんどの人は不合理な残酷さを中止しようとするために、この精神病院に毎日出かけていったのだと思う。私たちはささやかなことではあったが、病棟の集まりで収容者と職員に出会い、何人かと「許可を得て」外出するまでになったが、七二年二月には看護師たちの強固なストライキが突然起こり、驚くことになった。彼らは当時非常に低い賃金だったために、医療職場のほかに畑や商店での副業で二重に働きつづけたので、疲れ切った状態だった。県行政当局はストライキへの対応を断固拒否したので、短期間で精神病院はナチス強制収容所のようになった。半裸の収容者は冬の寒さの中で中庭をおろおろと歩き、たくさんのゴミとネズミと共に格子の中に閉じ込められた。対処法はなかったが、私たちは地方新聞を巻き込もうと試みた。教会の司教にも訴えたが、彼は私たちに忍耐を求めてきた。そんな折に、パウザーニア大聖堂で人権協会によるバザーリアの講演が行われるという知らせを大学で読んだ。取り合ってくれるかどうかわからなかったが、議論の的になっていて中心的役割を担っていたバザーリアはすでに重要な知識人であったので、私たちは今がチャンスだと決心して彼に会いに行った。バザーリアは真剣に私たちに応じてくれた。次の日、彼は私たちと精神病院に行った。私たちは労働組合との壮大で陽気な集会で即興演説をした。院長の邸宅の近くにある公園の小広場に人が集まり群衆になっているので、バザーリアは古いメガホンを使わなければならなかった。この邸宅は、前院長の息子で、そこで産まれた現院長が暮らす豪邸であった。同じころ、バザーリアは大学の友人や政界の知人を通じて、県と接触をとり、すぐに県と看護師との話し合いが持たれた。彼は雑誌『エスプレッソ』誌の記者とカメラマンをここに招いた。その記事によって、国中で忘れられていたこの精神病院が国家的スキャンダルになった。少し後になって私はトリエステで働くことになり、他の仲間たちはボランティアとしてそこに行った。その後、サルジニア州サッサリ県知事は何度もトリエステを訪れ、改革の中にあった精神病院の職員をここに派遣し、場合によっては院長にもトリエステの状況を視察に行かせた。

　トリエステのチームは、バザーリアによって次のようにして形作られた。まず外部からの精神病院従事者集団を受け入れた。七一年には一二〇〇人以上の収容者に対して、看護師と数多くの若者からなる職員で、スタッフは五〇〇人にもなっていた。若者の多くは、「学生運動から出てきたばかりの」若者たちであった――『平和時の犯罪』序文〔第16章〕に記されているが、彼らのほとんどは働くことさえ初めての経験だった。他には世界各地からきた長期・短期のボランティアがいた。その上、ゴリツィアとは異なって、初めから「外部」との強い繋がりによってトリエステの実験は発展していった。つまり、トリエステとイタリアの諸都市、そして世界各地とともに、精神医学ばかりか施設と社会の各部門の改革プロセスを探し求める「外部」とつながっていた。イタリア社会にはこの当時、主体の多元性の考えが登場し出していた。[72] 人々は要求と同時に批難する民主主義の中にある排除性を明らかにし、そしてその何人かは武装闘争によって課題を解決しようと考えた。これらすべてはすぐさま直接的かつ過激なやり方でトリエステの改革と結びつき、それはバザーリアの社会参加《アンガージュマン》にもなった。当時彼は、考えること、「矛盾に影響を与えること」、見抜くこと、「イデオロギーの罠」にはまることなく新しい視点を持つことについて特別に頭を使いながら、正面切って行動していた。「明らかな危険への鋭敏な警戒感を持ちながら」、「チャンスは容易に繰り返さないと考えて」、バザーリアは進行中の危機の中に生じるチャンスを摑もうとしていた。ジョルジオ・ビニャーミが書いていることによれば[73]、「ドン・キホーテ〔セルバンテスの描く空想家〕、ロドモンテ〔ヴィヴァルディのオペラ『狂乱のオルランド』に登場する勇猛なサラセン騎士〕、ミュンヒハウゼン〔ドイツの有名なホラ吹き男爵〕とまったく同じように見えるものの、フランコ・バザーリアの〝あの精神病者たちpazzi〟は反対派が準備したものを真っ先に粉々にして、大地を食べつくし、実務上の仕事を増やすことになった」。

彼がトリエステの舵を取っていた一九七九年までの間、バザーリアは民主精神医学《プシキアトリア・デモクラティカ》の運動[74]にも時間を割いている。後に彼はその指導者になったが、それは同時に反感を呼び論争の種にもなった。たとえば、世界保健機関（ＷＨＯ）によって計画された初めての公的精神医療保健研究プログラムのパイロット事業地区に、トリエステが参加することを彼は強く望んだ。彼はトリエステの医療従事者たちの反感の中でこうした参加の選択を貫いたのだが、精神病院は解体できるはずだし解体すべきだという発想からはもっとも離れていた他のパイロット事業地区の責任者とは、往々にして対立することになった。しかし、何人かの医学および心理学研究の指導者たちと国立精神疾患予防疫学研究センターの研究プログラムを始めることに成功した。その研究者たちはジュリオ・マッカカロ、ラファエロ・ミジッティ、ジァンフランコ・ミングッツィであった。このプログラムはとても困難だが実りも多い議論の場になったが、それは指導者バザーリアのあまりにも早い死によって終わってしまった。彼はまた「レゾー Réseau」と呼ばれた、精神医療オルタナティブ国際ネットワークを後押しした。国際化という言葉はまだ存在していなかったが、現代世界に広まっている施設の一つである精神病院への戦いを、レゾーは国際化しようとしていた。

これが激動の社会参加の時代のバザーリアの戦略である。これがどう続いたのだろうか？　重要なのは、精神病院解体の実践を守り、前進させ、促進し、「代替的《オルタナティブ》な何ものかの継続的な建設」を増進することだろう。一九七九年のインタビューで[75]、「トリエステで私たちが解体し建設した力すべてを私たちが表現するようになったその展開の早さ」についてバザーリアは語っており、「議会多数派によって支持された行政官庁による政治的保証」の助力が存在していることを認めていた。この保証には「無数のマキャベリを政治・司法・行政と日常生活[76]」の中に作り出すことが含まれていた。これらのことが精神病院を解体して、社会生活空間の防衛と建設のプロセスの中にいた新旧の利用者を援助した。バザーリアはあるインタビューで、収容者を自発的入院患者やオスピテ［お客さん］と呼び変えることを普及させ、開放化と改革をトリエステから多くの精神病院に拡げた「マキャベリ」の一人を紹介している。[77]

こうした物事それ自体は一つのペテンにすぎない［とバザーリアは言っている］。精神病院施設に収容されている人について医師と元収容者との支配関係はこの形式上の変革［オスピテと呼び変えること］によっても多くは変わらない。しかし、少しずつ進歩はした。［…］人々は、経験した所有物、今の所有物、自分の肉体を取り戻していった。収容者からオスピテにこのように変わることはペテンであることを私たちは十分認識しているが、オスピテは元収容者が街の生活を取り戻すことを認めていく手段になりだしたと私たちは理解した。［…］トリエステでは［バザーリアは結論づけて語る］収容者は数多くの大住宅の中で彼らの生活と再び結びついたが、ゴリツィアでは不可欠なものがなかった。それは職員会議や全体集会等である。しかし、トリエステではその後会議は持たれたが、象徴としても現実としても、その会議は危機に瀕していた都市の中で直接もたれたものだった。

バザーリアは多くの人々を頼り、「マキャベリの発明」と呼ばれる生産活動に注目し熱中した。これはトリエステでは数多く生まれ、改革後の社会構造によって非常に発展した。たとえば、協同組合「連合労働者《ラヴォラトーリ・ウニティ》」は一九七三年[78]にトリエステで生まれて、裁判所の反対を乗り越えて、協同組合から発展してできた「社会的企業《インプレーサ・ソチァーレ》」[79]の文化の中にまだ同居していた作業療法と気晴らしという二つのイデオロギーを消滅させた。「作業療法《エルゴテラピア》」のイデオロギーでは、いわゆる作業は労働とは認識されておらず、したがって給料は出ない。なぜならば、治療＝リハビリテーション（ある種の薬物依存治療共同体ではまだ広く臨床的に普及している用語である）の目的があること、および「気晴らし」の目的があるためである。作業療法は愚かな活動を行っている工房《ラボラトリオ》でいまだに行われていて、職員にある作業ができないと見なされた人や、自分のペースで行うことが必要なのに、そうさせてもらえない人を苛立たせていた。もう一つ、精神病院解体の時期に、退院した人々に普通のアパートで「自由に住み」、必要時に職員が援助するというアイデアも考え出された。また、「権利が侵害されない避難所」[80]を緊急時に提供する、すなわち、夜間、日中、時にはその両方を精神保健センターで過ごして、古い規律体系の規制がある収容所に耐えなくてよい方法を探るアイデアも生まれた。すなわちベッドを持っていて二四時間オープンしている精神保健センターは、「古い施設が簡略化した対象者の複雑性を再構築する」脱施設化の産物であることから、「対象者が変わり新しい施設としてこれに対応する能力を持つべき」[81]ものへと役割が変わり出した。

バザーリアは「発明された施設の構築と汚染の施設」[82]の中にあった初期の活動に巻き込まれて過ごした。その施設で「その主題の複雑性」に応じたツールや、「諸個人の独自性」を記録する役割を持つツールを作り出そうとしていた。このためには、矛盾が認識を妨げ、認識が矛盾を妨げる関係を意識しながら、とりわけ経験と批判的実践から生まれる認識に権限を与えるべきだと彼は考えた。バザーリアは、医師と病人、事業と社会、職員と彼らが抱える悩みの中にある新しい関係を信頼した。この関係は、研究や発明の作用によって生み出すことができるのであり、関係によって作られた反応と相互理解可能な新技術が循環的に供給するものだ。最後の著作でバザーリアは、疲れることなく、自分自身のイデオロギーに対する批判をテーマとして追求している。それは研究者たち自身が主体であり同時に対象になる実験的研究を促進し、拡大しようとしたからである。この改革においても危険は現れる。それは、「開かれた危機」が「拘禁という文化図式を越えて新たな理解様式に到ることを妨害する新交換イデオロギーと新理論の中に閉じ込められる」場合であり、そして、この理論とイデオロギーは生きた人間と「狂気の経験をさらなる客体化の中に閉じ込める」。しかし、こうした批判的活動の到達点は何なのだろうか？　そしてそれはいつ完成するのだろうか？

一九七二年、バザーリアはスイスの精神科医クリスチャン・ミュラー[訳注13]からアンケートを受け取った。それは、人口一〇万人の仮想都市における精神保健福祉サービスの理想的な組織を記述するように求めていた。バザーリアはこれに応じて（その本文は「平和時の犯罪」の序文〔第16章〕に含まれている）、支配的イデオロギーとその下にある職員を反映したものに過ぎない抽象的ユートピアの建設には興味を持てないと答えている。しかし、具体的資源やその職員が関与しているしがらみを離れて、どのような場所で、どのようなユートピアの可能性が実施可能なのか、知識を得て、実験することに興味を持っているとも述べている。そして結論として「ユートピアの要素が含まれるかもしれない精神保健福祉サービス」は、「技術者が自分の役割上の権限と知識の矛盾を実践的に生きること」だけだろうと述べている。

事実、「他人との関係の矛盾」およびサルトルが「不活発な実践家」と呼んだことへの戦い、すなわち意図的に対立して、日常と受動性に引き込む現実－イデオロギーに対する闘いから解放されるように鼓舞する場所、こうした場所しかバザーリアにはなかった。したがって、いわゆる「ユートピア的」という意味で完全な世界とは、バザーリアにとって現状容認を隠蔽するイデオロギー的欺瞞であると思われた。「希望とは救世主の間違いである。闘いの中でのみ私たちは現実の一部を変えることを考えられるのだ。将来における現実を人は闘いの中で見出す。それが変化する状況の現実的将来である」とエルネスト・バルドゥッチは一九七七年にラジオで語ったが[83]、この「変化する状況」をバザーリアは現実の都市で、公共施設の場所に、そこにいる職員、変革の方法を共に探る職員と一緒に作ろうと願った。「ブラジル講演」では、「私たちの文化を変えることは可能です」と話し相手を説得する[84]（「私たちは勝利する必要はなく、説得しなければならない」）ことについて多くのことが語られている。「これは私たちの秘訣なのですが、私たちはイデオロギーに囲まれて仕事をしています。私たちはイデオロギーにどっぷり浸りながら、スーパーマーケットで買い物をし、映画館に足を運び、様々な会議に出席し、そして道路を歩くという、日々繰り返される現実のなかで生活を強いられています。この現実こそ変えたいと思っているのです。わたしたち一人ひとりがユートピアを創造している主体であることを忘れずにこの現実を変えていくなら、私たちにはユートピアが拓けてきます。ユートピアがまさしく現実のものとなっていき、それは来るべき現実の幕開けになるのです[85]」。これは弁証法的メッセージであるがまったく慰めはない。改革の実践が「自覚しない生活を作り」「新たな世界の始まり[86]」を象徴する権力をそれぞれの中で解き放つとき、同時に、市民権を奪われて矛盾が蓄積された人々との日常的で悲劇的な議論と、社会的役割やスーパーマーケットを利用する生活の決定と、「私たちの社会組織がその生産論理に合理化して組み込もうとしている[87]」苦悩と死の内在性とを変革の実践が含み抱えることである。

現実とユートピアの関係についてこうした極端な視点は、七〇年代になって、新しい専門家の手に再び狂気《フォリア》を手渡した技術イデオロギーだけではなく、社会構造改革によって狂気の問題と支配関係との克服に期待した政治イデオロギーにも突き当たった。精神病者を批判的観点と社会的判断基準という二つの視点から扱ったバザーリアにとって、ベルリンの壁によって分断されたような二つの世界で、驚くほど似たことが起こったように思われた。言ってみれば、ブラジル講演で何度も述べているように彼が左派活動家と自認して語っているときに一層それが明白になった。彼が力を注いできた社会構造改革は、一人の人間に対する抑圧の問題の放棄を意味することではないとバザーリアは常に確信していた。「私たちが言えることといったら何でしょうか。これ以上言うことはないので、本を閉じて家に帰りましょうか[88]」。何もできない、できることは本を書くだけだと考える

「理性の悲観主義 pessimismo della ragione」に対して、バザーリアは常に挑発的であった。彼はこの悲観主義をグラムシ[訳注14]が言う「意志の楽観主義 ottimismo della volontà」[89]に対比した。すなわち、自分の生活の中で、自分の身体と個人史の制約を受け入れ、社会的役割による力を使って、すぐにでもバザーリアはユートピアについて想像し、これを作り上げたいと思ったということだ。しかし、彼は実践の改革すなわち自分の生き方を通じて、こうした役割とそれによる結末を変えようとした。なぜなら、「変革は私たち各々から始めるべき」[90]だからである。この点から、「平和時の犯罪」の冒頭では、「自分の専門性や職業性に自動的に付着している価値観を議論することを要求することなしに、抑圧された階級の立場を取る」知識人と左翼的技術者への批判を行っている。同じくこの観点から、彼が行った実践中心への固執は、バザーリアが増進させた臨床と彼の発言を生み出した能力に魅惑された人々の中に、対立と混乱を生じさせた。

　こうした言葉の具体化方法によって分離が起きている今日、弱体化と中性化が拡がる危険があり、彼がすでに亡くなっていることから、これはバザーリアの事業の意義と彼への接近の可能性を失うことでもある。バザーリアがもっとも好んだ論文「単独的普遍者」の中でサルトルは、キルケゴールを「私たちの認識の対象であり私たちの思考の道具の一つであり、いかなる死者にせよすでに文化の中に入ってしまった死者の一人だと見なさなければ[91]」、キルケゴールという思想家の特性とその生命力を把握することはできないと述べている。サルトルにとって、「もし私たちがキルケゴールになることが可能であるなら、キルケゴールは生きる。反対にこの死者が生者によって定められることを止めずに、生者の生命を借り、そこに浸透し、彼の単独性を私たちの単独性で養うならば、キルケゴールは生きる」[92]。私たちはこのこととバザーリアの類似性について次のように言えるだろう――バザーリアは自分の事業を知っており、さまざまな評価を受けることを知っている、と。「その言葉を読んで、私は自分自身にまで遡り、彼を把握したい。そしてこれは自分を把握することだ[93]」とサルトルは述べる。「以前はなかった感覚に向かって克服した」とバザーリアが言う彼の「元通りにはならない単独性」を、サルトルは「単独的普遍者」[94]と名づけて、それは自分の単独性と自分の行為に自分自身が戻ることだとした。この運動は死を止めはしないが、生きつづけた単独の試みとその認識とを助け、「完全さ」から「開かれて生きる不完全さへ」という彼の開かれたプロジェクトを助ける。それは生きている死者たちであるとサルトルは結論づけた。そしてこの生きている死者たちは、「私たちの停泊を条件づけ、いつかは姿を消すにもかかわらず、それは私たちの将来、すなわち私たちの未来の役割として作られる」[95]。これはバザーリアと彼の事業についても言えることであり、それは完成したのでなく、私たちに託されたのである。

6　法改正への取り組み、そして死

旧精神衛生法〔の廃止〕を国民投票にゆだねようという一九七八年初めの急進党による提案は、国会を医療保健改革法案から精神保健の条項を削除することに追い込み、議会討議を促進した。このときバザーリア本人はこの議論に時間を費やし、一つの法律が必要であることを確信し、さらに、一八三八年制定のフランス精神衛生法によって認められてきた原理、自由主義諸国がこれに依拠し、立憲民主主義の原理として普遍化されてきた、すべての精神保健法制度の「母胎」である〔自傷他害〕原理の根底的な廃止を提示する時が来たと確信した。法一八〇号は一九七八年五月一三日可決される。この四日前に、赤い旅団によって殺害された〔元イタリア首相〕アルド・モーロの遺体が発見されていた。このタイミングの一致は、当時のイタリアの全体状況がいかに劇的であったかを思い出させる。ところがもう一つの一致点があり、自由意志による妊娠中絶を認める法一九四号が五月二二日に可決されたことも、当時イタリアで進行していた深い変革経過を思い出させる。長期間審議は遅れていたが、一九七八年の終わりに国会は医療保険改革法案本体を一九七八年法八三三号として可決し、ついに承認された。そして法一八〇号はこの法八三三号の中に吸収された[96]。

バザーリアは強制保健医療措置[97]（TSO）〔強制入院〕制度の形成について特に尽力した。この措置が必要でない病んだ個人に対する責任を医師に課すためにもこの措置が必要であり、この措置は完全な市民権の原理を否定することにはならないと彼は確信していた。この強制保健医療措置の規則の意義をここで分析することは困難である。しかし、始めから改革は長期に渡りつづいていて、そこで強制保健医療措置は、手続きとしても文化としても一貫性があり有効に実施されてきた。しかし一方では旧法制度による強制入院を別の用語によって再提案するものとして機能してきた。[98] 同様のことが精神病院廃止、精神病院的在り方の超克という改革の第二のキーポイントでも起こった。多くの地域ではトリエステでみられたことに似た経過をたどったが、他方では、「収容者たちは路上に追い払われて、悲惨な状況に対する社会的管理は放棄されたのです」[99]。このことはバザーリアがアメリカの状況について語ったことと同様であった。この改革の実現化は本質的に「暗黙の了解であった市民と憲法の基本原理を保健規則に導入しただけのことである」[100]。要するに、民主主義が市民に対して行う修復行為であって、「葛藤、争いを完全否定するものにはならない」、そして「関与しているこの領域の特徴は苛酷な文化的偏見と重層的関心が出会う場所であることだ」[101]。そして、このことをバザーリアは知っていた。したがって、彼は次のように予測する――

［…］より下層から始まり、より末端地域の行政組織で起こり、より個別的に施設単位に生じ、技術者と利用者もより社会の末端から集まり、政治運動や労働組合運動の中で起こり、克服意欲が歴史的により欠乏し、歴史的により後進的であり、住民と施設管理者と距離がより大きいほど、こうした保健規則の適応がより一層可能になるだろう。[102]

実際の改革実施のプロセスは以下の通りである――今日ではイタリアの大部分の地域にこの改革は普及してお

り、これは初期にあった適用不可能であるという主張を否定するものだった。たとえ、それが見えない硬質の「ガラスの天井」の一種であり、女性にはその支配に接近することさえ難しく、この改革を行った政治家たちはすでに地方や市町村では左遷されているように見えるとしても、改革は広まっているのである。ある州では改革が拡大させてきた分野それ自体と国家保健サービス制度を廃止しようとした。別の州では、積極的に改革が巻き込んだ秩序変化の後押しをするというよりは、形成されてきた実態を施行することを自制した。こうして、結果としては、国のほぼ全域で州内部の各政治権限の中で、まったく異なったシステムが共存していた。

こうした実施状況への反発から編まれた本著作集のような記録では、九〇年代後半の短い期間を除いて、この改革に対する政治の関与には疑問符がつけられている。[103] 政府は、議会活動を通じて長期間積極的に改革を取り消そうとしてきたが、一九九四年には決着がつき、二〇〇一年には改革が再開されたと考えられる。改革初期に活動したバザーリアはこうした兆候とは違った危機を把握していて、それを国政からすぐに取り除いた。すなわち、彼は彼のスタイルである興味深く非常に寓意に満ちた計画を開始して、政治の責任を政治家に戻し、議論を公にした。すなわち彼は目立った政治指導者たちに「法一八〇号」を政党に承認するよう働きかけた理由とこの法律を推進していく方法をインタビューしようとした。インタビューに成功したのは、二人のキリスト教民主党指導者パオロ・カブラス、ブルーノ・オルシーニ、社会党副書記長クラウディオ・シニョリーレ、社会民主党書記長ピエトロ・ロンゴであった。イタリア共産党書記長エンリコ・ベルリングェルとの接触も始めたが、インタビューには至らなかった。このインタビューから数年後に三〇分間の映画が作られた。[104] この映画は、バザーリアが図式からいかに自由であったか、危機を扱いこれを覆す彼の能力、彼が言う「矛盾を明らかにする」能力を明白にしている。

改革は彼が望んだ運動の中にも「同一性の危機をもたらす」。「イデオロギーと施設の空白を一時停止し、当惑し、不確実になったこの時期に、私たちの不安を合理化してくれる精神分析、行動主義、対象関係論などの既存のイデオロギーで埋め合わせたい」と望む医療従事者たちの気持ちを特に心配して、バザーリアが「法一八〇号」成立一年後に書いているように、運動にも同一性の危機が生じていた。しかし、これは逆に「幸福な時期」だったとバザーリアは書いている。なぜならば、「今のように武器を持たず、不安と苦悩に直面して私たちの防衛装置も持てないことになって、初めて」「私たちは多様な方法で問題に対処しはじめることができるからだ」と彼は続けている。実践の場における挑戦は常に弄ばれると、バザーリアは相変わらず考えていた。身体的には大変疲労していたが、彼は基本的課題の見直しをしたい、[105]イタリアで起こったこと、そして戦後に西欧諸国で起こったことを[106]批判的に回想したいと願っていたが、バザーリアは〔首都ローマがある〕ラッツィオ州からの新たな精神保健政策を行う組織改革案をまず受け入れるべきだと考えた。彼は首都ローマに実際に身を置く機会に関心を抱いていた。ローマには巨大公立精神病院があり、薬物依存者と新たな都市辺縁者たちを対象にした救急医療のドラマティックな方針が生まれつつあり、(全国の私立精神病床の半分に当たる)私立精神病床がこの州には集中していた。バザーリアはローマで働くことになったが、それはわずかな期間であった。そこでいくつかの企画を始めた——市全体に公募した精神病院閉鎖後の利用法のアイデア・コンテスト、歴史の中心にあって困難が多い病院の一つを救急医療用に再組織すること、都市活動の辺縁にいる人々の問題に対する代替的な対応の検討、再編成計画の中にいくつかの私立病院を組み込むことなどであった。

バザーリアが初めて体の異変を訴えたとき、彼はベルリンにいた。それは一九八〇年五月一五日に、ベルリン自由大学の大講堂でヨーロッパ中から集まった若者の聴衆に「健康の日」の講演をした後だった。それは彼を死へと導いた疾患の症状であった。そして、彼は一九八〇年八月二九日、ヴェネツィアの自宅で息を引き取った。

二〇〇五年四月　ローマにて

緒　言

衛兵が眠れば王も眠る[訳注1]

精神病院《マニコミオ》における活動や科学と政治に関する日常のおしゃべりの中で、ある日、フランコ・バザーリアはきっぱりと次のように語った。「衛兵が眠れば王も眠る」。そのときには彼の挑発的逆説の一つにすぎないと思い、その意味がすぐにははっきりわからなかったことを覚えている。（この議論に戻ることはなかったが）しばらくしてから、実際にこの逆説が、支配の論理を変えようとする議論の基本的な中核にあることに私は気がついた。なぜならこの議論は可能な多様性を前もって示して転覆することであったからである。

王はすべてが静まれば眠ることができる。すなわち、王の統治は、他人に対して専横的になることではなく、共同目的のために闘う人々の繋がりによる共同体を作り、これを保証することである。初めに、王は彼の統治下の中でのみ万物を交換せざるを得ず、起きている衛兵に感謝しながら眠りつづける事実に悩むか、あるいはまったく眠れなくなるかを、これは意味している。

したがって、彼の臣下であるだけではなく転覆のための闘いの同志であり実のところ社会生活の論理そのものであった人々との関係と王の役割とによって、変革は王自身によって始められる。

この著作集の論文選択は、一人の人間の生涯をかけた事業における理論実践上の発展経過に基づいて行われた。

初期の論文は二重の意義を持っている。一つは（当時のまたは現在の医学のように）支配的な実証主義的解釈に対置しながら疾病問題に向き合うものである。もう一つは精神医学における主体それ自体に対する研究の発展を追跡するものである。これは、図式的な解釈モデルの拒絶と、最終的には否定された主体性の研究とを同時に開始することである。したがって、これらは精神疾患に対する閉鎖的な解釈図式すべてを「括弧に入れること」によって見えてきた多様な精神病理表現の現象学的分析である。

こうした現象学的解釈そのものの中で、不公平性がある行動をとるように強いられ、「義務づけられた」初めの歩みは、精神病院に入れられた病人と出会うことからはじまる。また、それは、収容所で実際に行われた暴力と、治療のために収容された人がそこに廃棄されていることへの拒否と同時に、すべての規則と解釈を飛び越えさせる出会いである。したがって、精神病院は「狂気の家 la casa della follia」ではないが、狂気の中に混合された悲しみの隠れ家であり、より困窮し世間に曝された階級に属する混乱した人々を社会から排除している、偏見と社会経済状況に結びついた状況の結果である。これらは、技術的、専門的な具体的な議論のすべてから抜け出ることを必要にさせる。それは、病人に対する排除と自動的排除行為、すなわち、拘禁、拘禁の「抑圧的」本質を構成している変数すべての政治的分析を含みこむためである。

精神病院の生活を自由にするプロセスと都市との関係を繋げていくプロセスは、精神病院施設が階級差別を持っていた証拠と、技術的・専門的活動に暗黙のうちに組み込まれた政治・社会的特徴を明らかにした。都市においては、当時話題にも上らなかった迷惑な人々の存在による社会の悲惨さを受け入れるという、自由なゆとりの有無の問題が見えてきた。これは精神病院の開放化に伴った告訴という活動によって「発見された」。

だからこそ、この議論はイデオロギーに対する批判と闘いに拡がり、こうした批判と闘いは、望まれている慣習に適応するように表現される現象とは異なった現象になった。差別と支配のプロセスに使用する道具として技術を利用することで均衡を取っている解釈と能力を、多くの分野で調べて、知識人と技術者の実践上の役割を検討すれば、こうした結果になるだろう。

この最後のモチーフについては、私は論文「混乱した行為」〔第17章〕を入れることに決めた。この論文はイタリアではまだ発表されておらず、『プレアデス百科辞典』からの依頼で書かれたが、まだ出版されていないために、『バザーリア全集』第二巻（一九八二）にもいれることができなかった。原稿は一九七八年に手渡してあったが、私たちのこの論文の出版はジャン・ピアジェの死によって延期され、そしてわずか後の一九八〇年にフランコ・バザーリアは亡くなった。この論文は一九八七年になってようやくピアジェ、ムノー、ブロンカールが編集していた『心理学 *Psychologie*』誌に掲載された。私はこの論文を効果的に発表しようと思った。なぜならば、この論文は精神医学の基盤を長期にわたって変えてきた臨床実践の意味を評価した理論の概要であり、医学にも人間科学にも拡大できる内容であるからである。こうしたことから、これによって実証主義的文化の中で失われた主体性に関する最初の研究が示した臨床実践上の理論的到達点を知ることができるだろう。

私はこの著作集への緒言を冒頭のフランコ自身の言葉で締めくくる。この言葉は、これからの困難と危機を予測してその収支バランスを記述し、またイタリア医療改革法の承認とともに始まった新たな時代においても潜在力を持つことを示している。

二〇〇四年一二月　ヴェネツィア

フランカ・オンガロ・バザーリア

フランカ・オンガロ・バザーリアの経歴

フランカ・オンガロは一九二八年にヴェネツィアで生まれ、ここで伝統的な教育を受けた。その後、児童文学を書きはじめて、『子どもの配達屋 *Corriere dei Piccoli*』誌上に一九五九年から一九六三年まで作品が掲載された。同時にそこには〔ホメロスのギリシャ叙事詩〕オデュッセイアの脚色作品でウーゴ・プラットが挿絵を描いている「オデュッセイア――ユリシーズの冒険」、ルイーザ・メイ・オルコットの小説「若草物語」も連載されていた。しかし、夫のフランコ・バザーリアの周りに集まってきた人々とともにゴリツィア精神病院《マニコミオ》で働き出したころに、彼女は自分の関心と社会参加の方向を新しく定めた。

六〇年代後半には、フランコ・バザーリアおよびその他のゴリツィア・グループの仲間と複数の論文を書いている。彼女の二つの論文「E・ゴッフマンへのコメント――精神病者の精神的閲歴」、「施設転覆と共通目的」は、ゴリツィア精神科病院開放化運動を記録し分析した初期の著作の一部になり、『精神医学とは何か？』（一九六七）、『否定された施設』（一九六八）に載せられた。E・ゴッフマンの著書『アサイラム』、『集まりの構造』[訳注1]は彼女によってイタリア語に翻訳され、フランコ・バザーリアとフランカ・オンガロ共著の序論をつけてエイナウディ社からそれぞれ一九六九年と一九七一年に出版された。また、彼女はグレゴリオ・ベルマン[訳注2]の著書『中国の精神保健』も翻訳し紹介した。

七〇年代、彼女はフランコ・バザーリアの主要論文の大部分の共著者になった。それらは、「ありえない死に方」（一九六九）、「逸脱したマジョリティ」（一九七一）、「平和時の犯罪」（一九七五）、そして「混乱した行為」などである。

彼女は一九八一年から一九八二年にかけてエイナウディ社から出版された全二巻の『バザーリア全集』の編集を行った。

フランカ・オンガロには、哲学、社会学に関連する作品もある。それらは現代医学、医療施設、生命倫理、女性問題、全制的施設改革の実践に関するものである。彼女の主要な作品の中で、『健康と疾病』に掲載された「医学に関する発言」（Einaudi, Torino, 1979）は医学に対する社会学側の声を収集して『エイナウディ百科事典』のために書かれた。「声──女性に関する省察」（Il Saggiatore, Milano, 1982）は同じ百科事典のために「女性」の声を集めたものである。他の作品には「精神病院、どうして?」（Emme Edizioni, Milano, 1982）、「悩み多き官僚マリオ・トマジーニが語る、その生涯と経歴」（Editori Riuniti, Roma, 1987）がある。

さらに彼女の論文には、『民主主義と権利 *Democrazia e Diritto*』誌四〜五（一九八八）に掲載された「安楽死」がある。さらに、「精神科施設における疫学」「ジュリオ・マカカーロに関する考察、二一世紀を前にして民衆と人間社会の知識の中の科学知識」「ジュリオ・マカカーロによる考察の現実性」（Cooperativa Medicina Democratica, Milano, 1997）、「安楽死、選択の自由と同意の限界」（Roberta Dameno e Massimiliano Verga 編集）、「虚構とユートピア──権利と現代社会における諸権利」（Angelo Guerrini, Milano, 2001）がある。

彼女は、一九八四年から一九九一年にかけて、二期にわたって独立左派党の国会上院議員であった。そして、上院議員として、精神医療改革に関する主要課題の実施について国会および文化の両面の闘いのリーダーになった。他の面では、法一八〇号が長期間継続してきた中で、初めて精神保健公平化法案（一九八九）および各州規定の基礎となった「法一八〇号」実施法案の提案者になった。

彼女は、二〇〇〇年七月、国際・法と精神医療学会のイヴ・ペリシェ賞を受賞し、二〇〇一年四月にはサッサリ大学〔サルディーニャ州〕から政治学名誉学位を授与された。

彼女は、二〇〇五年一月一三日、ヴェネツィアの自宅で亡くなった。

M・G・ジャンニゲッタ

現実のユートピア　フランコ・バザーリア著作集

第1章　不安と自己欺瞞[訳注1]

——神経症者の人間状況

たいていどんなときにも、私たちは苦悩をのがれて自己欺瞞におちいっている。［…］それは私の自由の原理である。［…］自ら選ぶことなくして存在することは出来ないこと、それは正しい。

——J－P・サルトル『存在と無』

二〇世紀に私たちの文化を巻き込んでいる危機は、ここで議論される科学の一分野、心理学と精神医学をそのままにはさせなかった。むしろ他の諸科学以上に中心的課題として、危機の議論すべての中にある謎が、この二つの学問によって明らかになる。謎、それは人間の主体性のことである。

現代人は、彼らを取り巻くもの、幸福と繁栄および破壊と死を与えるものすべてによって決定されるままになっており、「自分の」存在に対する自らの個人的関与は断念され、主体性は放棄されて、諸科学による成果物の対象になっている。しかし、自分自身の主体性が失われるとき、人間は疎外される。疎外は疾病ではないが、自分自身と自分の世界を選び、作り上げる自由が失われることである。このために人間の主体性と個性を研究する人間の学問である心理学は、人間の危機そのものを告発している。

「諸事象」によって決定されている人間は、自らの自由を奪われ、対象化され、疎外され、病んだ対象物になりやすい。したがって、自由の病理に関する学問である精神医学は、病気になる前の「病んだ」人間を前にすることになる。

このため、心理学と精神医学は哲学の中に自らの意味を探しはじめる。哲学のみが、人間、人間の実存の意味と無意味の問題、世界に向き合って存在する様式、現存在を構成する人間の様式、真の存在と虚偽の存在の可能性、そして選択と非選択の可能性について、根本的な理解を与えることができるからだ。

しかし、私たちはまだフッサールが「何世紀にわたる失敗の真の理由を理解するための情熱的闘い」と呼んだ哲学の最初の活動点にいる。現代の現象学に多くの恩恵を受けているE・シュトフウス[訳注2]のような啓蒙的精神科医が、懐疑的にいくつかの精神療法の方針を強く批判したとしてもまだそこにいる。しかし、それはハイデガー哲学の概念から離れても、「真」と「虚偽」ばかりか、精神医学的考察を導き出す心理学的カテゴリーをこうした精神科医たちが哲学的カテゴリーとともに認識するからである。シュトラウスはハイデガーの判断を擁護して、真とは「自らの獲得と喪失に関する現存在の可能性」そのものであると考えるハイデガーの用語を再認識している。しかし、彼の用語は存在論のカテゴリーとしての存在様式に注目しているのであって、精神医学のカテゴリーとしてではないことは、本質的な相違である。彼はハイデガーの用語で「まず、多くの場合、現存在とは〝人〟であり〝虚偽〟である」ことを肯定している。大多数の人間は苦悩することなく他人を悩ませることもなく（健康な人間たちが理解し合って）生活しているという虚偽は、完全に自分自身の安心のために存在している、と彼は語っている。しかし、虚偽は不足している存在や低級な存在の何ものかではない。虚偽は現存在に実体を与えるものであり、充満し、奔走し、記号と刺激を受け取り、関心を持ち、喜びを感じることの中に現存在を明らかにしていく。すなわち虚偽とはハイデガーの共存在（essere-con）である。シュトラウスは結論づけて言っている

――

もし、虚偽を哲学のカテゴリーではなく精神医学のカテゴリーとして考えるべきであるなら、私たち精神科医は

私たちの救急病院に自信過剰な行動を示す全人類を招くべきだろう。というのは、私たちの経験を通じて、私たち自身の固有性（またはそのさらなる真理性）を把握することに成功しただけでなく、他者が自分自身（の真理性）を把握することに私たちが役立つことができるからだ。

しかし、シュトラウスが、人間は初めから生きており多くの場合虚偽の中にあることが真理であるとハイデガーの言葉を引用して主張するのならば、その中で生きられる虚偽の結果は暴力と戦争であるにもかかわらず、安心していることも正しいことであるのかと、私たちは問うことができるだろう。不可避であり、律動的・周期的な何ものかを、人間が共同の責任を感じることなく人類の運命と宿命によって決められたかのように受け入れていても、このように問うだろう。もし、関与もせず責任も感じることなく、ましてや自らが関与せず、自らの対象化を通じて自分自身の破壊をもたらす技術の発展によって、突然の繁栄を享受しているとしても、自らの安心の中でまさに満足しているのであれば、どうなるのか。恐怖と罪を和らげるために殺人や暴力に助けを求めているにもかかわらず、自らの安心の中で満足しているとしたら、どうなるのか。

この虚偽の現存すなわちこの非人称の「エス si」を認識するために、こうした視点から離れてみよう。それは、精神科医のようにこの点に病人を見出そうとするためではない（シュトラウスも彼の議論で同じことを結論づけていると思われる）。そうではなく、無意識の困惑、人間が常に別の名称をつけている攻撃性、そして不幸が自己欺瞞を対象化することで変化すること、これらが、隠された自分の可能性を表現し自分の主体性に効力を与え自由を実現するための、挑戦の闘いの現れであるのかを知るためである。

さて、これらが人間にはより重要であるらしいことを考えると、精神科医が、人間は世界にどのように置かれているかと問い、他者との関係を認識するために自分との関係はどうなっているか自問すること、虚偽と不安の日常状況の中から人間の自己責任と自己価値を実現する可能性があるのか考えること、これらは妥当なことだろう。つまり、人間は選ぶことによって自己実現できるのかということである。

ここが、心理学と精神医学が（「もし事実としての純粋な人間に還元された人間が心理学と精神医学を事実の科学に変えるならば」）自らの意義を見出す場所である。世の中、偏見、没個性、虚偽を括弧に入れて、現象学的還元を行い、根本的なことがらを行う人間として、自分の個性と自由を獲得する試みによって没個性を拒否する人間としての人間に、心理学と精神医学は向き合うのだ。

個性は、自分の選択によるのではなく、達成によって生じる善である。個性化しようとする人間は、自分の企ての闘いで自分自身を選択する人間であり、ハイデガーの共存在とただの共存を同一化できるとは考えにくい。

サルトルは語っている――

ハイデガーの共存在は私の明確な位置ではなく、他者を前にした個人のリストでもありえない。〔…〕それは艦隊の漕手である水兵としての耳を傾けようとしない存在であり、オールのリズムと操舵手の規則的動きに漕ぎ手が合わせるようになる存在である。

したがって、もし自分の意識を把握することができないために、自分の個人的可能性すべてが実現できないということが虚偽であるとするならば、他者に対して虚偽的であるこの人間のつながりはどのようなかたちになるのだろう？

フッサール批判における、パーチの最近の次の言葉を私は理解している――

したがって、私ではない他者は、私が私自身をどれくらい示さないかによって不明瞭になる。私が私に対して私の別の自我がどれくらい理解不能であるかによって、他者たちは隠され、不明瞭であり、理解不能になる。だから、

> いかにも不明瞭である私を取り巻く世界が、不明瞭な私の自我の投影であると見なすことができるならば、私の自我を世界の投影であると理解することも可能である。［…］私は私の別の自我に対してその主体性を否定し、そして他者の主体性を否定する。このようにして、私は主観を客観化する。

自分の選択によって実現可能にするために、虚偽を生きる人間は個性化できない不明瞭な領域を自分の外に投影できない。それは主体化することではなく、自我を他者に客観化すること、疎外すること、世界に没頭すること、理解しやすくなること、世界を漁ること、事物や対象物になることだ。それは選択ではない。

人間が虚偽の中に生きるのであれば、つまり自分の事実性の中で選択しないならば、人間は自分自身を自分の個人としての主体性の下にではなく、対象物に投影する。そして「内的自我」、すなわち認識できない別の自分の前で不在証明《アリバイ》を作成しようとする幻想的試みによって自分の事実性を乗り越えながら、自分を対象化する。この人間は自分を世界には含まず、彼は世界の中に存在しないが、世界の対象物である。それは自分の不明瞭な部分である。それは、彼のように対象物である他者たちを支配する入り口を主体化することができない。したがって、客体である奴隷《セルボ》の主人《シニョオーレ》である（自分の対象であるので、この主人は幻想的な主体ではある）。ヘーゲルの奴隷と主人の弁証法では、主人は彼の客体である奴隷の恐怖を自分自身に引き受けたが、客体としての主人は混入してくる奴隷になるという不安の中にある。彼は死に直面したが、それは「彼の」ものではなかった。その死と恐怖は奴隷たちが彼に防衛してもらうために主人を頼ったことそのものであり、主人は「主人」の役割として、そして死への「勝利者」の役割によって自分の事実性を越えることを通じて死に立ち向かった。

したがって、サルトルがいう自己欺瞞の曖昧な両義的世界にこの主人と奴隷はいる。

なぜ、奴隷は自分の不安への恐怖のために自身の自由を主人に売り渡したのか。なぜ、奴隷は自分の選択と自分の責任に直面化するより虚偽の中で暮らすことを好むのか。なぜ、自分の苦悩と責任だけを持つより、「艦隊の漕手として耳を傾けようとしない存在」の中に生活し、漕手を掌握しその死を奪うことで生命を奪っている舵取りが作る秩序の中に暮らすのか。主人にすべてをゆだねてしまった奴隷には不安、罪、死は存在しない。人間の宿命が残り、運命の逆境が残る。一方、奴隷は加担している両義性の中で闘うことはできない。主人への服従を始めたときから闘いを放棄した奴隷には闘わないことは非常に大きな力《フォルツァ》になるが、それは闘いではない。

しかし、主人ですら、死に対する勝利によって自分の自由を達成することはできない。なぜ、自分の死に勝利するために主人の孤独な信頼に暴力を上乗せする必要があるのか。なぜ、自分の苦悩に勝利するために他の人たちの死を必要とするのか。なぜ、殺人に対して暴力が必要だったことを理由にその罪を正当化するのか。したがって主人は極端であり、強いられ、支配され、対象化されている。そして、これが人類史《ストーリア》であり、主人が一体化し自分の恐怖を偶像視する使命《ミッシォーネ》である。この人間史と使命が彼の暴力を必要とし、正当化するのだ。

「欲望、エロス、苦悩」は、自分自身と自我の共犯関係の中で主人－奴隷の一人によって経験される。一方が自分の苦悩に対する正当化と防衛を他方の中に見出すほど、集団の中に在ることは彼自身の共犯関係と一層一体化していく。

しかし、私の闘いの中で私が私を選ぶことは、他の個人に向かって明晰で明白な状態に身を置くことである。自己欺瞞の曖昧さから私を取り出すのが未来であり、目的へ向けた私の選択の中で、以前には「私と君の」未来であったことが「私たちの」未来になる。

したがって、虚偽すなわち何かを選ばないことは、「劣り、低い存在である何ものかではなく」、低俗な種類のものではないと言えよう。すなわち、虚偽は、現存在そのものであり、可能性であり、人間の存在様式である。たとえ真すなわち何かを選ぶことも、より多く、より高く、より偉大で完全である何ものかなのではない。真すなわち何かを選ぶことは現存在や選択が持つ多くの実質性や選択によってサインや刺激を受けることに意味を与えるものである。真とは現存在そのもの、存在様式、自覚する人間の可能性の様式、真に実存的意味に向けて他者たちと共にある人間の可能性の様式である。すなわち、「私の自由の原理は私が何かを選ぶことなくして存在することはできない」（サルトル）。

苦悩と死に直面するからこそ人間は自分の現存在を選ぶことができる。実存することは他者たちと共にあることを意味するのだから、すべての実存は、企てと目的とを選択して自分の状況を克服することを通じて、人間の存在様式と「行動」を実現するだろう。したがって、選択するときとは、これによって自分自身の実存を選ぼうとする人間にとって決心する唯一の契機である。人間世界、人間を世界につなぐ関係、この関係が占める場、そして人間の歴史への意識的認識になるとき、人間は自らの状況の中で自らを選び、企ての中で自分を越え、個人の責任と自由を実現する。

だが、すべてを自らに引き受けるこの選択を前にしてすべての実存は問題提起になる。この提起によって人間は自分の現存在を実現できるか失うかになる。これによって気遣い《ゾルゲ》すなわち「心配」が始まり、このために不安の問題が起こる。内的ジレンマ、ためらい、二者択一に直面した人間は問題を抱える。しかし、私たちは存在すべきであり、選択すべきであり、選ぶことを逃れえない。

このように、すべての選択から生じる気遣いすなわち「配慮 cura」や心配に向き合う多様なやり方を分析してみると、直面化と回避との多様な様式の中で、責任と任務に直面した人間がとる多様な行動を明らかにすることができる。意図された行動は与えられた状況に対する反応ではなく、生きる苦悩と私たちがここにあることへの責任性に直面した人間の可能な行為である。

だからこそ、個人が選ぶことに直面し、自分の責任、自分の苦悩を受け入れまたは拒絶し、目的を考えて選ぶか拒否するかという多様な様相が、行動を検討することで次第に明らかになる。

こうした行動は三種に区分することができるだろう。

1　選択という行動

「まず、多くの場合現存在は虚偽である」とハイデガーは語っている。さらにシュトラウスは「人間はこうした虚偽の中で安心して過ごす」と続いて述べている。しかし、サルトルが支持しているように「たいていどんなときにも、私たちは苦悩をのがれて自己欺瞞におちいっている」ことが正しいのならば、サルトルと同じように「それは私の自由の原理である［…］自ら選ぶことなくして存在することはできないこと、それは正しい」と答えられるだろう。自分を選ぶこと自分を受け入れることによって、目的を考え、与えられたものを克服して、自分の現存在の意味を完成させることを人間は知っている。自分の個人的入り口を具現化する選択を人間は行う、だから、自分自身を自分の企ての中で克服し、自分の自由と責任の権利を回復する。こうして、生じることすべては人間状況の中で選ばれ、統合される根拠になる。

このような確信的肯定は、不安を欠いていて人間の持つ矛盾を越えた超人＝スーパーマンのイメージを思い起こさせるだろう。しかし、選択という行動で人間は自分が自由に向かうことに制限を与える。選択は一度成されれば代えられないが、新たな目的に対する所与の条件の中で新たに再び行われる。自分の状況の一部として選択を受け入れた人間は不安とともに生活し、苦悩の中で人間の条件を実現していく。彼はアリバイで防衛することなく、見返りを求めたり正当化したりすることなく自分の事実性を受け入れている。不安は人間と共にあるのであり、周囲にあるのではない。不安は人間を決定しはしないが、人間の企てと責任に対する新たな圧力機能を伴う。人間は企てにおいて不安と共に生きる。そして、人間に「躍動」を与え、ゆっくりと世界の中に人間を現していくのは、体験された不安である。

こうした行動の中で、人間は没個性的日常状況から選択した世界へと歩み出ようとして、想像したり客観化することで世界を崇拝するのではなく、自分の実存に意識的に意味を与えようと試みる。

こうした選択という行動では虚偽は人間の意味になるだろう。

2　自己欺瞞的行動

二者択一の選択では人間は選択の決意に直面できず、実存のジレンマを解決できないので、不安は気がかりの中に選択するということを落とし込むだろう。この気がかりは気遣いすなわち苦悩を沈静化できるほどの代償的状況を探すように選択を導くだろう。これは自己欺瞞的生き方に満足することであり、艦隊とともに舵取りの規則的動きと共通のリズムで、耳を傾けようとしない実存として生きることである。そしてそれは人間が選択を遅らせ、仮想の選択を多く選ぶ自己欺瞞的行動である。それは普遍的、抽象的で、特徴づけられず、自分を個性化できない曖昧状態の中に常に暮らすことである。

自分の事実性を乗り越えることによって、人間は他者と見かけ上の距離を作り出す。それは自分で事実性を越えることができない人間には作ることができない距離である。このような人はあるがままには自分を受け入れず、無いものに見返りを求めるようになる。しかし、この人は自分の主体性を否定しながら、自分の現存在の意味を拒否している。この人は自分の中にあるかも知れない他者との距離を維持することに常にとらわれている。距離を維持することへのこの持続的で強迫的な宿命のなかで、他者によって支配され決定されていることにまったく気づくことなく、この人は自分でまず決定できると考えている。こうして、より主観的になることを信じて人間は自分を客観化している。

懐疑的で常に予測された態度を取る人間は、自分の成功に満足している人間である。それは、自分の目的を目指して道を共に歩むのではなく、他者の中に客体化されて、舵取りの命令の下で小船の中で共に闘うために、他者と共存することが必要だと感じる人間である。虚偽的な共犯関係の中で、乗り越える手段を創造して常に企ての陰にある不安を使命と宿命の中に覆い隠すのは、奴隷か主人である。彼らは職業を持つのではなく、自分の実存を完璧化する職業そのものが彼らなのである。彼らの社会的階層は彼らのすべての行動を条件づけている。この世界では彼らは共に存在するのではなく、彼らの使命を完遂するために存在し、彼らの健全な感覚と満足すべき公共性の下でうまく隠された不安およびこの使命とともにのみ存在する。彼らは自らの虚偽への満足によって見返りを得て、一日を生き、常に「小船」の中で彼らを守るオールの加担したリズムの下で責任に取り組む。

仮の選択であり自己欺瞞である行動の中で、虚偽はその見返りを見つけ出す。

3　神経症的行動

先の二つの行動と違って、状況の中で神経症者は自らの事実性に直接接近できないばかりか、見返りによって起こる選択を遅らせることもできない。彼らは、この選択に伴う不安によって魅惑されたように止められ、やっと選択が可能になったときに彼らを支配する悲壮感の中にとらわれて、選択するものを認識できない状態で留まっている。こうした状況の中で神経症者は自らの現存在を見失うが、これは（とにかく見返りによって生じるものであって）自己欺瞞のためではない。しかし、生成の場にあること、彼らに選択と参加を要請する企てに加わることを回避させている。

避けがたい気遣いとの出会いのときの苦しい待機の中で彼らを支配する不安に、神経症者が自分の最低限の立場を取ることも、最低限の意図を行うことも妨げられているのはこのためである。神経症者は世界のために生きるのではなく、自分のために世界の中で生きている。不毛の懐疑の中で彼らは自分の病的存在だけを経験する。結局彼らも選択を行っている――それは彼らの病的生活だけに限定された選択であり、彼らは選択しないことを選択しているのだ。神経症者は自分自身としか共に存在しない。だから、彼らが生きる不安から抜け出ようとするすべての試みは、彼らを常に自分自身へと連れ戻してしまう。それは彼らの人生の歴史に満たされた苦悩の諸経験の無限の複製である。これらから、彼らの現存在は欠落した現存在と言えるだろう。

神経症者は不安に押されて、一度も自分のものにならずに単に援助や助言の要求や検討にしかならない「解決法」や「出口」を他者から密かに奪い取ろうと試みるだろう。これらは彼らを他者と結びつけるが、彼らの存在を他者と置き換えることによってさらに神経症化していく。

いずれにしても神経症者は、不安が和らげられ、代償されることによって、自分自身の事実性を疾病の中で乗り越えているとは言えないだろう。しかし、彼らは自己欺瞞的行動以下の段階に留まっており、見返りの可能性を見出せずともそこで生きているのだ。

彼らの行動がどうあるべきかわからないものの、彼らの症状によって本当の疾病になるように、これらは作用する。言わばサルトルが言うように、カフェのボーイが腕のいいボーイになるように作用するわけだ。「敏捷すぎる足取りでお客の方にやってくる」「慇懃すぎるくらいお辞儀をする」[訳注3] ボーイと神経症者との間には本質的違いがある。サルトルの観察の対象であるこのボーイは、自己欺瞞の下で、他者たちに応じ、自分の振る舞いすべてを高級なものにすることによって高級なボーイへと自分の事実性を乗り越えていく。これと異なり、神経症者のやり方は自分自身に関わることだけである。彼が行動を借りてくることができる他者たちは、模写された複製のように彼に奉仕するだけである。まるで、彼の個人的地位を知ることに絶えず自信を持てず、他者による保証と確認を絶えず必要とする人間である。だから、自分の公共性すなわち超越性を使って、取引やゲームを行っている大衆として他者を見る自己欺瞞的人間とは、彼らはまったく異なっている。

したがって、神経症者は、実行することを知らないという事実性を持っている。彼らを支配する不安は、彼らが企てや社会参加や自己欺瞞を乗り越えるために自分を克服し受け入れることを妨げている。彼らに残された唯一の可能性は自分の行為を彼らの疾病と恐怖の純然たる対象に限定して、実行することである。

選択すること、仮の選択をすること、選択しないこと、これらのどれであれ、これまで語られてきた人間の多様な行動への理解へ向けて動き出す地点を見出すことが可能だろうと思われる。

しかし、私たちの議論のテーマであった、この神経症者をどのように検討するかについては、より深い分析が必要になる。そうすれば、自分に気づこうとする、期待とためらいの状況から決定的な選択をする、すなわち自分の現存在の意味を再獲得することが可能になるからである。

ゲープザッテル[訳注4]は、神経症者について、「自分が生成していくことを監禁と強制の犠牲にしながら」彼らは世界で不安だけを実現していると書いている。それは絶えず期待しつづける状態として現れる不安であり、他者と共に過ごすための関係を実現するためには不安から離れることはできない。

彼らは世界の中で自分のために生きるが、世界と共に生きるのではない。これが彼らの不安が触れ合いの不安である理由だ。不安に駆られて探し、追い求める他者なしには彼らは生きられず、それは相互的な関係を安定させるためではなく、彼らの苦痛を他者と共有するためである。生きる力を持たない苦痛の中では、他者を自らの状況の一部としては受け取らないからである（だがしかし、もしそうできるのならば、選択の場にいることができるだろう）。彼らは自らについての自己確認を欠いた状態で生きる。そして、これが神経症者の「わたし」の特質であり、自己の人格との同一化の中で、「自我」との相互関係、満足な内的平衡を構築できない。神経症者は他者の中に人間としてのパートナーを見出さず、無関心な立場に留まり、同時に彼らが生きることへ援助してくれると期待する聴き手を見出すだけである。

私たちが神経症者の疾病性の起源を見出そうとする個人史の中で、彼らは孤独である。その中で彼らは苦悩を形成してきた。その中で彼らは選択しないことを選択してきた。それは、生きようとしない彼らの選択、低い段階に留まる選択であり、常に援助を期待し、そして直面できない内的葛藤、「選択しなかった」ときからそして初めの「誤り」から続いてきた内的葛藤を癒してくれる、他者と触れ合うことを望む選択と言える。

一例として、一見自己欺瞞的行動を繰り返し生むように見える神経症者に共通する行動を観察してみよう。性に関する問題について、彼らの諸原理がこれを禁じているために、性的関係を持ったことがないと神経症者たちが断言することは非常によく聞くことである。彼らはこのような卑しむべき事実性に順応するにはあまりにも道徳的である。神経症者たちが性衝動への恐怖を隠蔽しようとしている、一見自己欺瞞に見えるこのメカニズムを検討してみよう。彼らは道徳的であり、非常に下品な行動を拒否しようとする中で、モラルの外観の背後にいるよう努める。現実にはこうした自己欺瞞の外観は、神経症者にとっては恐怖を支配することの成功を願って自分から距離を取ろうとしていることに他ならない。したがって、エイ[訳注5]がうまくいっているように、神経症者である以上に道徳的になるということはありえない。

だから、内的葛藤の解決を見出そうとする中で、神経症者は一日一日を消費し、やがて時が来るという不毛な期待を思い止まれずに一時的代償メカニズムを探し求める。この期待は彼らが生きることを助けはしないし、彼らを企てへと押しやることもなく、常に自分の狭い枠の中に自分を押さえつけるだけだ。

神経症者は人生を生きてはいない。彼らの神経症を生きているのだ。医師の援助によって彼らはここから抜け出そうと試みる。手短に言えば、彼らを支配する不安から自由になるためである。直観的に彼らは医師の中に「生きようとする意思」を見出し、同時に、彼らが望む「関係」の典型を見出す。それは医師の完璧な従順姿勢と彼らの神経症を理解する態度である。このようにしてだけ、彼らは一時的に満足できる関係を他者と持つことができる。しかしこれは、存在しない二人の登場人物間の矛盾した関係を生むことになる。神経症者のために存在すべきであるとされる(完璧な従順姿勢と彼らの神経症を理解する態度を持った)医師と、神経症者が医師を利用して作り上げた人工的人物像としての自分という「もう一人」との関係である。

こうして、彼が生活するために必要な人間関係を探し出すとき、再び出会いは神経症者と彼自身との出会いになる。一方は外部にあるので相互的関係は生まれない。こうした接触で神経症者が求める慰めは、そこに逃げ込むものの、恐怖を抑えることはできない自己欺瞞的行動によって解決を得ようとする期待によって与えられる。医師との関係の中で生きるこうした特徴のもとで、彼は自分から歩み出ることなく出会えるという幻想を抱いて自分を飛び越していく。

彼は自己欺瞞の中に解決の可能性を感じている。しかし、このような姿勢には多様な前提条件が必要である。実際、自己欺瞞的行動を語ることで示されるうわべの安全性は、絶対的確信であり、盤石の構造への支柱であり、他者との安定したコミュニケーションを可能にさせるものでもある。自己欺瞞状態の人は、彼が外観の後ろに隠れれば隠れるほど、なお一層自分の在り方を安全にする。想像力がないので彼はすでに「したこと」、知ったことのすべてを受け入れる。もし彼が防衛している保護の殻を打ち破り、自らの責任を見出すことに成功したとすれば、そこで隠された不安と彼の世界がわかるだろう。それは計画され、秩序づけられ、彼の不安を規定し、試され、公認された規則に任せることで一歩一歩築かれた世界であり、その世界では不安が暴露されることになるだろう。しかし、自己欺瞞の中にある人間が疑いを抱くことは困難である。このため、彼は常に自分の事実性を乗り越えることに同意して自分との距離を作るという神話を確信している。こうして、彼は船の安全な場所で漕ぎ手とともに、非人間性と虚偽性のリズムによる人生を過ごす。

まさに、この自己欺瞞的解決を克服する可能性自体が、神経症者には欠落しているのだ。彼は恐怖を抱き、彼の周りの不安、彼とは一体化していないので彼が支配できない不安によって遮断されている。これまで言ってきたことから考えると、医師との同一視は、彼自身を乗り越えることのパロディになるだけだろう。なぜなら、彼を耐えさせてきた深刻な優柔不断の状態は、達成してきたこの自己欺瞞的解決の装いにすぐ優位性を与えることになるからだ。こうして、不安は再度表面化しはじめ、彼は同一視できる他者、自分を乗り越えようとしている他者を探すことになるだろう。こうしたことから私たちは神経症者を前にすると困惑を感じることになる。彼とは関係を構築できないのだ。私たちが触れ合う彼らは私たちを反射鏡のように使い、疎遠になっていき、結局彼の不安とだけ過ごすことになる。

　これが神経症者の人間状況なのだ。それは、精神療法的出会いの中で可能な解決を持てるようになれる欠落を持った現存在（＝人間）である。もし、医師《メディコ》と患者《パツィエンテ》の両者がさまざまな形勢の中で相互に虚偽的様式で、すなわち客体化した関係の中で対峙した場合でも、出会いはこうした自己欺瞞的行動においても発展できるだろう。そして、もし医師と患者が、抽象的ではなく非人間的でもない様式で両者の存在が危機にさらされる関係になっている場合でも、相互的自由が共同選択の観点から必要条件として尊重される方法で行われても、こうした出会いは選択する行動の中で発展できるだろう。

　もし、精神療法家が神経症者に虚偽的姿勢と偽の選択という見返りを提案することに満足するとしたなら、保身と安全感の視点からだけで「他者たち」に接する立場を採らせることになるだろう。それは、一定の見返りによって取り巻かれて、「一般的に妥当な」社会規範の防衛によって不安を隠すように神経症者を教育することになる。こうして、医師は（自己欺瞞の危険に曝されながら）神経症者が満足する精神療法の見かけ上の成功の中で、彼に自らの事実性を乗り越えるように援助することで、彼がその作業で困難な結末を経験することを許していくだろう。したがって、神経症者は自分の回復の発展を分かち合わない。まるで回復が外部から与えられたように、医師との擬似的関係の中で、自分の不安を支配するのは自分自身ではないかのように振る舞って、この回復を受け入れる。この時点から神経症者は「病人《マラート》」としての外観を失い、「健康な人《ウオモ・サーノ》」という新たな外観を取得する。

選ばれたわけではないこの存在様式の中で、社会的に有能であるという使命に自分を同一化することを強いられ、各人の行動による必然的結果が成功になるように常に追及しなければならなくなる。こうして彼は自分を省みる可能性を否定して、選ぶという企てへと導く役割としての自由を受容する可能性を否定する。

これに引き替え、神経症者が精神療法の実施を通じて彼の責任と選択に向き合う場合、医師の人格そのものが危機に曝される。病人は自らの実存に出会い、自らの人間存在に触れ、さらには医師の人間存在に触れるという危機を自分の中に引き起こす。もしも病人たちが自分の責任を意図的に自覚するようになり、彼が自分の存在様式を自由に選ぶことができるならば、医師は神経症者に個人的解決を提案することはできないが、「病人」の世界の入り口を彼と見出そうとすることはできる。

サルトルは言っている、「だからこそ自由は自らが欲するようになることを意味しない（自己内部の成功も外部の合意も同様に意味しない）。むしろ、自分自身の力で欲するものを決定することである」と。

第2章　施設化空間としての精神病院解体

――「閉鎖空間」の屈辱と自由、「オープンドア」システムの検討

一九二五年、「シュールレアリスト革命」に署名していたフランス芸術家たちが書いた精神病院《マニコミオ》の院長たち宛ての声明文は次のように結んでいる――「なんの辞書も持たず、院長のあなた方が入院している人々に話しかける回診の後には、あなた方は彼らに対する優越性すなわち権力を持っていることを記憶し認識することだろう」。この四〇年後である今でも、多くのヨーロッパ諸国が、福祉と保安、悲哀と恐怖の間の曖昧さを抱えている旧態依然とした法律にいかに縛られていることか。精神病院の状況はほとんど変わっていない。強制的行動制限、官僚的権威主義、権力行使が収容者の生活を規制している。これらについてはすでにピネルが自由の権利について華々しく異議申し立てを行った。しかし、ピネルによれば、この自由は閉鎖空間において許され、彼らを支配し保護すべき国会議員と医師の手に委ねられている。このため、鎖からの開放という大スペクタクルの後、二世紀以上の間、強制規則と屈辱はいまだに収容者の日常生活に痕跡を残し、世界の中で自由な地位を占めるべき人間について考慮すべき原則による緊急解決をいまだに必要としている。

実際のところ、精神科医による病人《マラート》への治療の最初の仕事は、彼ら自身がこれまで奪ってきた病人の自由を元に戻すことであるという認識が、精神科医の中で今日再発見されているように思われる。この数世紀の間、

精神を病む人《マラート・メンターレ》を隔離してきた閉鎖空間の複雑な組織における制度とシステムに必要だったのは、監視人として、後見人として、そして疾病による行動化に対する管理者としての役割だけを医師に求めることだった。この価値観は、医師の治療対象である人間のことを飛び越えて機能してきた。しかし、今日、精神病院の「開放化」の第一歩は、疾病のためだけではなく、長期入院によって制約され、縮小化された病人の在り方、疾病と世界との関係の取り方、物事への観点、これらを次第に変えることだということを精神科医は知っている。拘禁の壁の中に踏み入ったときから、病人は空虚な感覚の新しい次元の中に足を踏み入れる（それはバートンが[訳注1]「施設神経症」と名づけ、より単純に施設化と呼ぶべき疾病状態の結果生じたものだ）。言うならば、初めは無害で治療するためだった空間が、事実上、彼らの人格を完全に破滅させるために作られた矛盾に満ちた場になり、彼らを完全に客体的存在にさせる場になっていった。もし精神疾患の始まりが個性と自由の喪失であるのならば、病人は精神病院の中で決定的に自分が失われた場所にいるしかなく、疾病と拘禁の日常の客体物となるしかない。

企てを持てず、未来を失い、最低限の援助もなく常に他の人の支配の下にあり、特に単一の個人や各人の事情などは一切考慮されることはない組織的必要性によってのみ決められた一日の時間を命じられ動かされる、こうしたことが収容所生活に結びついた施設化の一つの図式である。新入所者は複雑な収容システムの入り口に立ったときから、これ以上継続できなくなった絆とこれ以上実行できない企てとこれ以上生きることができない生命との背後で、されるがままになっていく。なぜならば、病院それ自体が彼らの境遇を生きることや未来への企てを妨害し、自分の主体性の「発展」を阻害しているからである。精神病者は個性を失った狭い空間に閉じ込められ、制限によって苦しみ、病いに基盤を奪われ、彼らをそこに入れている規範によって客体化され、収容所の施設権力者によって押さえつけられる。初めからの疾病に加えて、こうした自分自身の矮小化、狭小化のプロセスの中で、もう主体性は元には戻らなくなる。

しかし、集産主義的性質を持つ組織（たとえば巨大産業コンビナートなど）は、すべてが閉鎖空間（精神病院、監獄、強制収容所、宗教機関、寄宿舎など）としての施設風土をもっているわけではないにしても、こうした組織はある意味で個人的企てに侵入して、各メンバーの私的生活の交流に境界を作る。さらに、この境界は施設の権威によって故意に消滅させられる。それは、産業組織の秩序と規則を混乱させて、さらに効率を侵食するのが、（「病んで」いようとなかろうと）個人的独創性そのものであるからである。こうして、病人は疾患と他者との個人的関係の喪失によって疎外され、ついには自分自身も失うことになり、収容所に入るとき、常に客体化されついにはその施設と同一化するほどになり、新しい規則と構造とをそこに見出すことになる。彼らが他人に帰属してしまうことから自由になれる空間や、個人的生活様式を再構築できる空間をそこに見出すのではない。なぜなら、狂気がもたらすものがわが国の立法者の懸念の中心であり、これは精神を病む人の人間としての価値よりも優先されるからである。隔離され、彼らを閉じ込める壁によって無害化されて、収容者は従順で無害な動物と危険な野獣との違いのような、人間性を越えた価値を負わされているように思われる。ついには精神疾患が対処法がなく防ぎようがない回復不能の病気のように見なされていく。

しかし、正常を狂気から守るために、そして「汚染センター」として狂気の社会への侵入を防ぐために生まれた精神病院は、ついに精神病者を守り、援助すべき空間であると考えられるようになったと思われる。エイは最近の論文で語っている――「精神医学の対象は人に恐怖を与える患者ではなくて、恐怖を抱えた病んだ人間(uomo malato)である」。

こうして、精神医学におけるこの自由の発見は、精神病院の外の精神を病む人の問題を生み出した。しかしながら現実には、至るところに鉄格子、鍵、扉があり、技術もなく、時には人間性もない職員の壁があることに人々は感謝してきた。それでも、問題はとにかく扉を開くことである。精神病院の解体が実は緊急に必要なのだが、このことは簡単には明らかにならない。

実のところ、この自由の発見は精神医学が到達したもっとも明白な発見であり、それは多くの議論もいらないほど明白なものである。だが、明白性とは、防衛と屈折を行わずに人間が自分に向かい合おうとする場合、直面化をより困難にする主題である。収容者にいまだに閉鎖空間への居住を強いていることに気づき、鎖からの開放を行ったとき、ピネルもまた精神病者《アリエナート》がこうした明白な自由を享受できることを望んでいた。しかし、M・フーコーが最近の著作『狂気の歴史』の中で語るところによれば、「一八世紀の終わりごろには、狂人の解放は支持を受けなくなり、彼らの自由概念を客観化することに支持が集まった」。この客観化によって、そのとき以降、病人は次第に制度の規律と図式、および施設に同一化していくことに追いやられていった。個人的要素を剝ぎ取られ、他人の支配を受け、自分の恐怖に支配され、病人は心を閉ざして孤立した。そして個人的可能性をゆっくりと奪われて、彼らの狂気はもう力を持たなくなっていった。

したがって、施設化のイメージは、私たちの病院の中で化石化した人間、動かない人間を表している。彼らには目的もなく、未来もなく、関心、まなざし、期待、立ち向かう希望もない人間である。過度の疾病状態からはすでに自由で沈静化された人間であり、すでに施設の支配力によって打ち砕かれた人間である。もし彼らが、精神病院の制限され、圧迫された空間と内的空虚感に同一化しつづけなければ、彼らは自分自身を捜し求め、自分の個性と自分の自由を保持することを取り戻すことになる人間である。病人にとって精神疾患を基盤にした自由の喪失は、私たちが彼らから奪った自由に必然的に同一化されている。すなわち病人は、すべての企てと未来が壊された閉ざされた扉、言わば非公開にされた存在である。

当然、心を病む人《マラート・ディ・メンテ》の自由の問題、または病院の病人の問題は、未知の現実が突如出現したために突然発生したものではない。しかし、考慮せざるを得ないほど多くの要求が出ると、病人と疾患の関係が向精神薬導入によって変化し出した後に、この自由の問題は再度考慮され出した。もし病人が精神疾患によって彼らの自由を失ったのなら、彼ら自身を取り戻すというこの自由は向精神薬によって与えられたであろう。新たな向精神薬が病人と疾患に新たな次元の関係を作り出した後に、精神力動理論が投げかけた精神疾患に対する新たな接近法を無視することが可能であるならば、騒々しい症候群の古い図式には縛られずに、病人は完全に人間の領域で見える形になり、狂気の中にだけ彼らを孤立させておくことはなくなり、彼らを単に病人と考えることにもならないはずである。だから、向精神薬や医師によって与えられたものではない個人の自由を再獲得するために、病んでいない関係すべてから分離され、病院およびその閉鎖空間にいる精神病者の問題を直視すべきときがやってきたのだ。

しかし、バートンは彼の著書の中で向精神薬が施設化のための支配力を持っているとも述べている。向精神薬は厳格な施設風土の中で投与されると思われるので、彼の意見には賛同できる。しかし、向精神薬使用と同時に、病人がその喪失のために苦しんでいた自由を防衛する活動を病院が行わないのなら、向精神薬は自覚のさらなる拡大に制限を与えてしまい、これまでに確実に欠落していた確信、すなわちバートンの見解を再検討するしかないという確信を増大させることだろう。こうして、薬物療法下における患者の独自の特性——無関心、多くの面での無感情《アパティーア》、施設化された生活に対する関心喪失——の扱い方については、患者の活動をさらに低下させてきた継続的病院施設の権力にその責任を負わせることになるだろう。

しかし、精神科医が思い至ったこの当然の自由の発見は、精神科医個人の自由への認識を前提にしている。患者との客体的関係を克服する中で、精神科医は、（ピネルの時代の擬装的自由の風土に今も残っている）奴隷と主人との疎外された関係を提供する、分析研究対象としての分離した客体を病人たちに見出したくはない。だが、自らの主体性と自由を再認識できるのは主体である。医師は心を病む人の治療を社会から委託されているが、異常世界に向けた正常世界の前衛として、行政レベルで、社会の特質を反映させつづけることはすべきではないだろう。もし精神病院が依存している社会と行政組織がこの悲観的信念の中で活動しているのなら、そこで医師は公正なスポークスマンでありつづけるべきではないだろう。もし薬物療法時代の到来後でも治療効果がみられないことによって精神疾患に対する宿命論が正当化されたのならば、責任を取るべき現在の精神医学の在り方にその責任を帰することができないわけで、これは不可解なことだ。

院外精神医療、特にいわゆる「セクター制精神医療」は精神病院への入院を阻止する第一の防壁になっている。だが、もしこうした構造が新入院者の流入を減少させることができるならば、強制居住が精神病院の問題として残る。それは永続化する施設化空間の問題であり、そこでは病人は常に「手続きによって、全生活を避難所で過ごすことを指示されたために、その全文は示されない判決の効力によって不治の病であると宣告されている」とM・フーコーは言う。

こうした考察とその結果は、約六百人の入所者がいる精神科病院再組織化のための、三年間の研究および治療活動の結論である。そこでは収容者に対する施設支配が実施されていて、当初の精神疾患に加えて、彼らの行動のどの部分が疾患と施設のどちらに原因を帰しうるのか、確定することはしばしば困難だった。

こうした短い解説では、時間をかけた歩みを（その一部は将来文章化されるであろうが）、必要な情報に触れながら説明することは不可能である。可能性があること、梃子の支点になれることを強調したかったのだが、人々には法的・社会的援助はまったくなかった。言わば、法や社会はこのような経験についてまったく準備がなかったのだ。とは言っても、こうした歩みがすぐに明確になるわけではなくても簡単に直観できるはずである。確かに私たちの場合には、私たちのイニシアティブに対して悲観的考え方が感じられてきたし、今も悲観視されている。しかし、このイニシアティブはまだ想定される目的が現実化されない中で、すべてに対する責任感覚を絶やさないように成し遂げつづけていくべきことだろう。

結局、こうした歩みはいくつかの点にまとめ上げることができる。

（1） 向精神薬導入を通じて、施設化している風土の中にあっても、混乱を除き、疾患による不利益を施設化による不利益と区別しはじめることが可能になった。

（2）職員への理論的、人間的再教育の試み。
（3）外部との関係の再結合。
（4）実質的に多くの場合に、病人自身によって実施された物理的障壁（鉄格子、窓格子など）の除去。
（5）「オープンドア」システムに応じた、現行法に適合する扉の開放。
（6）デイケアの創設。既存の建築物を転換して作り、およそ一年をかけて準備を行い、新たなサービスには行政判断を示すことは避けようとする行政の許可を待って、既存組織を閉鎖していく。
（7）治療共同体の概念に応じた病院生活の組織化の試み。

このようなゆっくりとした対策によって病院内部は自由な雰囲気を醸し出すようになり、六百人の病人たちのうち四百人が自由な活動を採り出した。作業や討論等のグループを組織して、収容者の半分の人々がこれに時間を割いた。これが治療共同体の素描であり、その中で現実逃避がゆっくりと消失していった。この現実逃避の度合いは実行された緩徐な自由化に反比例していた。

しかし、精神病院を治療のための病院に変換するこうした初期の段階が実現すると、自らの人間としての権利意識をゆっくりと回復していった病人との関係で深刻な問題が生まれた。精神を病む人は（彼らの精神荒廃の水準は、当初は精神疾患によって生じたのだが、その後の多くは収容者に対する施設権力の作用であった。こうした大多数を占める病人たちについてここで私は触れている）、私たちの望みに従順で屈服した人間として現れ、彼らを保護する権力と権威に脅えて生きている。彼らは他者に対する劣等感を自然に論理として無抵抗に受け入れている。しかし、精神疾患の下で客体化されたが、彼らから距離をとる医師のまなざしに対しては、それ以上に客体化されることを受け入れない病人として現れる。攻撃性は精神疾患の表現であったが、さらに施設化の表現になり、時折彼らの無感情と無関心を打ち壊した。だが、こうした攻撃性は、彼らの独特の狂乱や「精神病院にいる」ために人間ではないと考えられたこと、「不正な存在だ」と考えられたことを越えて、多くの患者の中で心の奥の感覚から湧き出す新たな攻撃性へ置き換わっている。

これこそが収容者たちが彼らの疾患を乗り越える攻撃性を抱きながら、人間的生活を生きる権利を発見するときである。そして医師が彼らとの平等な関係を裏切ることができなくなるのはこのときである。傷つけられた人間性の感情に働きかけるようになった後には、医師の新たな幻想でも壊すことはできないこの閉鎖空間にさらに彼らを留め置くことはできない。医師の立場から行われる欺瞞的世界を放棄する明確な試みである「開放化」は、精神科医が、社会にいまだに満ちている悲観論の中では暮らしていないことを明らかにしている。患者たちは社会よりも前に、こうした動きの意味を感じ取る。社会はいまだにこうした問題になじみがなく、病人たちが必要とはしていないパターナリズム的な敬虔な精神で接近することができるだけである。「開放化」(それは立法者には恐怖であった)、鉄格子の廃棄、扉の開放は強力に作用して、治療的空間で生きる感覚を与え、共に治療し、仲間である「他者」との関係をこの場所で徐々に取り戻すことができるのだ。

もし欠如がすべて満たされた金の檻のような自己完結的世界にこの精神病院が組織されていたならば、施設化と誘発された精神病の空間である精神病院は新たな処置の実施によって別の精神病空間に変わっていたかもしれない。

物理的拘束からの解き放ちは「権力《フォルツァ》」への服従状態から病人たちを実質上解放した。この権力はこれまで、故意の、そして個人の独断と深い屈辱感による行為に対して、「過剰な権力」を使用することによって対抗することに成功してきた。しかしながら、今日医師および新たな病院風土によって病人に与えられた自由は、より疎外的な服従状態を作ることになる。なぜなら、より親密で、より壊れやすく、より深い屈辱感を伴い、すべての物理的拘束を破壊する関係で医師と結びついている、感謝と貢献の感覚が混じり合っているからである。まさに、それは「善良な」絶対的服従と貢献の関係であり、医師に献身し、医師に深々と頭を下げて言葉を聞き、それをまったく否定しない関係だ。私がある種の柔らかな施設化と呼ぶ、柔らかで痛みがない全面的な挫折の中に徐々に沈下させるこのような退行過程を加速することは許されないだろう。

このために、患者たちは現在ある自由を外から彼らのところに来た何ものかと感じ、自分たちが勝ち取った結果であるとは感じない。こうして、医師の勧告の下で彼ら自身が引き抜き、壊した鉄格子を廃止した後も、長期間患者たちは彼らが以前負わされていた境界を越えないだろう。病棟の中庭のデザインは彼らの記憶に残り、開かれた扉は彼らにとっては閉じた扉である。しかし、患者たちが彼らのイニシアティブ、彼らの責任、そして彼らの自由について訴えることができるように考えることができない、また彼らがしようとはしないので、誰かが彼らについて考え、決めることを期待されるのはこの場である。医師側からの恩恵としてこの自由を受け取ってしまえば、彼らは常に原初的で疎外された主人と奴隷の関係の中に留まることになる。

今日、疎外された構造を徐々に壊した後に、精神病院が感謝する奴隷にとっての楽しい隠棲所《アジーロ》にならないために、唯一の梃子の支点になるのは個人の怒りである。私たち精神科医が患者たちとの本当の関係を追及すること、過去の施設化の原因である権威とパターナリズムの関係を断ち切ることが実際に可能になる相互的緊張関係を築くことができるのは、この怒りによってなのだ。

ゴリツィア精神病院の複雑な組織は深刻な危機に見舞われることになる。しかし、これは精神科医が病人と対等な位置に進み、医師と患者を巻き込む緊張と逆緊張の状況におかれるという危機だろう。とにかくこの最後の視点には、より深い分析と継続的活動の対象になる経験を積むことが必要である。

逆説的なことだが、完全に組織化された空間における実験は、大量の規範と秩序によって、（施設化された人間としての）役割を破綻させる傾向がある。しかし、この実験はゴリツィア精神病院に新しい発想を与えようとすることを正当化する。この病院ではまず病人たちを考慮し、その後に彼らの必要性から生じるという意味で均衡が取れた規模で彼らの周りに空間の構築を行うべきである。集団の関係、共同体やサークルにおける治療、集団討議は、彼らの「行動」と他者との暮らしによって彼らの周りに空間が生み出されるように、病人たちの怒りを引き出す。こうした治療共同体では、彼らの興味と刺激を考慮して、病院空間における自分自身の価値、主導権、地位、役割を回復するだろう。その病院の壁はもう彼らの個性を制限するものでなくなり、隔離や屈辱をもたらすものではなくなる。

こうした見方から、「セクター制精神医療」を通じて病院内と外部とを結ぶものとしての院外デイケアが位置づけられるだろう。このデイケアで半日を過ごし、病人たちは病棟とデイケアの二カ所に登録して生活している。ここは、自分の主人公になり、責任も持つ自由を徐々に回復する場であり、サービスの場である。

こうした三年間の活動は結論を導くにはまだ不十分であるが、私たちを取り巻く多くの悲観論があり、緩徐かつ困難で、認められた手段は数少ない中で、根拠は少ないものの、展望を引き出すことは可能だろう。

この試みは、机や診察台が置かれた診察室で行われる一般的保健サービスとは尊厳という意味で対立している。この診察室、ツギを当てた貧しい服、作り出されてきた治療上の要求に対して十分に対応できない人数の医療職員、こうした状況に対して一次救急サービスが必要なのだ。なぜなら、行政は病院組織財政の原点を知らずに官僚的妨害を行い、病人たちがこの対策不足を補い、彼らの人間性と疾患に応じて空間の中でシステム需要に応じて、医師の仲間となり、協力者になることで、自由な風土は成り立っているからである。

それでも、この自由の原理は権力の原理を揺るがすことに成功するのだろうか？　治療共同体の考え方は、私たちに根拠を与えていると思われる。なぜなら、患者、医師、職員全員が危機に巻き込まれ、その中で彼らは人間としての共通基盤を見出しているからである。

第３章　身体、まなざし、そして沈黙[訳注1]
——精神医学における主観性の謎

われわれはただちに次のことに気づくであろう。すなわち、いまにはじまったことではなく、すでに数世紀にわたって心理学を悩ましている問題性——心理学に特有の「危機」——こそが、〔…〕以前には思いもおよばなかったような種類の世界の謎が生じてきたことに対して中心的な意味をもっている、ということにである。〔…〕まさしく主観性の謎である。

フッサールは『ヨーロッパ諸学の危機と超越論的現象学』[1]の中で私たちにこのように主観性を紹介し、すべての科学研究の中心的問題というべき核心にただちに私たちを導いている。それは、こうした研究は「世界に直面して行動する人間、自由に選択すべき人間、合理的に自分自身を取り巻く世界を形成する自由を持った人間」に接近しようとしているからである。この人間は、対象である世界における、対象であると同時に可能性である主体としての人間のことである。人間と人間の諸問題に結びつく必要があるすべての科学は、主観性、主体－客体関係、物質と精神、私とあなた、自分と身体に関すること、これらの主題に取り組むべきことが前提されている。

他の諸科学と同様に、私たちの文化において危機に巻き込まれている精神医学が、精神疾患の研究と理解の新たな方法を構築する新たな基盤を必要としつづけているのは、この点である。自分自身に関わる人間の諸問題への哲学的理解が隠されたメカニズムも明らかにできる研究、そして自然科学における錯綜した世界を直観的に理解することが可能にする研究もまた精神医学である。

したがって、人間の主観性がすべての科学の中心的謎であるならば、自分と自分の身体の関連の学問は、他者の身体に対する自分の身体の関連に関する学問と同じように精神医学研究の中心になるだろう。なぜならば、主体‐客体関係の曖昧な二極性の中で、「身体」は精神病理に伴う構造変換という決定論の中で中心的役割を担っているからである。身体は自我の主観性の補完的客体であるばかりでなく、メルロ＝ポンティ[2]が言っているように、より内面的経験と同時に知覚の曖昧性を象徴している。身体のこの両義的二極性は、同時に現れては放置され、知覚の主体かつ客体であり、そして経験の断片を身体的経験に変える。私たちが生きるこの身体という物質を通じて、エイは、物質は「私たちの中にあり、私たちに所属し、私たち人間固有のものである。物質は私たちの精神的暮らしの負荷すべての重さを量っており、止まることなく身体的実存の不安に向けて精神を引き寄せる[3]」、と語っている。

事実、人間の肉体的存在に戻ることなしには人間を論じることはできないし、人間存在における人間の多様性全体を引き入れることなしには身体という事実に接近することはできない。実際のところ、世界への私たちの入り口は身体として私たちが現れるときに実現する。すべての表現や、人間が認めて、世界を把握する行動のすべては身体である。身体から発散する可能性の総体、人間らしい世俗性をその姿の中で実現する可能性の総体が身体である。そして、私たちの誕生と死を同定するのも身体である。こうした場合、身体とは私自身の事実性である。この事実性は、私が私に強いて私を（すなわち身体を）選び、まさに事実の必要性として、私に受け入れを強いるものである。私の身体の選択、私の事実性の選択は、私の活動に必要な条件である。身体がなければ、身体の硬さ、非浸透性、不透明性の境界を確定できないし、サルトルが言うように[4]現実から可能なことを区別することもできないだろう。また、彼の言うように、行為する可能性を私にもたらし、私の可能性を実現する方向を示すのも身体である。これらについてサルトルは「誕生、過去、偶然性、観点の必然性、世界内で可能な行動の事実的条件、これらは身体であり、それは私自身である」と結論づけている。これは私がこの事実性、この身体を受け入れ、私のものとするべきだということである。

したがって、事物への抵抗感として私たちが感じ、生きる身体の不透明な非浸透性は、フッサールが語る前カテゴリー性である。これを、身体は（非浸透的、不透明かつ受動的な）物質として身につけるが、自らの存在の固有性は、同時に、物質と見なす身体様式、すなわち非浸透性、不透明性、受動性の経験となる身体様式である。私には、それは謎めいた性質であり、この性質のために、私自身を構成する物質は、事物と私の関係の中で、私の試みの仕方になり、事物の客体性の中で生きる私の可能性になる。

このように、物質と偶然性は世俗空間と身体を手に入れるようになる。役割の方向性の中心としてその物質性を物質的存在の中で経験して、この所属特性を生きる。そして身体は物質的存在を経験する。この物質的存在は、自分自身を動く身体と私に向かわせて、克服の可能性と妨げを生み出す。したがって、それは、受動的な物質である。そして、諸状況によって条件づけられ、生きられる時空について論じ合われることを通じて秩序体系として実現する中で主観化していく。

ところが、他者と出会うことは、自分自身を構成する物質性の純粋認識を行うのではなく、役割を担う自我《イオ》の出発点である私自身の反映として実現する。向こうの他者の存在にこちらの私の存在との共存経験を私は認識し、私の存在には無限の立場が存在し、向こうの立場を私がとることすらできる（だから、私がそこにいたかのように他者と共存する）ことによって、私が接近できることを認識できる。さて、ローエ[5]はフッサールに言及して「もし、〝ここ〟と〝そこ〟が身体を区別するのに十分な形体的存在の様式であるならば、その場合、私によってそこに構築された身体と他者によってここに構築された身体とは同一ではない。それゆえに共通して同じに構築されるのではない」と言っている。これは、共通的身体の基盤に二つの区別された主観が存在するという二つの異なった様式が成り立つことを意味している。ここで、不透明で非浸透的である物質性と役割を担った自由とのこの両義的関係の中に主観性の問題はすべて位置を持ち、他者の実在が基本的事実であるかぎり、他者との共存の問題もこの両義的関係の中に位置している。

したがって、私たちは私の行動と他者の行動を考慮することになる。事実、私が世界における私の身体を個別的経験として受け止めようとするとき、それは私の内面だけをみる精神現象としてはありえず、それは私の行為であり、世界に関連する私の行動である。それは他者の世界における経験として、世界に関連する行動と行為である。このことは、フッサールが、それによって他者の知覚が二人の行為の中で連結した現象になる「故意の違反」と呼んだものである。「それは他者の身体に関する私の意向の移転であり、私自身の身体に関する他者の意向の移転である。それは他者の私からの疎外であり、私の他者からの疎外である。この疎外が他者の知覚を可能にしている」[6]。このために、メルロ＝ポンティがマックス・シェーラーについて語っているように、これは、「私の身体を通じた方法で他者の意向が戯れ、私の意向が他者の身体を通じて戯れる」前コミュニケーション状態である。しかしながら、前コミュニケーション状態のこの段階ではまだ他の個人に個人が直面してはいない。常に未分化な無名の共同体であり、フッサールが言う「他者性の所与の可能な様式における自然対象そのもの」[7]を形成するこの未分化な前コミュニケーション状態にある。

開かれていて傷つきやすい私の身体が他者たちと諸事物の間に「人格《ペルソナ》」として私を成り立たせるのはこの段階である。だが、自分の身体に自分の他者性として他者の現れを認識するために、身体は他者たちと諸事物から距離を十分維持することが必要である。私の身体が私の事実性であるならば、私はこの事実性を受容し、多重性から離れた唯一の自分であるための身体として選択すべきである。しかし唯一の自分であることによって、自分の事実性として現れる選択された事実性としての他者の現れは、私に属するように自分のここにある様式に近づくことができる。

したがって、他者と暮らすために、他者との間合いを作る距離を保持することが必要である。なぜならば、他者との接近と親近感が自分と混合することは生じないからであり、他者の現れは私の空間に侵入してはこないためである。私の身体は単一性を保持すべきであり、事物との交流を図ろうとしても事物によって押しつけられてはならない。そうでなければ、私の身体は事物に閉じ込められそれと同一化してしまうだろう。交流すること、他者性の様式を構築すること、会話を作り出すこと、これらが可能になるには、距離がある空間性、話しを呼び出す沈黙、見ることを生み出すまなざしが前提になっている。

ただし、この距離は縮小したり増大したりする。もしある個人が自分の事実性を受け入れなければ、自分自身と身体の間および自分と他者との間の距離を置くことに成功できない。もし彼が自分に他者性を見出せなければ、その距離は無になり疎外されるだろう。

したがって、私の自己実現、すなわちこの身体を事実性として実現するには二つの可能性がある。（1）他者性《アルテリィータ》：私と他者の事実性を同時に受容することで、他者性は私と私の身体、身体と他者との間の距離の中で、私の身体、私の条件、私の発端の選択がもたらされる、とサルトルは述べている。[8]（2）他有性《アリエニィータ》〔疎外性〕：自分自身の身体に適合できるこの距離の喪失である他有性は、休むことなく私に迫り、すべての面で私を侵害する他者と共存することを放棄している。他有性は自分自身の事実性の拒否であり、選択しないことである。

シュトラウスは、人間の直立性（aufrechte Hultung）すなわち、足で立つことで、人間はまなざしによって見晴らすことで物から距離を取ることができたのであり、人間が自分自身、自分の身体、事物、そして他者との間で保たれる関係の最初の機能が、このまなざしの中で認識されるようになったと述べている。[9]

足で立つこと、まなざしで見晴らすことによって、人間は見るという知覚行為を通じて、まさに人間の世俗化を特徴づけている個別の役割様式の中に自らを置く。特に、内的懸念があるとき、恐怖のとき、自分を取り戻し世界に手を差し伸べるために人間が「一息つく」距離を取るときには、このことが関係する。それは人間が自分の身体から世界を作る熟慮行為になる。

しかし、人間は他者のまなざしを通さなければ、この熟慮行為を自力で実現することはできない。「私から私自身へ私を送り返す介在者として」（サルトル）[10] 他者のまなざしは存在する。他者のまなざしを通じてのみ、私が私の客体性でありうることから、私は私を意識し、同時に私を認め、私を見る他者の主観性を知ることができるのだ。

これについて、シュトラウスは他者へのある種の公共的外観（Öffentlichkeit）について語っていて、内面的人格を傷つけずに保持できる距離を構成するものとして、この公共的外観が人間に必要であると述べている。[11] 他者たちが見るものが私であるなら、私は私と（私自身の探知機である）他者のまなざしとに距離を持つ。それは、私を他者との関係の中で受け入れる前に、他者に見られた私の身体を受け入れることができる時空間を見出しうる方法で行われる。遠慮、困惑、危機に出会ったときの気おくれ（他者のまなざしを通じての私の発見）は、自己防衛の必要と他者のまなざしから距離を作る必要とから生まれる経験（Erlebnisse）であり、それは私と私の身体との不安定な均衡を守ることを認め、他者が私について持つ能力を他者に対して私も持っている可能性を認めている。この私の客体化されたまなざしによって経験が私に明らかになるのである。

他者のまなざしだけが（そして他者への私のまなざしも）世界の全組織の中で私を把握する意図的行為としてこの距離を私に認識させる。他者のまなざしの下で私は私を見つめる視線を感じるわけではない。だが、傷つきやすい私の存在を生きる、すなわち、むき出しで露出し、私から距離を取り、他者の侵入から私を守る恥と不安の感覚に私自身が曝されて、私は生きるのである。

私の他者との距離を発展させる次の要素、私の内面を守るために必須の距離は、指向性としての沈黙、そして私が取り入れ、他者に取り入れられる様式としての沈黙である。まなざしと同様に沈黙も、自分自身と世界を取り戻すために、人間が「ひと息つく」間《ま》である。私への配慮を取り込み、私への仲介をするこの間は、他者や世界が私の身体に加わり、人格として私を構成するために私が受け入れることができる事物と「共鳴する」ように、私の身体境界を拡大する。

しかし、私が私自身への熟慮行為を実行するのは他者を通じてであるから、私が私を把握し、私の距離を作り出しうるのは他者の沈黙によってだろう。したがって沈黙は、まなざしと同様に私の他者との関係で構成されるだろう。

実際のところ、他者との関係の中で、沈黙は、二人のパートナーが離れて相互に客体化しているまなざしと、判断としての沈黙を評価し合う前熟慮的出会いの一つである。人々は常に沈黙の中で生き、二つの身体、一方と他方の緊張を経験している。これは自分の位置と空間と身体の相互認識である。

他者との関係は、もし自分の距離と空間、すなわち沈黙から生じたものでなければ、言葉は伝達不能性の一要因にすぎなくなる。この問題についてメルロ＝ポンティは「述べること、それは言葉を思考の下に置くことではない」と語っている[12]。言語機能が当初から関係の表現であるという意味で、言葉は沈黙における相互的出会いと他者に対する身体認識の表現であるからである。だから、関係を持つ可能性としての言葉を拒否した緘黙症患者に私が接しようとして彼の沈黙を破壊する言語機能に助力を求めようとする場合、彼にとって、言葉は彼に迫る侵害であり、空虚な騒音になり、私を隔てる距離を増大させて自分に閉じこもるように仕向けることになるだろう。だが、もし緘黙症患者が私との隔たりを維持して、私の沈黙を受け入れた場合は、彼は沈黙を彼との関係における私の可能性として、私の事物に対する予測を含んでいる沈黙として、すなわち沈黙の言語機能として、受け入れることになるだろう。彼の沈黙は事物に対する自分の予測への病的防衛としての意味を持っていることが私に明らかになるだろう。これはバランデ[13]が言う「私たちと患者が融合して生きる可能性を患者に提供する、二人の間の沈黙関係におけるナルシシズムの修復が初期に必要な理由」である。

したがって、距離については、他者に対する各々の内面を保護できるために、出会う二つの身体に必要な空間を考慮する必要がある。この距離を失うと、出会いの二極の一方は他方に圧倒されてしまうだろう。

客体化するまなざしと判断としての沈黙は、神経症者と精神病者の暮らしを分析する指標になりうるものだ。自分の事実性の受け入れに不安を抱える神経症者は、彼に参加を要請する企てや出来事の中で、不安を克服できない。それは実行できないという選択である。[14] しかし彼は、信じることではなく他者の姿に現れる不安感と優柔不断のバランスの中で、他者のまなざしと沈黙に露出されて、あまりにも可視化されてあからさまになっていることへの不安の中に彼はいる。自らの優柔不断の中で、彼は他者たちの中に飛び込んでいくが、現れることがない他者にアピールしたい欲望を彼に引き起こす不安によって自分を守っている。

神経症者の性生活における困惑した行為を検討してみよう。エイは彼の精神医学論文の中で、この問題は一般的観点からみて、この神経症者が性的恐怖を抱いているのを隠すことに応じたものであろうと述べている。[15] その一例として、その神経症者は性的関係をまったく持ったことがないことを肯定する。それは彼の道徳原理が彼に性的関係を禁じるからである。彼はこうした卑しむべき行為に応じるには道徳的でありすぎる。的確にもエイは、この場合、道徳的と言うより神経症的であると述べている。実際のところ、この神経症者が性的恐怖の隠蔽のために探している距離は、彼が性的恐怖を支配するために必要な距離ではない。この神経症者は自分の事実性と偶発性を受け止めることなく、自分の身体を「接収された物」として耐えていて、自分が占有することを受け入れた距離はそこにはない。彼の言葉の神経症的隠喩、恥の感覚、羞恥心、そして遠慮は、自分の身体の独立した恒常的存在の表現ではないが、彼の身体が他者のために存在していることの具体的表現である。

恥、遠慮、困惑の感覚は、他者の干渉を前にして自分の内面を守ろうとする正常な経験である。恥じらいや気おくれという在り方は、他者を前にして他者のためにあることを常に伴う。したがって、まなざしとこれに伴う他者の世界は、他者の現れを通じて私を把握した私の自我と、私の間を仲介する。私が他者のためにあることで恥を持ち、恥は他者の侵入から私を守る。こうした経験構造は、私の他者との関係の中で私を構築する要素であり、他者を前にした私の位置把握の根拠になる。

だが、この神経症者は、この経験の構造では、彼に他者との距離を作り出せるという感覚を持って生きられず、恒常的に不安な状態、世界把握に失敗する証拠としてだけ生きることになる。この神経症者は常に羞恥心の中にいる。そこでは自分の事実性を受容したこともなく、自己欺瞞の超克も学んだことがない。彼は他者と対立することはできず、したがって彼の存在は常に他者のためにあることになる。彼は自分に対して自分の身体を恥じて、遠慮しているのではない。それは彼の身体が他者のために存在するためである。この神経症者は彼の純粋な特性で人間関係における暮らしを生きつづけ、彼の防衛機構は、侵入感と圧倒感の中で社会から脱落した状態になる。だから彼は、羞恥心と困惑と他者の現前に対する不安で常に社会から脱落して暮らしている。

しかしながら、精神病者の状況は神経症者のそれとは異なっている。その身体は他者のまなざしによって損なわれ、精神病者を具象化し、濃縮し、また無にする他者の世界によって傷つけられている。

よく知られたことであるが、ツット[16]はサルトルの考察を基礎において身体問題を研究した。それは妄想患者の生活様式における現存在の変容であるまなざしについてである。彼はまさに、まなざしすなわち見つめることによって世界に開かれること、および人間の世俗化はすぐさま実現することを、明らかにしている。まなざしという他者の現前が意味ある要素になる審美的相貌学の領域は、生活の中の人間および世界における振る舞いを含んでいる。ツットによれば、この領域では人間は、選択しないかぎり切り捨てられることはなく、人間は常にどこかに身を置き、立ち向かう可能性を持っている。これは、人間に安全な援助を提供する境界を示している現実であり、保護された人間の諸構造を補完している。これは現存在、居住、階級（居住と序列 Wohn-u-Rangordnungen）の諸体系であると、ツットは述べている。

ツットが語る保護された人間の諸構造は、彼の審美的相貌学の領域の目的からみると、「退却」できる基盤的諸構造としては人間に生来的ではない。しかし選択され、受け入れられる。なぜならば、それは、自分の現存在を積極的に構築するからである。防衛の外皮は、人間が内面の防衛を保証する様式そのものであり、自分の脆弱性の下で他者の存在から距離を取る様式である。こうしたことから、この諸構造は人間を客体化する他者のまなざしによって「壊される」ことが可能である。そして、他者のまなざしは、私を露呈させて、防御も距離を保つこともなく、私の事実性の中で私をつかみ取る。この事実性の容認、卑しめられ客体化された私の身体の容認によってだけ、持続的脅威である他者のまなざしから逃れ、私を取り戻すために不可欠な距離を私が維持できるだろう。

他者が現れることによって客体化し合うことを通じて、自分の事実性を受け入れ、自分を見つめる機会を人間が失うとき、対立する多重性から抜け出る可能性が失われる。同時に、障壁も抵抗もなく自分の空間に侵入してくる他者との出会いにおける相互性も失われる。距離は縮小し、拡大し、現存在の秩序構造は剝ぎ取られる。人間は自分の他者性を失い、疎外され、他者によって選択されるままになる。

ある妄想型統合失調症者の〔次の〕言葉が、何かに取り憑かれ、荒廃し、客体化した人間状況にあることを分析して、ここで試されているメカニズムの展開を明らかにしているように思われる――

その人々が私の店に着いたのを見たときに、私にはすべてがはっきりわかった。〔…〕その集団が入ってきてまったく無関心な態度でコーヒーを注文した。〔…〕急に振り向いてみると、新聞を読んでいる何人かの姿が見え、他の人は話をしていた。これらははっきりとわかった。初めのグループは入ってくると、私の顔つきのイメージに向かって注文した。次のグループは淀みない誇張した様子で作業を始め、動き出した。新聞の後ろでひそひそ話をしながら、彼らは私のイメージをすでに摑んでいた。そして私を直接見つめることなしに、彼らの淀みない催眠術を彼らが所有するイメージを通じて送ってくる能力を持っていた。だから私は動けないほどの極端な疲労を感じ、私はすでに彼らに支配されており、再び動くことはできず、ロボットのようにしか振る舞えなかった。

［…］

私は一日中遠くで彼らが動いていることがわかっていた。私には見えないが、彼らが私の容貌を写真に撮り、写真から写して描いたイメージは写真の像とは同じではなく、色褪せたイメージである。おわかりのように、より計画的にイメージを描くために写真はデフォルメされている。どの写真が色褪せ、修正されたかおわかりでしょう？ そうして、私の相貌はデフォルメされる。彼らはこうしたイメージの特徴を利用した。なぜなら私の相貌に関するすべての可能な計画と、彼らが把握する多くの行動から一歩一歩奪ってきたイメージすべてを、彼らが所有しているからだ。

この物語はこの病人が客体化することで生じる必然性をうまく示している。そして、暮らしの中で妄想化していく様式における距離の喪失を具体的に示している。これは他者を前にして彼／彼女が生み出す他者との距離からは生まれることがない物語である。彼の言葉は、自らを奪い取られた場であり、世界に対立した場であった沈黙と距離の中からも生まれない。他者は病人から知らぬ間にイメージを騙し取り、奪い取り、対象として自分を構築する自由を彼に与えずに、彼自身を盗んだ。この病人は、他者の対象になる可能性としての他者のまなざしの下で暮らすことはできないものの、自分の中に他者性の可能性を持っていることは重要である。こうした攻撃の影響下で、病人は他者のための対象になり、距離を持つことなく、身をゆだねるしかなく、この妄想状況の不可避性にためらわず、疑わず、他者が彼について精通している把握の下にいるしかないのだ。

したがって、これまでの世界経験に結びつかずに、世界と距離がある、こうした病人の経験は一定方向に向けて展開していくだけになる。それは、距離を持たずに自己同一化するほどに、彼に結びついている妄想経験になる。自分と自分の経験との距離が欠落していることは、妄想体験以外の企てに向けて前進することを可能にする彼の志向性と省察のすべてを妨害する。言われてきたように、彼らは迷いやためらいを持たず、すべて明確であり、「見つめられる」恐怖に対する不安を持たず、他者の攻撃は感じるが彼らの知覚の対象に対する絶対的確信を持っている。メルロ゠ポンティは知覚について次のように述べている[17]――「知覚とは、まったく一度も確証を与えない現在の経験から未来へと一気にすべてを決めることである。これが世界であると考えられる」。

これに反して、私たちの病人は、将来にわたって厳密な迫害知覚を持っており、自分の個別知覚すべての現実を確信しているので、健康人に起こることとは違い、自分の知覚を常に正確であると考えることが可能である。これは彼の知覚と他者の知覚における現在への確信であり、それは他者のまなざしが「催眠的に」作用すると一瞬にして未来となりうる現在への確信である。

このまなざしの静寂性の中で、彼は凶暴さ、喪失感、疎外感を感じ、一時的在り方に制約され、意思を持てないように感じる。彼は自分で距離を保てない。彼と他者のまなざしの間には距離はなく、彼が他者の対象になって自分の企ては解体してしまう。彼は「彼の表出可能な企てすべて、把握可能な多様な行動を生み出すイメージすべて」が他者に奪われた状態になっている。

したがって生きられた身体は他者との個別的距離と関係しており、それは私たちの抵抗能力に従って縮小し、増大する距離である。私たちは私たちの身体が尊重されることを望んでおり、私たちの欠乏に応じた境界を受け入れ、私たちの身体に合った居場所を作る。これらが居住（Wohnen）に関するツットの指摘である[18]。私たちが何人かの人を招待した場合、その招待された人が私たちと非常に近い場所にいることになる。親近感にはヒエラルキーがあり、近い人ほど親しく、遠い人ほど対立的である。しかし距離が短くなり消失すると、対立が私たちに生じ、私たちの居心地が壊れる。これが私たちの病人の状況である。彼の妄想的用語は貧困者の苦悩そのものであり、家を失い、またはよくても認められずに、路上で力なくたたずむ敗者の苦悩であり、家族の邪魔者の苦悩である。

見てきたように、精神病者の経過は、妄想経験だけに基づいて未来になる現在だという意味で、一方向的である。これは個人に自分および他者の持続的具体化をもたらす状況だ。自分の内面を防衛するのに必要な距離を保てない彼の身体は、身体として同時に客体および世界組織の生命ある部分として、自分が変わることを認める自省の時間を持てない。私が人との距離の中で行う自分のものである行為は精神病者には不可能である。なぜなら、(内的弁証法が欠けているために) 彼は、他者に対する他人として自己実現を実施する、すなわち自己肯定するという異質性の経験を自分で妨げてしまうからである。もはや彼の具象化された主観性は疎外の道筋をたどるしか発展策がない。

病人が生きる世界で客体化する経験はドイツ人研究者ガーベルがいう具象化 (Verdinglichung) にあたる。[19] ガーベルは、「物質化 reificazione」と「事物化 cosificazione」という二つの異なった伝統に基づいた言葉でこれを適正に把握しており、これは統合失調症患者が暮らす世界の理解を助けるための新造語になっている。実際のところ、ガーベルは「物質化」を統合失調症の臨床表現を構成する変質した空間性と価値否定という現象の実存的総体として考え、「事物化 cosificazione」を「物 cosa」として自分を把握する統合失調症者の精神状態を示す言葉として考えている。これら二つのプランでガーベルは「誤認識 folsa coscienza」の概念を変えようとしたのだが、これらのプランは、病人が「事物化」して他者に所有され、同時に環境と具体的情況に浸された自分の身体で暮らす在り方を明らかにしている。すなわち、変質した間主観的弁証法が影響する変質した空間と価値否定の世界になるだろう。

この点について、私にはある小説の登場人物のことが思い浮かぶ。この人物は作品が展開する中で典型的な意味を明らかにしている。彼は、彼自身の主観性の謎の中に生きるという矛盾した方法で、今日指摘できる事物化と物質化の経験を明らかにしていると言えるだろう。それは、劇作家ピランデッロの小説『ひとりは誰でもなく、また十万人』[訳注2]に登場するジェンジェ・モスカルダのことである。ジェンジェは、自分であると認めてきた自分自身とは異なった自分が突如漏れ出してしまうことに直面して、「事物化された」人間としての自分の状況に非常に鋭い分析を与えている。ジェンジェが他人の目つきから「おまえの鼻は右に曲がっている」と思われているとわかったとき、不安と恐怖とともにこれを感じ、彼の具象化された世界の証拠を感じ取り、鼻が右に曲がっていると認識して、他者の前にある在り方を認識したときに、次のように結論づけている――

――私が外から私の体を観たら、私にとってそれは夢が現れたかのようで、生きているとは思えない物であり、そこにある物であり、誰かが手に取ってくれるのを待っている物である。

――私が体を手に取ったように、この私の身体は、私がほしかった物、私が感じた物であったので、各人のやり方で現実を自分で捉えるために、どんな人でも私の体を摑むことができた。

――結局、自分自身のための体はまったく存在しなかった。気配の方向が今日はくしゃみをさせたが、明日は命を奪うかもしれない。

そういうわけで、ジェンジェ・モスカルダは初めには知らなかった何かを発見した。そして、「モスカルダ一族はみな鼻が捻れていたにもかかわらず、知らない間に、一族の鼻はすべてまっすぐであると信じた」。ジェンジェが身体を自分と見なすために自分から離れようとすることがこの発見に含まれる。「体は自分ではない……それは生きているとは思えない物であり、そこにある物であり、誰かが手に取ってくれるのを待っている物である……気配の方向が今日はくしゃみをさせたが、明日は命を奪う……この身体をアリックまたはフロックと勝手に名づけよう」

このときからあの身体とあのジェンジェを発見するための強迫的競争が始まる。ジェンジェはその体に対してよそ者であり、それを知りたい、一度は見たいと思う。このジェンジェは鼻が曲がっており、他者が見ることはできるが自分自身が見ることができないよそ者である。

ついに、「さあ　そこだ！　私の切実な精神によって切り離された私の身体！　そこに私の前の鏡の中に！　それは誰だったんだ？　誰もいなかったのに。何もなかったのに。誰かが見てくれるのを期待しているみすぼらしい傷ついた身体だ。「モスカルダ……」」と彼はつぶやいた。

彼のこの情景の中で、よそ者に対してささやかれたあの彼の名前について、そこにいたあのよそ者は彼から離れ、物質化の世界に入っていく。この世界は「事物化」経験の背景として役割を果たすだろう。ジェンジェはこの事物化を通じて、ついにそこのよそ者と顔を付き合わせて見合うことができる。これが私たちの多くの病人たちの実存が織り込まれた題材である。

ジェンジェのように私たちの病人たちは自分の体が純粋身体としてどのようなものか見出せない。体面を傷つけられ脅かされた彼ら自身の身体、彼らの肉体は客体化した身体となり、他者たちの手に委ねられる。なぜなら、自分の事実性の中で自分を受容することなく超越しようと試みて、自尊心を持つことに変わって、彼らは自己疎外するからである。

だから、ピランデッロは不明瞭な領域である自分の自我の探求を一人のジェンジェの中に示した。病んだ暮しをしている登場人物たちとして作品の中でみられるように、すべての関係と接触が阻害されることがない他者性を彼はそれぞれジェンジェに表現した。ここで語られた距離はジェンジェの中で病人と同様に除去され抑圧される。これは、他者の中に具体化されるまなざしであり、自分の中で他者性と他者の存在が響き出すことを阻害する対人距離の欠落であり、これらによって間主観的関係の中で人格を形成することが阻害されている。

したがって、こうした事実性とこうした関係の受容の中に、事実上、主観性の最後の砦がある。これについてメルロ＝ポンティは次のように述べている[20]——

私が語るとき、あるいは他人の語るのを了解するとき、私の経験するものは、間主観性理論のつまずきの石であった私への他者の現前であり、または他者への私の現れであり、時間理論のつまずきの石であった表象されたものの現前であり、また最後に、私の了解するものは、「超越論的主観性は間主観性である」というフッサールの謎めいた命題の意味するところである。

第４章　施設精神医学の問題
——社会‐精神医学的カテゴリーとしての排除

家、衣服、習慣など、文字通り持っているものをすべて、愛する人とともに奪われた男のことを想像してもらいたい。この男は人間の尊厳や認識力を忘れて、ただ肉体の必要を満たすだけの、空っぽな人間になってしまうだろう。というのは、すべてを失ったものは、自分自身をも容易に失ってしまうからだ。

——プリーモ・レーヴィ『アウシュヴィッツは終わらない』

今日、精神医学は、デカルト二元論の袋小路を克服して、どうしたら人間が事物世界の対象となり、同時にすべての可能性に対する主体となることが可能であるかという議論のただ中にある。社会に暮らす精神を病む人《マラート・メンターレ》への仕事に従事する代わりに、徐々に理想の人間像を構築して、病人を症状の中に閉じ込めた疾患実体という砦の、科学的価値を保証してきた科学の危機を理解するには、この前提を理解するしかない。古典的精神医学は、事実上精神症状の定義にその役割を自己限定していた。しかし、その症状の中で、病人は、自分の現実を剝ぎ取られ、暮らしてきた社会的文脈から外され、レッテルを貼られて分類され、抽象的で象徴的、すなわちある意味でイデオロギー的な疾患を貼りつけて過ごすことを「強制されていた」。

　このように人間を症状に客体化することは実証的精神医学の中で実施されてきたが、これは頻繁に精神を病む人に不可逆的変化をもたらした。精神を病む人は当初から客体化されて疾患に制約された状態にあったが、理解できない者を追放して排除することを期待されたある科学によって、人間であることを越えた範疇にあると認定されることになった。

しかし、科学的分析は、それがどんな問題であろうとも、現象の基礎研究の代表的なものである。現象を覆い隠すイデオロギーや上部構造から現象を通常のやり方で分離するなら、そして精神を病む人の問題に科学的に取り組もうとするならば、まず初めに、疾病とその分類方式を「括弧に入れる」べきだろう。特に近づきやすい人間的方法で病人の発展を考慮することができるように、そうするべきである。

こうした意味で、精神を病む人の問題を、彼らの世界に健康な人と共に存在する様式すなわち精神疾患の疾患図式と定義を越えた様式によって分析してみよう。そして私たちは排除することと排除されることの様態を明らかにしよう。それが人間関係に関するのであれば、現実の排除の意味として、すなわち社会から排除された精神を病む人の現実の精神病的様式の基盤にある意味として考えてみよう。

文化格差、階級格差、競争システムに基づいた構造を持つすべての社会は、社会の内的矛盾への代償機能を果たす領域をその中に作っている。この代償機能の中で事物化を通じて自分たちの主観性の一部を否定し固定する要請を社会は具体化している。

贖罪の山羊の集団や自分たちの怒りを転嫁して排除している集団を研究することでは、恐怖の対象になった自分たちの一員を排除している人間の意図を説明することはできない。こうした代償の領域において必要とされるものの表現、すなわち精神病院《マニコミオ》がどれくらいあるのか、「精神医学的保護施設」を黒人へのアパルトヘイトや隔離居住区ゲットーと比較して定義できるとすれば、それはどんな象徴なのか。これらは見知らぬ理解不能な人であるために恐怖を感じさせる者に対する排除の意図の表現であって、外観で判断する人種差別主義ではない。これは、研究対象を了解不能なため排除すべき集団の中に追いやるべき者だと考えた精神科医によって科学的に確認されて正当化された意図である。

人間の恐怖感および自己責任を担う必要性を考えてみると、人間は自分たちが支配できない一部分を他者の中に客体化する傾向を持つことがわかる。それは自分たちの中に偶然入ってきた他者を排除する傾向である。それは他者を否定しながら自分の一部を否定するやり方であり、客体化された集団を排除しつつ遠ざけるやり方である。世界の悪を局在化させて、作った集団を自分たちの視野外に切り離すことの正当性について考えること、すなわち排除の様式は、どの程度他者を受け入れるかに関する個人的見解を尺度にして考えることであり、それを他の人々がどう受け入れるかである。それは世界の中の在り方に包括的方法を与えて、総合的位置を取らせることである。それは悪い部分が常に他者によって担われて排除される、すなわち善悪を峻別してそれによってのみ、この排除の中で自分の力を肯定し差別化できるマニ教的世界を選択することである。[1]

しかし、歴史的には、社会と階級の贖罪の山羊としての機能を意識化することを通じて、排除される群衆は制限されている。だから、彼らの状態がどの程度疾病に由来しているのか、社会が客体化した排除にどの程度由来しているのかについて、歴史的にも意識的にも把握できていない唯一の排除は、いまだに精神を病む人に対するものである。彼らの不能性はすべて精神疾患の社会的ドラマになるが、彼ら自身は自力では自分の疾患による制約を認識できない。彼らと彼らの病気の状態を認識することは、社会と精神医学が病人に請け合った唯一の役割である。しかし、暮らしの中で拒絶された野蛮な現実への異議申し立てになるすべての行為が、彼らを支配する権力から自由になることはないまま常に自分自身に引き戻される、病人の行為になっていると考えられる。

この意味で、ともかくも闘うことで何とか救済の可能性だけは残している歓迎されない集団を排除することに対して、社会の責任がきわめて重大であるとすれば、精神を病む人の場合、社会とそれを代表する精神医学の責任は途方もなく重大である。閉鎖化と屈辱的環境、そしてすべての行動に対するラベリングだけでなく、社会と精神医学は病人に対立と現実拒否の可能性、すなわちすべての自由への希望を否定している。精神を病む人は、排除されていて、社会で実際に排除する人間に対立することはできないだろう。なぜなら、病人の行動は精神疾患によって制約を受け、限定されているからである。したがって、精神医学だけが、医学と社会という二重の役割の中で、何が病人の疾患であるのか、彼らが排除されるように社会が何をしたのかを病人に認識させることができる。排除され、拒否された状態を自覚することを通じてのみ、精神を病む人は、これまで納得していた施設化された状態から復権《リハビリテーション》することが可能になるだろう。これなしには人間関係ではなく、人間的関係である弁証法的可能性を彼らに認めることによって、現実に対する、スポークスマンである私たち精神科医に対する、そして社会的異形とされる彼らの病気に対する異議申し立てを可能にするだろう。これによってやっと病人の病んだ状態を治療へと近づけることができるだろう。

精神病の古典的定義では病識〔病気の自覚〕がないことが前提にされていて、治療結果とはまさに以前の病的状態に病識を持つことだと考えられてきた。そこで、生物学的モンスターだけではなく、社会的モンスターでもあるとされてきたことを認識するように自覚することで、精神を病む人のリハビリテーション経過を刺激する提案をここで行うことができるだろう。これはどのような理解不可能な状態によって排除したのか、どのような危険性によって隔離することになったのかを示すことである。

1　排除に関する人類学的・臨床的問題

実存《エジステーレ》することが他者たちと共にあることを意味するのであれば、すべての実存とは、自分の企てや目的を選び、他者と世界の関係の中で自分の状況を克服することによって、人間の在り方および行動を実現することだろう。

人間は、誕生と死に必然的に特徴づけられているという事実性の特質のために、自由であろうとすれば、これらのことを受け入れた上で選択することを余儀なくされている。これは、多様性の中から個性を確立するためには、保護を与える補償機構の助けなしに、この与えられた状況で生じる不安とともに暮らすように強いられることを意味する。不安、苦悩、気遣い《ゾルゲ》に直面して自分の責任と自由を受け入れられなければ、人間は客体化し、支配することができない自分の一部を疎外する。自分を選び受け入れること、そして自分の中の他者、すなわち人間の客体としての肉体的存在を選び受け入れることによって主体化できなければ、さらに（自分の肉体的存在と世界を手に入れることが明確になる）こうした選択の欠如によって、自分自身の外部にある個性化できない暗黒領域に投影することが生じるならば、他者たちの中に自分を対象化し、自分を疎外し、客観世界に没頭することになる。人間は人間を世界にするわけではないし、人間を世界に適合させるわけではない。しかし他者との諸関係が客体化ではない世界に身を置いている。主体化できない自分の暗黒部分は、人間の客体としての他者たちの支配をもたらす。

こうした意味で、他者と自分の客体になった人間である被排除者に対する人類学的分析は、有名な奴隷と主人の弁証法へのヘーゲルの注釈[2]を通じて、自己と他者の関係のテーマに入っていくことになる。主人は自らの視線で奴隷たちを客体化し、自分の地位について異議申し立てできる弁証法的関係から奴隷たちを排除する。そして彼に自分を委ねた奴隷たちの中に自分の一部を客体化して、遠ざけようとした自分の一部を否定し排除する。他方で、奴隷は、自分の自由を巻きこんでいく責任の前で、彼らの恐怖感を追放し、否定するか戸惑う。そして、奴隷たちを守る者に身を委ねて、彼らの一生で自分が主人になる可能性をすべて排除し、主人の視線によって自分を客体化し、自分を自由から排除する。こうした騙し合う相互性の中で、自分の自由の代わりに、自分の不安を隠す覆いのように主人の幻影を受け入れるしかない奴隷は、主人が支配できず、生きられない主人自身の存在の一部を自分の中に客体化しているこの主人の存在を正当化し、合理化する。奴隷は主人自身を防衛する矛盾した唯一の防塁として贖罪の山羊の機能を担っている。なぜなら、奴隷は自分自身の中に触れられたくない悪を含みこみ体現していて、うまく限定された空間に境界を引き、そこにこの悪を追放するからである。その空間が被排除者に残された空間である。

このような排除関係を作るメカニズムは、可能性、利益、関係の各分野における境界の表現にある。排除する他者の対象になることで、次第に自分の主観的経験領域は縮小する。だから、自分からの他者排除とは、この実現を正当化する制度化された規則の中に象徴された人格境界の具体化ではない。

この意味で、内部から分析された排除様式は、現実を横取りするプロセスに内的に結びついている。このプロセスでは人間は自ら吸収して自分の一部にはできないことを他者に押しつけている。もし現実を横取りするプロセスが、不透明な物質として、同時に私であることの役割を果たす自我の出発点として、[3]他者との出会いとその認識の中で発展するのならば、事実性（私の不透明で受容的なこの身体の存在と同時にこの受動性の主体であること）を受容することで、私の中の他者、および私ではない主観性の対象となっている私である見知らぬ人〔＝他者〕を私の中に受け入れるべきである。これは私の主観が他者の視線によっていかに客体化するかを認識し、私を対象化できる主観として他者を認識することである。私の事実性を受容すること、そして私の身体を選ぶことで、私の肉体の中に私自身を受容して選んだように、他者すなわち見知らぬ人を私は受容して選ぶ。他者の拒絶はやはり私の拒絶であり、私が拒否し、排除する私の他者性の拒否になる。それは、意思を持ち、意味を持つ自我によって引き離された物質性を私が拒否することと同じである。

身体経験の問題の特徴がはっきりする例を挙げてみよう。自我と私の不安との間の距離を維持することを可能にする壁と砦を創造することは、身体としての他者の排除の中で明らかになる、身体の現実を自分のものにする弱体化したプロセスの表現でしかない。逆に、個性化されない自己の一部は、身体の現実を自分のものにする調和したプロセスに応じて自我が保持していて、この部分的自己は他者の中に客体化され、具体化され、そして拒否される。羞恥心や恥、さらにわいせつに対する反感等の感覚、これらは自分の身体を物体と見なして他者の中に投影した象徴である。すなわち、実現しなかった自己への吸収と同様に他者の吸収が実現しないことである。

わいせつな体験、それは他者の中の自分の身体を拒否することであるが、これは自分の事実性の受容に向き合う不安を覆い隠すものであり、この偶発的状況を克服する方法である。この偶発的状況では、自我からのある種の距離を取り、混ざり合わない自我を保つことによって、わいせつのようなものを受容できず、排除すべき身体として他者を拒否することで主張を繰り返すことが必要になる。わいせつ性は自我と私の身体との距離の象徴ではないであろう。それはわいせつ性を持ちながら他者と共に暮らし、他者が私にとってよそ者であることを認めつつ（したがって、他者を遠ざけ排除している）、元来私ではない身体を遠ざけ、否定し、排除する幻想を抱えて暮らす経験を具体的に表現する距離だろう。

だからこそ、卑猥さとして、客体化され具体化された身体として、私から排除されたものとしての他者と暮らすことの中に、中心的課題である身体自体の問題も存在する。現実を自分のものにすること、そして私が他者と物に向き合っているこの問題は、私が身体を自分のものにでき、私の身体が多数のそれらから離れて唯一の私の身体でありうるために必要な距離を維持している。この距離は、弁証法的相互作用として、客観的主観性、主観的客観性を自分の中に保っている。

したがって、人類学的観点からは、排除という現象は、被排除者の限界、不足、縮小を具体化するというよりも、排除する人間のそれらを具体化している。それは、被排除者は具体化され、客体化される客体としてだけ考えられていて、現実を自分のものにする方法が欠落する中で排除する者を拒否することが否定されているという意味においてである。

しかし、どのようにして排除される人は彼らの排除を受動的に受け入れるのだろうか？　ある種の仕組みである被排除者の判定プロセスを研究すべきで、排除する人、幻想的関係の中で暮らしている主人たちについても研究されるべきだろう。ベッテルハイム[4]とシュタイナー[5]は、ナチス強制収容所の被収容者への権力濫用について、類似した観点を支持したが、それは支配者の価値観に対する幻想的同意とそこで生きるしかなかった完全な隷属状況をほとんど正当化し、同意することを通じてであった。この意味で、奴隷－主人関係の弁証法は、基盤になる自己投影機構の中で矛盾に満ちて欺きになる相互性として再度持ち出されることになるだろう。主人は奴隷に自分が拒絶する苦痛・悪を投影し、一方、奴隷は、道具としてある彼ら奴隷によって欺かれる主人に、彼の善・幸福と権力の欠如を投影する。

人類学的目的から視点を変えてみると、文字通り臨床領域について触れることになるのだが、この排除の問題に「病人」の様式としてここで接近することになるだろう。それによって、同じ視点で、現実に向き合う精神を病む人の在り方と、現実に適応し、またそこから排除する方法とを分析することになるだろう。

自然科学は、排除の概念を受動的な様式でしかないと考えてきた。したがって、精神を病む人は彼らの危険性の名の下で排除されたものと考えられた。なぜなら、ベールで隠された狂気という現象の責任領域として想定される器質的原因を研究するその対象として病人を認識して、その対象特徴として危険性を認めてきたからである。他方、精神病理学原論の構想を描く中でヤスパース[訳注1]のまさしく同一の解釈が、精神を病む人を厳密に対象にする環境に置きつづけることになる。病人に実存の様式を認めることは、彼の了解不能性に直面するとまったく無力になるわけで、彼らの実存を被排除者集団の中に追放して科学の視点の対象とすることによって、科学はこれ以上病んだ人に接近することは放棄することになる。

了解不能による排除と危険による排除によって、精神を病む人は人間としての限界の外に置かれつづける。これはまさに私たちの非人間化と理解力不足の表現である。

しかし、精神医学の新しい人間主義は、現実が生きられ、受け入れられ、耐えられ、排除される諸様式の研究である。これは、外在化した身体として実存を蝕む寄生的要素を尺度にして精神病状態を考えることに、私たちが制限を加えることを意味しているわけではない。だが、精神病状態自体を意味ある様式として、さらに志向され動機づけされたものとして私たちが認識することである。もしこれが正しければ、精神病状態によって適合できない現実からの緩徐な排除に立ち会うことになるだろう。さらに、現実と非現実、諾と否の間の差異が弁証法の劇的外観は持たないものの、操作可能な世界にとっては病的で虚弱な空想世界の意図的選択に立ち会うことになるだろう。

こうした方法で考えると、ヤスパースの了解不能性は、私たちの無理解によって客観性が与えられている。しかし、逆にそれは意味ある現実排除行動の主体を明らかにしている。精神病的退行の定義における主体性の限定、削減、減少化は、精神病者が異議を唱えられない現実のゆっくりとした排除過程のために生じるものでしかないだろう。精神病者が支配できない脅威の姿で常に現れる現実に欺かれ、彼らは自らの破綻を現実からの排除の中に覆い隠し、抵抗も制限もない彼らの精神病状態の世界、またはユートピアに逃避しているからである。[6]

神経症者の場合には逆に、精神病者のユートピアとは対比的なイデオロギー的と言える現実排除の形態を示す。伝統的意味からみても、人類学的方法からみても、神経症的人格の構成は、自分の感情的欲求に向き合う能力が低下していることを常に明らかにしている。この感情的欲求は彼らの身体体験への自発性を失うほどに彼らに迫る。こうした意味から、神経症者は自発性と心身の融合との中に直接彼らの身体を生かしていくことができずに、排除されることを認めない他者に自分を結びつけることを可能にするイメージとイデオロギー[7]を作ることを彼らは強いられている。神経症的な手段である包括的で悪意ある機能の証拠として、そして世界における存在様式の特殊な在り方の表現として、または、社会文化図式への不適応と結合し変質した人間関係の結果として、この苦悩を理解したとしても、神経症者は自分自身の実存を受容し選び取ること、すなわち自己選択も常に禁止して不可能にする。さらに、どのような対人関係的接近にも同意する妥協に応じるようにもなる。たとえ自我を身体から遠ざけることが、神経症者が暮らすことを強いられている不明確で些細で不安な状態によって贖われていても、彼らは自分の偶発的状況を排除して、他者に一層近接できる自己身体の理想イメージを選ぶことによって自分を具体化している。これがまさに神経症者の表現力である。事実、自分の身体を獲得することに成功しなかったわけで、異議を申し立てられない他者を前にして自分の個性と自由を獲得することに成功していない。神経症者は気遣いとの出会いのときに彼らに侵入してくる不安の重圧によって（自分の経験の入れ物としても、自分の情緒的分裂と一定の距離を置くことによっても、生きられない彼らの身体を拒否し排除していて）、自分の事実性を受容できない。そして神経症者は自己形成のための多様性に対抗できないことがわかる（したがって彼らは他者と世界に異議申し立てを行っている）。だが、とにかく共に世間にいる必要に迫られて、自分のイメージと自分の身体へのイデオロギーを構築するために、自分のものにならない身体を排除することを望んでいる。そのイデオロギーは他者に関する価値を築いて、受け入れられた彼らがいるという幻想を自分に与えるだろう。

2　排除に関する社会学的問題——権威、権力、そして退行

排除現象の人間学的検討、そして精神病と神経症の様態としての排除についての本来の臨床的な分析の後、精神を病む人の問題を社会からの被排除者として検討することが残されている。精神疾患がそこで始まった社会的文脈を人々は「括弧に入れて」きたのだが、精神を病む人の発展について純粋な現象に近づくように、ここで、この用語を逆転させて、精神疾患が発展する場である社会的文脈との逆転させた関係を分析するために、精神疾患を「括弧に入れて」分離することを試みよう。

抑圧と退行を生み出した精神病者と神経症者の排除を検討してきた。しかし、ただ被排除者としてだけそこに加わっている社会と彼らの関係を私たちが分析してみると、別の抑圧と別の排除が一次的なものの上に重ねられ、これが精神を病む人の上に個性化されていることがわかる。精神科施設の拘禁によってこれらが作られたことは明らかだという意味で、これは施設的退行である。この精神科施設は本来病人の治療と保護のために生まれたにもかかわらず、ほとんどが狂気による行きすぎと危険性から健康な人を防衛することを唯一の機能にしてしまっ

た。

しかし、社会が病人に強いた、この排除と隔離から検討を開始するしかない。精神疾患の発病時から病人は被排除者の挫折の中にあったのかどうか、どうして拘禁によって実施されるゆっくりした破壊過程に病人たちが関与することになるのかを知るためには、起源に遡らなければならないからである。この排除と隔離の場が、古典的精神医学が精神病院の壁の向こうでその失敗を明らかにした場所である。すなわち、精神を病む人の問題に向き合って精神医学はこの問題を否定的に解決した、そして病人を社会の文脈から排除し、彼らの人間性も排除したという意味である。社会的‐生物的異形とされる精神病理現象である了解不能性を抱えて暮らして、病人は常に二重の意味で排除されていた。すなわち、(1)科学が、自らの能力不足を認識しないで済ませるために、病人がこの疾患に対する幻想的接近によって否定されるべき存在であり、了解不能性の実体として認識された、(2)科学的認識である病人の世界の了解不能性に基づいて、病人を社会的に排除されるべき存在であるとしたこと、の二点である。

このために、精神病院は通常都市周辺の孤立した地域に設置され、厳密な意味で分離、分割、制限を意味する壁によって区画された。社会規範からの断絶の表現である心を病む人《マラート・ディ・メンテ》の姿は、距離を置きたくなるイメージの一つであった。この距離によって、他には向けられない攻撃性を吐き出すための代償にする領域を必要としている社会の日常を乱すことはないだろう。しかし、心を病む人を分離・隔離し、病人の背中を揺さぶり、不安を与えるこの必要性は、社会的プロセスが果たすべき責任を考慮することなく、同時に社会の発展を混乱させる者を排除する社会の弱点と機能低下の表現である。

心を病む人の状態が社会的問題であることは肯定されている。だが、それは社会それ自体の外部で解決することであり、社会的脅威を象徴する疾患、すなわち了解不能性および危険性によって分類され、定義された疾患に対する代償を、この犠牲者以外は払おうとはしない解決策である。しかしながら、システムから歓迎されないメンバーを排除する行動は、社会の行動化《アクティング・アウト》のように矛盾に満ちているように見える。こうした社会は、精神疾患についてすべきことをほとんど持ちえず、秩序を保証している領域、すなわち代償と攻撃性と暴力の領域をはけ口にして、排除をそこに象徴的に流し込んでいると考えられる。

しかし、これが、人間に病気が生じる場としての社会である。これが、精神を病む人と彼らの病気に差別と悲観主義を染みこませ、自らを守り秩序を安定させるために精神病院に壁をめぐらせた社会である。そしてまた、病人の治療を社会が委託する精神科医を作り出したのもこの社会である。患者たちを前にして精神科医の行為で何ができるのだろう？　社会と社会を象徴する精神科医に病人たちが要求するのは何なのだろう？　精神科医に社会が委託するのは何なのだろう？

この状況は次のように要約できるだろう――治療の場は、精神を病む人を隔離するための空間として建設され、病人たちに抱きつづけてきた恐怖から社会を保護・防衛するように、精神科医に彼らを隔離して保護することを委託した場である。しかし、この防衛的行為と同時に、社会は精神科医に病人の治療を要請している。

こうした意図があり、また精神科医に対する社会側のこうした要請があることが、内的矛盾が存在する証拠そのものである。病人の治療（薬物療法は生物学的異形への魔法の解決方法だと医学の分野では報告されてきたが、実は人間としての病人への歩み寄りは行わない、こうした薬物療法だけをここで指しているのではない）は、恐怖と抑圧を抱えた風土の中で、そして社会（精神科医自身でもある）がその下で生きつづける防衛と保護の必要があって医療が運用されているのだから、それは可能なことではない。精神を病む人の治療とは失われた自由と圧倒された個性の再獲得を目指すべきである。これは正確な意味で保護、防衛、隔離、分離など私たちの制度に暗に含まれてきた概念への対立物である。

精神病院は歴史的に、健康な人の防衛のために生まれた。治療の不在が治癒の不在、すなわち不治を生み出す中で、施設の壁は私たちの空間に侵入しないように狂気を排除し、隔離する役割を果たした。しかし、もはや正常ではない人を排除して健康な人を分離し防衛するという役割が、いまだにこの壁に残されている。精神科医は壁の内側でできるかぎりのことを行っているのかもしれない。しかし、精神科医がこの場を労働手段として認めても認めなくとも、精神科医が委託された者を治療することに同意していてもいなくとも、精神科医は狂気の人からの防衛と狂気の人自身の保護を望む社会の安全全体に、まず第一に応じるべきだとされている。

　こうした状況の前で、病人は自分と他者に対して危険な存在であると考えられるなら、収容施設が基盤にしていた規範では、この危険性に対して機能するしかなく、病人の疾患に対しては機能していなかった。私たちが通常精神病院で見てきたように、精神を病む人の姿は、抑圧され、圧倒された人間の姿であり、そこにおける組織と効率が病人のリハビリテーションと再社会化よりも常に重要視された施設の客体になっている。したがって、この組織とその効率が厳密に守れたのは社会と病人の物理的安全と安泰だけであった。

　こうしたことから、すでに精神疾患による制約によって機能低下していた病人は、社会から排除されたときに、施設の健全な発展のため、および精神病院生活を単純化するために、彼らの中に残っている人格と生命力すべてを徐々に放棄させる新たな状況に陥ることになる。こうして、ゴッフマンが施設化された「精神的閲歴《キャリエラ・モラーレ》」と呼んだことがこの状況から始まることになる。[8]この段階は、漸進的な自己の縮小、関心喪失、少量だが彼らが持っていた過去の生活の放棄、そしてなんの予定も持てない未来および外部との結びつきの放棄とによって特徴づけられている。さらに、彼らは施設の規範にふさわしく、自己卑下して気落ちした状態に陥りやすかった。こうして、彼ら自身の個性の欠落、他者に対する劣等感を理屈として認識する。そして彼らの人間的尊厳を尊重し、彼らを保護すべきで、最低限の自主的権利と責任の権利を保護すべき施設側にある拒否感を、理屈として受け入れる。出ていくことが認められない、秩序と効率のために個人的介入も参加も要請されないという可能性がない状況におかれて、理屈としての排除と、決定的に施設化されて彼らを決定づけてきた施設規範の対象になっていることを受け入れて、彼らの個性と尊厳は消失していくことになる。

施設化の概念は新しいものではない。人工的な精神病院の古い用語表現は、長期収容を不可避な結末として無抵抗に受け入れていて、まさにある特殊な立場を執っていた。それはしばしば精神病の症状のように非常に混乱していたが、施設収容を擁護し、強制的・専横的な押しつけを通じて、元々の病気にさらに新たな病気を塗り重ねることを引き起こした。無感情、無関心、回廊と閉ざされた中庭でゆっくり単調に頭を落として無目的に歩く歩き方、（しばしば精神疾患と関係づけられるが）動機がないある種の衝動行為、家畜のような従順な行動、繰り返される常同的なうめき声、頼るところがないために失われたまなざし、目的がないための空虚な精神状態、これらは、ある種の症候群の徴候を現している。そして委託された保護と医療のために生まれたにもかかわらず、この特殊な病人たちの事例に最終手段として利用された権威構造、すなわち権力《フォルツァ》に長期に渡り徐々にかつ不自然に適応していく象徴だった。

こうした症候群はバートンの「施設神経症」[9]、ゴッフマンの「全制的施設化」[10]、アメリカ人研究者による「社会的神経衰弱症候群」[11]などと呼ばれた。そしてこれらは、精神的に脆弱で病気を抱える主体に、隠棲所生活によって被った個人の挫折と破壊のプロセスのために、元々の疾患に上乗せされた退行を常にもたらした。しばしば疾患そのものが混ざり合うものの、こうした意味で症状複合体を形成した。それはイニシアティブ、関心の抑制や喪失などである。

矛盾に満ちながら病人の破壊を目的にしていると思われる悲惨なキャリアの頂点では、完璧な収容者は、完全な挫折と医師・看護師の意思に完全に従属する人であり、そして、反応することなく服を着せられ、体を洗われ、食べさせられる人であり、毎朝、部屋を片づけるように自分を片づけてくれるように申し出る人である。個人的反応の出来事を複雑化させない病人たちは、彼らを保護する権威に無防備に順応する。ここで語る収容者たちは、満足して環境によく適応し、医師・看護師とよく共同作業をこなし、他の者とうまく振る舞い、不満や対立を生み出さない。[12]こうして、彼らの人間の尊厳に立ち戻って病人を治療するために、委託を受けた私たち精神科医にとっての患者が、人間としてはもう存在しないこと、そして個人的衝動と欠如によって施設のよき発展と組織の完成を阻むことはもう彼らにできないことを私たちは祝いつづけることになるだろう。

さて、彼らが自分と他者に対する危険性がなくなった状態になって、病院を離れることも可能になったとしたら、保護される代わりに自分自身を放棄せざるを得なかった共同体の中から追われ、そして、すぐさま圧倒され、馴らせられるために、自尊心を持ちえずに自分の場がなかった世界から突き落とされるだろう。

家、衣服、習慣など、文字通り持っているものをすべて、愛する人とともに奪われた男のことを想像してもらいたい。この男は人間の尊厳や認識力を忘れて、ただ肉体の必要を満たすだけの、空っぽな人間になってしまうだろう。というのは、すべてを失ったものは、自分自身をも容易に失ってしまうからだ。[13]〔プリーモ・レーヴィ〕

この言葉は、私たちの精神科避難所《アジール》でへりくだり客体化していく、施設化によるキャリアを要約しているかのようである。この言葉は、ナチスの大量虐殺収容所の収容者によって書かれたものであり、人々が崩壊させられ個性が奪われていく漸進的な過程を語っている。ここの囚人たちは排除される前にキャンプの入り口を越えるまでは人間性を保持していたのだ。このプロセスは私たちの精神病院における収容者の状況と大きな違いはない。私たちの精神病院では、どの部分が疾患を扱っているのか、どの部分がこの非人間化を明示した症状群の症状展開による強制収容が担っているのか明確ではないものの、収容者体験の究極的段階として語られた彼の退行、抑制、閉塞、そしてこのプリーモ・レーヴィの事例は、退行の第一の原因として精神疾患の発生は純粋に偶発的な出来事であるにせよ、精神病院に同一の過程が存在していることを私たちに明らかにしている。

ナチス収容所における排除者は精神を病む人の状態そのものだということは、喪失、窮乏、苦痛を通じて発狂することを意味しているのではない。むしろ、屈辱と侮辱と専横が施設規約である強制空間にいることよりも、精神状態にかかわらず、人間は監禁下のおきてによって徐々に客体化し同化していくのである。したがって、彼らが無感情、無関心、無感覚の被膜を作ることは、初めに彼らを排除し次いで彼らを壊滅させる世界に対する防衛のための極端な行動であるだけではない。それは、病人が被排除者として意識的に暮らす中で我慢しがたい経験から自らを保護するために対抗する、最後の個人的資産である。[14]

排除された者としての精神を病む人の問題に戻ろう。社会から彼らを追放した後、病人をへりくだった状態に至らせる作用がどのような力によって徹底して行われたか分析してみると、類似の損害を唯一起こせたのは、権威（autorita）であることがわかる。

その第一の目標が秩序と効率だと考える権威の原理だけによって基礎づけられる組織は、（この組織に抗した抵抗力になる）病人の自由と収容所のよりよい運営との間で選択されることになる。しかし、常に効率が選ばれ、病人はその名の下で犠牲になった。

精神医学に治療薬が導入されたときから、ある種の態度は了解不能だとされ出した。この施設組織の秩序と神話の中で具現化されたにもかかわらず、破壊と革新の音が響く歩みを具体化できない現実社会で続くこの施設化の深刻な状態の表現であるのなら、精神科医は無関心な代弁者でありつづけるしかできない。私たちからの分離が病人たちから奪ってきた人間性を彼らに取り戻すために、治療薬の発見が必要であるという期待はすでに何度も裏切られてきた。治療薬が精神科医にとって疾患に作用するものではなく、精神疾患を患う人間に対する作用を持つことが、その薬理作用とともに、具体的に明らかになったあとでは、社会を保護するための排除だけを想定しつづけることはできないだろう。こうした社会も常に、社会に恐怖を与えることから自衛し、精神を病む人の治療組織に制約と限定を与えるシステムを作るだろう。しかし、病人たちを委託され、彼らをその職務対象にして、彼らとの対話を試みる代わりに自分たちだけで話し、彼らを客体化して組織の資産として扱ってきた精神科医は、病人の破壊をもたらしつづけるしかできない。

今日まで、社会とそこにいる精神科医は、人々に恐怖感を与える病人の抑制不能な攻撃性を抑制し阻止するには力に頼るべきであると考えてきた。これは病院の新たな開放化の提案の中でも同様であったので、認識したくはない病人の自由を前にして医師は恐れるようになる。というのも、患者との客体的関係を克服するものとして、医師の個人的自由の意識が前提にされるからである。このことは、精神科医の職務、施設当局との関係、多義的要求と委託を続ける社会との統合の度合、これらについて精神科医がある地位を獲得していることを前提にしている。

精神を病む人の攻撃性は社会の危険であると考えられてきたこと、こうした危険性は彼らを収容するための安全な社会的境界を必要としたこと（しかし、この危険性が生来の予測不能な激情であるかどうかははっきりしない。しばしば即時的欲求不満コンプレックスの自然な反応として起こることもありうる）、こうした考え方を、精神科医は病人と社会の間では中立的立場で維持しつづけるしかできない。なぜなら精神科医は社会の利益になるように動きつづけるだろうと思われているからである。もし、こうした明らかに愚かで理解不能な攻撃性の意味を解釈する役割が精神科医になければ、すでに可能性を失っている病人を非難する最終行為を技術的に承認するのは、彼らの権威によって行われることになるだろう。すなわち、これらを決定する法的権限に左右されて序列化[15]されることになるだろう。

このため、近代的医療設備によって整備された新たな精神科病院の建設でも、医師、職員、病人の互換的関係は存在しないので、古い精神病院と類似の結果がもたらされるだろう。もし、医師が初めに強制力を持って病人への保護権《パドロナンツァ》を行使し、施設化する権限を持ちつづけてきたなら、今日、類似の従属状況を誘発させる危険性が拡がっていただろう。そして、高い位置から病人の声を聞くために腰をかがめる医師に対する収容者の感謝と献身の気持ちを、医師は翻弄するだろう。権威との抑圧的・破壊的な関係の中で病人を医師に結びつけているのは、治療と配慮の対象であることだと病人は感じるだろう。こうしたかたちの医師、病人両者の関係はいまだに平等なものではない。病人たちは彼らを治療する者から常に距離を持って扱われ、この距離の中で与えられて受け取る。高潔さと感謝との間の距離は義務と権利の間の距離とは違うのだ。こうした関係では、病人は排除を基準にして考えられるべきではないにもかかわらず、彼らは将来も全面的破壊状態の下に長期に渡り沈んでいることだろう。私たちはすでにこのことを別の論文である種の柔らかな施設化と呼んでいる。[16]

どのような組織でも病人たちを彼らの自由すなわち世界内における個人の在り方について、考慮しないところは、表面的には治療を目指していても否定的な力として作用するために、この組織の使命を果たすことはできないだろう。共同体を統治する権力はメンバー各々に配慮するために葛藤状態を把握しつづけるべきであろう。抵抗、反抗、委託を受けた人への対立を排除しようとするすべての権力は、権力の姿で存在するにしても、家父長主義と慈善の下にあっても、それは独断的で破壊的である。

私たちの隠棲所《アジール》で拡がった排除と施設化に対する最初の行動は、今まで病人を決定し施設化してきた権力に対立する感覚を巻き起こさせることだろう。病人の排除された立場をこのように把握して、彼らを排除する中で社会が翻弄してきた責任の中で、何年も病人が過ごした感情の欠落は、個人的怒りが徐々に充填されるように置き換えられるだろう。もう病気の活動としてではなく、そこは人間が過ごせるところではなかったために今は病人たちが拒否するこの現実に対する開かれた告発活動に、病人たちのこうした怒りは収斂していくだろう。病人たちの自由はそのとき、彼らの克服の果実であり強者からの恵みではなくなるだろう。

このことは大混乱《カオス》や無政府状態《アナーキー》を意味しない。これは権力の力を、調整的要素として、支点として、必要時の保護の根拠として認識することを意味する。しかし、それを絶対的権威、命令、管理として認識することではない。ある水準で心を動かすことができて、委託された人たちとの関係の通常の葛藤状況を維持することができる権力を意味する。さらに他者の自由の必要性を相互的に考えて、相互的緊張状態の下で生きることを意味する。

しかし、何世紀もの間、私たちの生活を決定づけていた秩序や施設や偏見を覆すことは簡単なことではない。

私たちが暮らす（そこに加わっている）社会は、壊れやすく脆い平衡状態を乱す人間すべてから市民を守ろうとする。しかし、精神疾患に陥るとき、社会は市民に対する責任以上のことは認識しない。初めは衝突しあっていた市民自身、突然目の前で保護される権利を失い、社会がその人たちから守ろうとしてきた人間集団に壁を越えて自分が入ることになる。

したがって、精神を病む人に対する恐怖、拒絶、排除の社会風土と社会構造の根本的変化によってこの社会的死がなくなるまで、また相互認識における健康な人と病人との距離が短縮しないかぎり、そして社会構造を分断してきた予断と偏見の壁がなくならないかぎり、たとえすべての要求を満たし完結した、現代的に組織化された新しい精神科病院を建築したとしても、精神を病む人は排除傾向の中に存在しつづけるだろう。病人たちに対する私たちの罪の意識を新しい精神科病院を建築することによって満足させ見返りを与えることでは、私たちは透明な壁の中に、すべての形態の排除と退行の原因になっているヒエラルキー－権力構造を、切迫感なく移すことにしかならないだろう。

もし、病人が社会の安全のための排除によって今まで贖ってきたのなら、病人自身が自分たちの自由の克服に関与する新しい病院状況を作り出すために、精神科医たちは方策を示すべきだろう。しかし、劣る者と見られていた病人に対する私たちの特権的地位は、容易には克服できないだろう（すなわち優位な地位を持つ私たちの役割を取り消すことが容易ではない）。だが、病人の現実に加える要請を受け入れる試みは可能だろう。そしてすべての施設化図式を越えて相互負担と相互議論の方向に向かう関係を始めるべきだろう。

問題は、限定されない共同体をいかに組織するかということである。それは操作されず、自制できて、力を協調させられる権限によって指揮される共同体のことである。委託された病人に力で客体化することを拒否して、病人への同情から病人を客体化して否定するかもしれない献身や哀れみの感情からは距離を取りつづける、こうした水準にある集団の経験が集中されるのはこうした共同体だろう。このような意味の活動を行っている集団は、各々多様なやり方を持ち、自分の経験を持って、新たな組織化を始め出すだろう。そこでは、必然的に秩序や体系化された命令による施設化ではない治療法研究しか行えないし、行うべきでないだろう。この集団は、組織の必要性とその具体化の困難性を抱えていて、これらを早急に克服していくために、具体化するシステムの大枠を作成しなければならない。上から出来事を誘導したくなる誘惑に晒されながらも、人々が基礎から検討して発展させることに期待することが必要である。この集団は、病院における保護的役割が公正にすべての人々に分割されるように、病人、医師、社会の新たな関係の形態を発展させることを必要としている。たとえ私たち自身がこうした現実への最初の参加者であったとしても、怒りを抑制する代わりに現実に対抗する能力を刺激すべきである。

第5章　神経症者の表現としての身体イデオロギー
――神経衰弱型神経症

1　序

精神医学は今日、他の科学諸分野と同様に、根本的議論を行わざるを得ない現実に直面している。それは、科学技術の頂点において、人間の問題と人間の実存の基盤に存在する自発性と両義性の問題を遠ざけてきたためである。私たちはすべての問題に直面するしかないだろう。こうした問題が、経験に先立つすべての法体系を無効化し無にする、ある種の方法的前提を度外視することは不可能なことであり、こうした問題がかつては衰退した分類と上部構造から自由だったすべての事象に徹底的に向き合うように促すべきであるのだから。

個別の事例としては、神経症の疾病学、特に神経衰弱型の症状の問題について議論すべきだろう。過剰に厳密な因果関係論からみれば、器質機能性の概念と排他的心因概念だけに基づく病因論研究を中心に置きつづけるべきだとしても、また症状が組み入れられる体系に触れるべきであるとしても、さらに各事例に則して厳密な疾病分類を使用すべきであるにしても、これらは、それ自体の特性によって、自発的で多義的な人間存在自体の諸要素がまったく存在せず、与えられた厳密で安全で列挙可能な仮説的現実によって分類しつづけることを意味している。だからこそ、こうした主導的原理はその表現である実証主義的現実に対して一貫性を持っているわけで、このような現実ではこうした原理が議論されて包括的な一致を表現するにしても、時代錯誤的ではあれ、卓越しているように見える。人間の多義的在り方とは自分が主体であると同時に他者には客体であることが人間の統一性なのであり、純粋に科学の客体であるとは考えられないということである。だから、古典的意味で神経症の疾病学体系化の問題に直面すること、すなわち、自然科学的仮想現実の全体性の中に「現実的人間主義」を私たちが表現できると考えて、自然科学的仮想現実に関する原則や関連する模範を維持することは、こうした精神医学的事象を理解するための方法論的有用性が乏しいことを示している。私たちの役割は、既存の原則を承認することを制限して、また限定されない図式の中で最低限の用語を逆転させつづけることだろう。私たちの古典的分類法が言及し、議論されてきたことがこの現実自体であるならば、この現実に接近を試みる前に私たちが関連するこの「現実」を明確化させるべきだろう。

とにかく、精神医学の発展の中で築かれた伝統的疾病学の発想の影響と意味を減らそうとはせずに、しかし最近の精神医学の人類学および社会学の発展によるすでに過剰なまでの説明の渦中にあるこの学会の会場に埋没することなく、次のように言うことができるだろう――精神的不調の体系的分類に合わされた結論は、現実的人間主義の表現として、実存の概念にはまったく一致せず、適切性を欠いている、と。しかしながら、実際にデカルト二元論を越えた視点からは、人間は身体的主体と主体的身体との両義的二極性の中で実存の中心として認識されてきて、心を病む人《マラート・ディ・メンテ》は、厳密な実証主義原理では把握できない現実の中にすでに置かれているにもかかわらず、この同じ原理によって列挙されて分類されている。すなわち、烙印を与えるこの症候群は、病人の現実を奪い取り暮らしの文化的・社会的文脈を遠ざけるしかなく、精神疾患の観念・イデオロギーにこうしたイメージを加えさせることになる。[1]

このような立場を取ることは、精神医学の研究を構成する生物学的、臨床的、生化学的、機能的または器質的ないずれの立場であれ、これらに方向づけられた動向の有効性を否定することではない。さらに、精神分析の精神力動の基盤を形成している心因論概念の有効性を否認する必要もない。しかしながら、私たち〔精神科医〕であることから離れる必要性を示しているだろう。なぜならば、人間は生物的、生化学的、機能的、心理的存在であって、人間のこうした諸特性が同様に人間の実存と共存しており、この諸特性の一つが別のものを排除することはありえないからである。単一の方向へ向かうことに対する反論は次のようなときに起きる。まず研究者の専門領域を離れて、彼らの単一の特殊な視点から世界の中で活躍している包括的人間に出会うことを想定したとき、各々のやり方で実存の問題を解決できると思ったとき、研究者の関心に限定された分野の内に限った実験的科学研究でしかないのに、世界内に存在する人間の研究に研究領域を拡大しようとすることによってその研究が純粋なイデオロギーになるとき。これらの主張は学際的研究ではなく、単一の特殊な前提に基づいた硬直的な前提を絶対化しようとするために、これらの研究は純イデオロギー的なものになる。事実、精神力動的接近だけではなく、遺伝的および病態生理的特徴の解釈である体質研究理論でもなく、さらに、エイの言う意味の器質－力動的解釈でもなく、私たちが得たのは現実的視点すなわち、実存している精神を病む人《マラート・メンターレ》に関する包括的人間的観点であった。

2　方法論的接近

神経衰弱の形態についての疾病論的・臨床的問題は長く分析されてきたにもかかわらず、さらに全般的特徴の解明が必要であることを認めねばならない。

「神経衰弱 neurastenia」という用語の中で、人々は不安を含む臨床上の症候学すべてをまとめようとしている。その中には臨床場面を支配する人格の神経症的身体化という投影も含まれている。こうした身体化は、不安で曖味で不特定な衰弱状態や、自分の健康に対する持続的不安と疲労状態を通じて現れる。そしてこの状態は不確実な死の恐れへと象徴的に収斂していく。病人がすぐにでも避けたくなる、限局できないほどの全般的な心地悪さは、器官の厳格な罪深さ感[2]を通じて形成される。病人が少なくとも一群の身体病によってこうした状態になっていると感じる身体疾患の中でこの罪深さ感が生じる。こうした意味で神経衰弱者はこの疾患の主体であると自覚して、不安への疑わしい鎮静化の代わりに自らの自発性の欠落を受け入れる。この鎮静化は病人の心気的感覚の中で具体化し、彼の不安を防衛することで病的状態を確証するように仕向ける。実際に、不安に代表される原始的な情緒的歪曲から始まり、神経衰弱症状という自然科学的用語の中で定義される特殊な身体表現の中で、葛藤はその表現と見返りを同時に見出すことになる。

このような問題によって、不自由や不健康状態のように漠然と持続する神経衰弱と、逆に症状が局在する心気症《イポコンドリア》との関係の解明が必要になる。しかし、心気症が独立した症候群であるかどうかの適正な議論を始めるまでもなく（それは他の会場で[3]扱われる主題であり、もう少し先で再検討されるだろう）、歪んだやり方で自分の身体体験を生きる神経症者がまさに神経衰弱と定義される行動は、心気症でしかありえないことをここで明確にするだけで事足りるだろう。変質した身体体験の現象について人類学的分析を行う場合、神経衰弱と心気症という二つの精神病理構造は、他方に対して相補的関係にあるとまず考えることで十分だろう。特別な議論を再度取り上げることは先に延ばそう。

そこで、症候によるどの体系化も一度放棄してみることで、私たちは現象学がいう意味で神経衰弱に近づくことが期待できるだろう。すなわち、修飾された身体体験の現象として。そして、身体表現によって身体体験の変質した自発性を示す神経症的混乱のすべてをこの共通分母〔神経衰弱〕の下に寄せ集めることである。神経衰弱のより深い意味は実際、身体存在の自発性の欠如にあるように思われる。それは神経症の形態すべての基盤になっている不安にとって、苦悩そのものの対象である身体を導き、体系化する場は、身体それ以外には見出せないからである。

したがって、施設・制度《イスティトゥツィオーネ》とイデオロギーによって圧倒されている「現実」を探求し、人類学的接近法を助けることができる方法として想定できることは、人間に関与するすべての科学の基盤にあるべき理解だけだと言えるだろう。[4]

身体体験の病的状態を抱えた神経衰弱者が自分自身との関係をどのように考えるのかを理解するために、分析は現実、具体的世界、世界と自我との関係、すなわち自己身体との関係に関する研究に拡大するだろう。これは、個人を形作るために世界（すなわち世界の一部としての身体）をどのように認めるのか、あるいは認めないのか、自分にとってこの病んだ身体は何なのか、そして他者に対して何なのか、他者とどのような距離で生きることができるのか、そして弁証法的に異議を唱えるのか、声を上げずに耐えるのか、こうしたことを明らかにするためである。このことは、私たちが、神経衰弱者の神経症の特徴である変質した身体体験現象を、彼らの偶発的な現実の中で自我の同意が欠落していることの表現であると理解することを助けるだろう。そこでの異議申し立ては、逃げ出したいほどの重大で重篤な不安をもたらす現実を神経衰弱者自身のものにする過程が、初めから混乱しているためである。

結局、私たちが抱えた問題は問うだけで具体化できる。すなわち、神経衰弱者の変質した身体体験はイデオロギー的に自分の身体と過ごすことの論拠にはならないのか、私たちの社会的現実のイデオロギー的類似体験はどのような関係を持てるのか、と。

しかし、神経衰弱の主題に向かう前に、臨床的観点からも方法論的にも、彼らの独特な世界との関係の持ち方を明らかにするために、一般的に神経症という現象に関する予備的視点をここで定めておくことが必要である。しかし、構造的に多様であってもしばしば接近可能である神経症現象は神経症の領域内で干渉を起こし、問題は複雑化している。一方、独特の性格特徴が認められる精神病質《プシコパツィア》[訳注1]では、特に神経症症状が異常人格反応として現れながら暮らす場合や、彼らの病的表現力をそのまま表現することに判断停止しない場合に、不安をもたらし、神経症者の実存に侵入してくる感情の動揺が引き起こされる。

3　神経症者の表現

神経症の多様な形態は、その症候が各々異なっていてもいなくとも、私たちが一人の個人を「神経症的」とみなすことに同意できる基調的傾向があるので、神経症と評価する前に、その人格が持つ本来の神経症的組織体制について考えるべきであろう。事実これは、症状の発端になる病因的契機、環境、状況などの固有の条件および病人の特徴に応じて、多様な呼称を与えながら継続的に発展する基盤的な独特の諸現象がある。この現象は喪失感、不能感、無視感、葛藤等の感情の分析を通じて、世界を把握できないこととそこから派生した不安の中で、症状の中に表現される行動によってその代償を求める神経症者にとって耐え難い要素を、この諸現象によって具体化することができるだろう。

さて、神経症者の問題を次の数点に分けて考えてみよう。

（1）自分の事実性の受容が欠如することによって実施できない選択[5]と社会参加を神経症者に要求する一つの生成過程の中で、企てを持てないことの表現としての不安。

（2）喪失および無視の感覚、自らの自発性獲得ができないため、世界への所属感を喪失している臨床上の傾向。

（3）病的表現、すなわち自己肯定感の欠如と自己身体獲得感の欠如への見返りとして、神経症者に繰り返し再燃して多様で異なった症状が生じる体質。

（4） 他者によって受け入れられること、および没個性的社会生活をすることに同意する妥協としての症状。

症状の中に表現された支配および達成という不毛な試みと欠落した実存の間のこのような変動は、人格が持つ神経症的組織体制を特徴づけている。神経症者は自らの自発性の達成が欠如したことを失われた自発性と考えている。エイが示唆しているように、[6] 自己憐憫する被害妄想的態度と愁訴は登場人物の主役を彼に割り振るが、それは自分の実存の主役ではない。こうした状況意識の曖昧な所属感、神経症者が実存を感じること、想定しない解決に彼らが緊急性を感じること、これらは神経症者自身で達成できるのだが、彼らには他者によって行われることのように感じられる。しかしこうしたことが症状なのではない。自己の客体化は彼らの自己疎外であり、これを受け入れられないことが彼らの神経症である。

神経症者が嘆き、そして多様な症状によって克服していた自発性の喪失は、個性を獲得することが欠如し表現できないでいることだと神経症者は認識できないし、認識しようとはしない。フロイトが教えてくれたように、神経症者は幼児期の発達が達成されないことによって、そして自分との調和の欠如のために、自分の身体性の獲得を抑圧して、自分の諸問題を前にして、自らを自分の身体、自分の個性、そして失われたと彼らが信じている自由をいまだに獲得していない状態に置いている。このような自由と個性の欠如は、存在できない彼ら自身が存在する必要性から離れるほど、彼らが信頼し同一化するものや人を求める不安な探索を神経症者自身に行わせることになる。見返りを求めようとする神経症者の表現は、彼らを満足させる関係である偽りの暮らしの中で落ち着いていくが、同時に病んだ状況の中で過ごすことを自覚してしまうために悩む。この状況の中では彼らに不明瞭で無意識な動機は優柔不断とためらい状態の中に彼らを取り残す。

したがって不安は、彼らを支配する不明瞭な力である。この力によって引き留められ、魅了されて、神経症者は彼らが暮らしに参加するときに侵入してくる悲壮感の中で、不安を認識することなく立ち止まる。それは自分自身、自分の体、自分の自由、そして自分の運命を達成することが可能なすべての人に共有の時間である。しかし、神経症者は、彼らに選択と参加を要求する企てを避ける。なぜならば、すべての選択に伴う不安に引き留められて、最低限の立場であってもそこを占めることができないからだ。その中で暮らすことを強いられる懐疑とためらいの状態の中で、彼らの病的存在と見出す不安から離れようとするすべての試みを行うしかなく、これらは彼らを再び自分自身に連れ戻す。しかし、それは彼らの歴史性で満たされ、妥協によってしか影響力を持てない現実に対する弁証法的議論の場に彼らを置くことを妨げるこの不安に満ちた体験の、無限の複製の中において行われる。すなわち、彼らの神経症の表現である。

彼ら神経症者は不安だけを実現する。不安は深い苦悩の感情として、また彼らの症状の表現として身体化された力として経験されて、他者と暮らすために、そして関係を実現するためにそこから離れられない痛ましい期待の状態を常に生み出す。彼らは内的葛藤を解消する新しい表現を見出そうとする中で、一時的な代償機構を創造しようとするが、この代償機構は不毛な期待から離れられず、暮らすことを助けもせず、しかも彼らを再び自分というより狭い空間に閉じ込めることになる。自分自身、自分の体、自分の自由、そして自分の個性を獲得できないことが、これに伴う苦悩に満ちた状況とともに、喪失と不毛化という欲求不満な内容を目の前で増大させる。それはいまだに達成されない自由を騙し取られるようであり、まるで自らの人格の異常な身体組織の表現として、自発性欠如に根拠を与える欠如と心配の状態に置かれているかのようである。

伝統的方法で接近するときでも人類学的方法で接近するときでも、身体体験の自発性を喪失させてしまうほどにせき立てて、神経症者自身の情緒的要求を自分に向かい合わせるときに示される能力が低下していることを、このような人格の組織化が絶えず明らかにしている。こうした意味で、神経症者は自発性と身体心理的融合との中で自分の身体と直接過ごすことができないが、排除を助けることはしない他者と結びつきを可能にするイメージとイデオロギーを組み立てることを強いられる。

こうした苦境は次のことを示している。神経系組織の包括的で劣悪な機能の証拠として、または世界内に存在する特殊な存在様式の表現として、また社会の文化図式への不適応と結びついた変質した人間関係の結果として、人間関係へのどのような接近にも妥協できるほどに、神経症者はとにかく自分自身の実存に近寄ること、およびこれを選択することを常に抑制され、不能であることをさらけ出している。

神経症者の状況は精神病質者の状況とは大きく異なっている。それはたとえ精神病質者の諸症状ととても類似していたとしても異なっているのである。精神病質者は初めから彼の実存の一方向性を維持するために必要な距離を保持している。なぜなら、たとえ非常に小さいものであっても、過小評価された大きな利己性を内部に抱えていると彼らが考えるからである。

シュナイダーの定義[7]は著名であり、ある水準の価値評価を保っているものの、相当に多義的なためここで取り出すことはしない。私にはヘフナーの著作[8]がこの問題を明確化していると思われるからである。

ヘフナーは二つの症候群の存在様式を明白に区分している。

（a）　精神病質者の破壊行為

（b）　神経症者の表現行為

精神病質者の破壊行為の中に、ヘフナーは日常の社会的役割と自分の役割を越えた諸状況を認識し、反対に世俗秩序の制約を常に守っている神経症者の現存在（Dasein）との違いを理解している。彼によれば、精神病質者はこのように維持すべき一体化した外観の存在を示しており、彼らの柔軟性の欠落は、判断や直面化、そして異議申し立てを主張できなくなった内的構造の縮小化の表現である。世俗の中で共に生きることのすべては、現存在〔人間〕が足場を見出した共存の、修正された秩序の中ですでに実施されている。したがって、精神病質者の反社会的行為は、あるべき姿を越えた外観を示し、取り乱した要求をすぐに拡大させはしないが、すべての代償が続く中で、象徴的意味でもさらには明瞭化した意味でも、現存在の真の要求を垣間見させることがないほど、是が非でも続いていく。この外観は維持するしかなく、破壊行為はまさに維持のための実行努力の表現であり、精神病質者はこれを自分自身で察知することができない。

逆に神経症者の現存在はすでに世俗秩序の制約の中に暗示されていて、そこでは噴出する要求を支配することが追求されて、こうした要求は妥協へとまとめられていく。神経症的表現行為では、その要求は実際のところ明確であるが、通常意思疎通できたときでも受け入れ難いような要求である。こうした表現は、神経症者にとっては象徴化され昇華した満足感を体験できるある種の妥協である。しかし、外観を維持することは精神病質者にとっては、欺くことがない自分を曝露することがない距離の保証であるので、彼らにとってその外観は生きる根拠である。一方、神経症者は、妥協という形式の表現行為の様式のもとで、低く下げた要求の下で生きる。

4　神経衰弱者の表現としての変質した身体体験現象

神経衰弱の問題に入る前に、研究の多様性と実際の人間との出会いとを同時に論じるために、課題への接近方法を位置づける方法論的基盤を明確にすることが必要になってきた。やはり、自然科学的方法で彼らの症状に接近するが、同時に「この」人が「この」症状の中で暮らすその在り方、および症状が形成され、そして抑制される社会文化的文脈を考慮していく。これは、私たちが折衷主義の水準に移行するためではなく、研究目的を見出すために、そして私たちが現実に即しつづけようとする理論による歪んだ鏡に映し出された仮説的イメージを隠さずに、自分の実存に異議申し立てする現実の人間を見出すためである。

身体は自我の主観の完全な客体であるのではなく、より深く同時により多義的な知覚を表現している。この身体が持つ両義的二極性は、同時に存在しかつ忘れられ、知覚の主体でありかつ客体であり、身体経験における諸経験のもろさを表している。

メルロ＝ポンティの著書からのこの引用[9]は私たちに問題の核心を示している。なぜなら、身体は、その主体−客体の多義的二極性の中で、精神病理学に現れる構造変換という決定論の中心的役割を果たすからである。とは言っても、肉体的存在に戻ることなしに人間について論じはじめることはできないし、人間という全体的複合体を人間存在に巻き込むことなく身体的事実に接近することもできない。実のところ、世界への私たちの入り口は、私たちが身体として現れるときに現実化する。人間が世界に関与する場合、どの表現も、どの態度もそれは身体であり、肉体性から生じて人間的世俗性を実現する可能性の複合体が身体である。私たちの誕生と死の実体もまた身体である。この場合には、身体は、私を選ぶ（すなわち身体を選ぶ）ことおよび事実の必要性としてまさに身体を受容することを私に強いるという（サルトルの）意味で、私の事実性である。事実性としての私の身体の選択について、サルトルは私の行為に必要な条件であると述べている[10]――「硬さ、非浸透性、不透明性によって区画されている身体なしに、現実の中で可能なことを区別できないであろう。私が行為する可能性を与え、私の可能性を実現化させるのも身体自身である」。サルトルが「出生、過去、偶然性、観点の必要性、世界に関するあらゆる可能な行動の事実上の条件、かくのごときが私にとってあるがままの身体である」と結論づけているのはこのことである。

しかし、身体は（非浸透的で不透明で受動的な）物質として私に生じるが、同時にこうしたあり方をする固有性は同時に身体の物質を体験する身体そのものの存在様式である。すなわち、非浸透性、不透明性、受動性の体験である。しかし、私にとってそれは謎としての性質がある。私自身を構成している物質は私と物との関係の中で私の体験様式であり、物としての客体性のただ中で生きる私の可能性である。自分自身である物質的存在を身体は試す。すなわち、身体は私になり、動くことができる身体になる。身体は可能性も克服への障害物も生み出す。すなわち身体は、適合すべき自我からの独自の距離を保った関係の中にある。

だが、他者との出会いのときは、私自身を構成する物質性だけを純粋に認識しても現実化せず、私自身の反映、代理的自我の出発点[11]として現実化する。すなわち私は他者のそこにおける在り方の中で、私のここにある私の在り方との共存体験と、私の接近可能な体験を認識する。なぜならば、私がここにあることについて無限の立場が存在し、それはここではなく向こうにある立場に自分がなりうるからだ。他者との共存は基本的事実であるので、身体の主観性の問題と他者の問題は、不透明かつ非浸透的な物質性と代理の自由との間のこうした両義的関係になる。だが、私の行動と他者の行動を考慮するのは、世界における私の身体という個別的体験を私のものとしようとするときに、こうした行動は、もはや私だけに向けられた精神現象ではなく、世界に関係する私の行動の振る舞いになるからである。そして他者の世界における体験も世界と関連する行動と行為になる。

無防備で脆弱な私の身体が他者たちと諸物の間に立ち現れるのは、私が人格《ペルソナ》として浮かび出るときである。自分の他者性としての他者の存在を私の体に同時に認めて、自分の身体を自発的に生きるのに十分な距離を私が他者と物から保つことが必要になるのはこのときである[12]。私の身体が私の事実性であるならば、この事実性を受け入れるべきであり、多様性から離れて単一性を持つためにこの身体を選ぶべきである。だが単一性を持つにあたり、私の事実性に現れる選ばれた事実性として、他者の存在は私に重大な出来事が起こるほどの在り方で私の存在様式に接近している。しかし、他者と暮らすために距離を保つことは必要であり、他者の接近は同居していても変質することはないのだから、この距離は他者との間合いを生み出す。また、他者の存在は私の空間に侵入してくることはなく、私の主観性を具体化するときに私を客体化したり妨害したりはしないからでもある。したがって、私の身体は私の主観性を保存しており、たとえ他者と交流しようとしてもまた物に拘束され同一化されようとも、物によって私の身体が押しのけられることはない。だから、交流と他者性の様式構築の可能性は、距離を置く空間性が想定されている。

しかしながら、自我《イオ》と身体《コルポ》の間の、そして私《メ》と他者《オルトロ》との間のこの二重の距離は狭めることも拡げることもできる。もし個人が自分の事実性を受容しなければ、私と私の身体の距離と、自分と他者の距離を保つことはできないだろう。自分の中に自分の他者性を見出せなければ、この距離は消滅し、または拡張し、そして疎外される。自我と身体の間および身体と世界の間の距離を拡大するこの現象は、神経衰弱者の多くの体験基盤をうまく説明することができている。

神経衰弱者は、実行できない自分自身の事実性と自分の偶発性を受容することを前にした不安に投げ込まれながらも、世俗世界に共存するために、他者のまなざしの中で把握する自分自身のイメージとイデオロギーに関わる必要があることを見出す。しかし、ある種の防衛機制が自分自身と身体との距離を拡張させるように彼らを導き、逆に彼らと他者とを分離していた距離をなくしてしまうので、自分の身体の捕捉を妨害する他者の存在への困惑と不安に落ち込むことになる。こうして、彼らは自分の身体の自発性を失い、彼らの身体ではなく、ある距離に固定された身体を持つことになる。すなわち、彼らの心身の多義性の壊れやすい平衡状態は壊れて、彼らは世界における彼らの存在の媒介としての自分の身体とともには暮らすことができず、彼らの諸体験の一つとしての自発的ではなく間接的に彼らの中を通っていく不安に充填されて、自分の情緒的分裂の中で暮らすことになる。すなわち、自己と世界の仲介者の役割を務める諸症状を通じてということである。神経衰弱者が世俗世界に共存するための妥協という性質を持つ症状は、自我と身体との距離を固定し、病んだ器官と死への切迫した恐怖と疑いと確信の中で具体化していく。

神経衰弱を抱えて、神経症者の身体を通じて生じる共同社会生活の困難によって爆発した不安は、身体体験の核心部に亀裂を作り出す。こうした体験をメルロ＝ポンティはもっとも壊れやすい体験として定義しているが、[13]

それは不安発作に支配された最初の体験になる。自我と身体の調和のこの破壊に続いて、神経衰弱者は自分の身体を自分から離れたものとして暮らす。すなわち自分の身体存在を揺るぎない統一体として適切に受け入れることができないままで、身体にある種の距離を保つことになる。身体体験は自発的ではなくなり、代理的自我との物質の調和的融合の中で暮らすことができない。だが、神経衰弱者は彼らの弱い自我に対する受動性、重圧、不透明性のすべてがのしかかる物質性を通じて苦しみ、苦悩する。

したがって、神経衰弱者は症状の中に身体の物質性が存在していることを示しているのだが、自発的体験の下で暮らしているわけではない。こうした厳しい在り方は利益とは不釣り合いな衰弱、疲労、消耗状態によく示される。これらは次のような場合に明瞭になる。それは、身体の一部として、また個別的器官として、または特定の機能には局在化されずに、自分ではない身体の重圧を支える神経衰弱者の不自由さを明らかにし、不安からの自由が予測されたものを遠ざける場合である。そして自らの身体イメージと暮らすことの不確かさ、悩み、恐怖の状態だけが、彼らにこうした不安の克服という幻想を与える。だから、自己身体の全体的具体化を拒否することに駆られた格闘の中で、症状および病んだ悲痛な身体だけが、彼らを世俗世界に引き留め、関係と接触を見出そうとする不安と共に、彼らの身体の在り方とは違った方法で結びつくことを可能にしている。

だが、彼らの身体体験の壊れやすい平衡状態の破綻は、神経衰弱者が自分の体験を生きている彼らの受動性の中で明らかにされる。彼らに属さない何ものかのように、そして外部から（まさに外部を持っている以前の身体のように）彼らに負わされた何ものかのように、どの出来事も耐えさせられる。まるで、根源的に欠如している彼らの事実性と身体への同意および自らの偶然性の拒否は、疲労の様相だけを持った彼らによって生きられる経験と暮らしに対する同意の欠如によって具体化されるのである。

「人間として自分の身体が重要な役割を持つとすれば、それは異常なことである」。このヤスパースの主張[14]は神経衰弱のより深い意味を示しており、自らの身体への関心はすでに身体体験の欠如した自発性の表現として理解されている。不安の侵入は根源的にこの体験を修正する。その体験とは、すでに自我の変質ではなくなり、身体の物質性の変質として、すなわち真の自分の疾病として暮らす体験である。

5　神経衰弱者の表現としての身体イデオロギー

特定の親密な関係で他者と向き合う場合、神経衰弱者はすでに他者のための身体になってしまった自分の身体を状況に合わせることができなくなる。妥協としての症状が唯一の現実との結びつきであるならば、このことは、彼らが他者と世界を前にしたときに弁証法的立場に身を置く可能性を失ったことを意味している。それは実存に影響を与える基盤である現実への異議申し立てを禁止することにもなる。もし私が私の身体であるならば、身体を私のものにし、私になるために、世界の多様性に立ち向かいながら身体を選択し、受容するべきだ。他者が私を客体として主観に取り込むのと同様に、私が他者を客体として主観に取り込むことに私が同意して、他者との距離を維持することだけならば、神経衰弱者にも可能なことである。交流し、世界に関心を惹きつける可能性は、事実、弁証法的交互性と距離をおく空間性を前提にしている。

神経衰弱者にはまさにこの弁証法とこの距離が欠けている。彼らは、侵入してくる不安に満たされていて、彼らの偶発性を受容することができず、世俗社会に共存するために、他者のまなざしの中に見出す自分のイメージに彼らは気づくべきであるが、彼らはこのイメージの中で自分であるために他者と、そして世界を対比する機会を失っている。自分の身体である可能性を失い、現実に異議申し立てをすることによって他者に立ち向かい身体を確立していく可能性を失って、神経衰弱者は、他者と自分の結びつきを維持している自分の身体像イメージで我慢している。だが、彼らは不透明性、物質性および非浸透性の中でしか、すなわち受動性と苦痛の中でしか生きられない。

しかしながら、他者の存在を自分の他者性として弁証法的に理解しなかったなら、他者と彼らの関係、さらには現実との関係もまた、彼らの諸体験のように幻想的でイデオロギー的にならざるを得ない。欠落した自発性、身体との弁証法の欠落、ミンコフスキーが語る[15]非現実的現実と現実的現実という二つの外観の中で暮らすことができないこと、これらは彼らを具体的世界に一致しない難解で抽象的な現実と暮らすように導く。それは一つの個人的現実であり、そこでは症状は見かけ上の弁証法であるだけのゲームであり、同時に作られた出来事である。それは、この状態が異議申し立てすることができない自己というイデオロギー的制約の内に閉じたままになるからである。したがって、他者の介入は同情、憐憫や哀れみの様式を越えることはできない。一方、現実的関係の唯一の前提である相互性を完全に欠落して、替わりの何も望めずに他人の好意に屈している人間が持つ距離を維持している。このように神経衰弱者は、自分の体験の媒介としての身体[16]（メルロ＝ポンティがいう世界内存在の媒介）を通じて他者と生きることができない。だが、イメージ化された身体（それは身体を受け入れなかったことを彼らが意識するように強いている）を通じて他者と生きる。それは、体験の身体心理的な全体から離れているために、身体の物質性の中でのみ生かされ、重苦しく苦痛であり病んだ身体として生きることになる、イメージ化された身体である。

しかし、神経衰弱者と彼らの身体の間のこうした多義的位置関係、および彼らに自己受容を促しつづける不安が増減する見かけのイメージへのこうした反映は、神経衰弱者だけの現象だとは言えない。イデオロギー的になることは、自分の体験レベルを拒否するときに、私たちの文化における実際の苦境をもたらす。私たちの文化では社会に適応するしかない経験、すなわち疎外されたすべての経験はすでに図式化されていることを人々は知っているのだから。

ジュラード、シドニー、およびセコードの興味深い論文[17]は、神経衰弱に関連する身体イデオロギー概念も、私たちの社会生活によって示されるイデオロギーと文化図式の権限およびすべての体験の権限をも同時に明らかにしているように思われる。

この著者たちは、面接した少女たちが自分の身体と暮らす満足度の特徴を示す研究を女性団体に提示した。言い換えれば、彼女たちは自分の身体サイズにいかに満足しているか、自分の体への判断と考えられる理想の身体測定値の評価は何なのかということである。とりわけ明確な調査結果は三つの質問に対する回答である。それを、著者たちは明らかにした。（1）面接した少女たちの大部分は全般的に十分自分の身体（スリーサイズ、身長、体重、横幅、肩幅など）に満足していた。だが、大部分の人が胸についてさらに上位のサイズに憧れていたことを除いてのことである。（2）すべての少女たちが身体のさまざまな部分のサイズを正確に知っていた。（3）彼女たちは自分の身体の満足について多かれ少なかれ理想のイメージの自己像に触れていた。

こうして自分の身体（面接したすべての人がすでに自分の身体のさまざまな正確なサイズを知っていた）に相当高い関心がもたれ、胸の小ささに耐え、現実のサイズとは明らかに一致しない理想の身体像に絶えず関心を持ちつづけていた。

私がすでに報告して、ヤスパース[18]がそれ自体で異常であると規定した自分の身体に対する関心の水準に関する考察は除いて（ヤスパースも、精神病理的特徴を定義することはせずに一般的態度の図式として確認することに自制していた）、私たちの分析に関心を持ちうる範囲で、自我と自己の身体との関係から、暮らしている生活文化図式によって示される理想的身体像を無視することは困難であると結論づけられる。身体体験がすでに多様な自分の身体組織に対して虚弱になっている個人は、異議申し立てのために他者と向き会ったとき、彼らの不安がこれまで安らいできた没個性的な風土の中に適応して誘いこむ理想モデルの世界に取り込まれた状態になる。これは人間が暮らす社会文化的モデルは、一つの身体や個人として他者を前にした自分を構成するときに、援助することよりも、彼らの身体体験の虚弱性をより大きな危険に曝すことを意味している。欺かれた社会生活に対して唯一の真実でかつ有効なものである理想的提案が、現実の人間から隔たるほど、そして「人間関係の中で生き、具体化する人間、正しくまた誤りうる人の思考、人の行動、人の現実目標」[19]から離れれば離れるほど、自分の事実性を受け入れることはこうした人間にとって一層困難になる。彼らは苦しみを減らし、恐れている死を自分から遠ざけるために、神経症的妥協によって具体化された幻想に基づいて、他者に困惑して自分自身から遠ざかろうとするだろう。

ここで精神医学の分野、さらに詳しくは社会学、人類学、さらには教養主義の領域にある無限の問題の核心に迫ることが必要なわけではない。先行する神経衰弱に関する解釈を支持するいくつかの論点を特定することで十分だろう。

（1）神経衰弱者の混乱は、没個性的な誤った関係の結果であり、器質的基盤の変質であると考えられたが、しかしこの中で変質して現れるものも、とにかく身体体験の一つである。言い換えれば、身体を通じて人間が他者を体験するとき、他者から距離を取るべきだということである。しかし、人間がある種の社会関係の総体としての身体であるならば、神経衰弱者の人間的特徴の変質は、彼らの「社会性」の研究でより明らかになり、より理解可能になるだろう。

（2）彼らの疾患が、身体としての他者との弁証法的関係にない身体であって他者のための身体になっていることであるならば、「他者」であることの研究、神経衰弱者が異議を語らない「現実」であることの研究、こうした現実を支える実存に関するイデオロギーの研究によって、現実を耐えている神経衰弱者の立場からも彼らが暮らす現実の立場からも、変質した体験はどのようなものか私たちに明らかにできるだろう。

（3）もし神経衰弱者が、彼らの偶発性を拒否することで自分の身体というイデオロギーに関わることを強いられているならば、私たちはある種の心身の分裂を容易に理解できるようになるだろう。そして、身体イデオロギーの重圧と機能を、私たちに浸透している文化図式によって暗示されて挿入された別の体験として考慮することになるだろう。[20]

6　臨床的・病因論的考察

「神経衰弱」という用語の中に、これまで気づかれていたように、神経症者の諸々の表現が含まれている。その表現は特殊な不安状態に支えられ、疾患の悪化を示す身体とともに暮らすことによって臨床上特徴づけられる。悩みにおける不安神経症に生じる変化の代わりに、ある種の体験は、心気的態度を通じて象徴的に生きられた恐ろしい死の体験として、または、継続的畏れとして、自分の健康と身体的統合を巡る潜在的疑いの表現として現れる。神経衰弱のどの形態でもその共通点は常に不安である。この不安は人格と密接な関連を持ち、多かれ少なかれ不機嫌症への入り口となるか、また気分の変調を伴っている。この意味で、（論理的には各々分離して扱われるべき）心身症とうつ状態との間に納められた多くの状態すべてを、いわゆる心気うつ病として表現することによって明らかな内因性の状態も心因反応性と考えて、ここに集められるべきだということになる。[21] しかし、不安の身体化によって特徴づけられるこうした広範な観点から、こうした状態は身体に関連した多くの症候群に集約されて、通常別々の名称で分類することができるだろう。

おそらく、初期には好意的同意で迎えられた「神経衰弱」の用語が、同時期に多くの論争があった症候群概念でもあったのは、こうした特異的柔軟性のためであった。

実のところ、ビアードが最初に提唱した概念[22・訳注2]では、百に及ぶ症状の列挙によって、（神経細胞代謝の変化によってもたらされると考えられた）神経細胞枯渇仮説と結びついた疲弊状態の一つとして神経衰弱は考えられた。このことは、症状論的定義として正しく適切であるばかりか、病因論的解釈をも与えた。ビアードは神経衰弱の中に二つの相反する立場を認識していた。これは神経の易興奮性と虚弱性であり、これらはクルザノフスキー[23]が明確に指摘しているように科学的価値は持たない概念であった。これは当時流行していた神経系の易興奮性と消耗性に関するジョン・ブラウン（一七三五―八八）の理論の繰り返しであった。とは言え、この主題に関する諸研究は、当時ケラー[24]が主張した以下のような傾向を持っていた。すなわち「この主題に関する臨床データを、（とりわけ筋肉系のような）ある種の生物学的システムの疲弊状態について実験生理学が得たデータとの関連で扱う」ということである。その上、これは私が初めに説明した文化モデルに関連して大きな興味を抱かせた。神経衰弱の概念は、その症状の説明の中に「疲労」「消耗」「倦怠感」のイメージを利用していた――そしていまだに利用している――その疾病記載にまた戻ったのだと、ケラーは明言している。

それでも、これらすべては、今も症候ユニットとして維持されつづけている特殊な形態の歴史的外観の一部となっている。結局、厳密な定義や一義性を求めることがない便宜的な診断だからであり、また、神経衰弱を今日の神経症に対するフロイトの図式の一分枝だと考える精神分析的解釈のためでもある。

事実、フロイト[25]は一八九四年には、神経衰弱の分野を、ビアードが概念化したように考えたが、諸症候群を彼のまったく異なった完成物によって理解するようになり、単一の症候群を今日の神経症を定義している三つの形態に分解した。それは、神経衰弱、不安神経症、心気症である。私たちが知っているように、フロイトはこうした形態は傷ついた性的エネルギーによってもたらされる有害効果から派生したことを想定しており、したがって精神神経系の中にこうした形態が存在すると想定した。当時から精神分析文献における神経衰弱の位置は大きく変化したわけではないが、神経衰弱は今日の神経症の一項目としていまだに維持されている。

そうであっても、違いが残っているのは神経衰弱との関係における心気症の役割である。心気症の役割とその認識、または少なくとも神経衰弱から独立した自立的症候群としては、しばらく前から議論されてきたテーマである。さらに今ここで一つの、またはその他の解釈に関する確証根拠を取り上げることはしない。だが、初めのころや別のところで言われたのであるが、心気症はそれ自体としては一つの症候群とは考えられず、それはむしろある一つの状況であり、さらに身体体験の変質は多数の精神的症候群の中で見出される様態であると、多くの研究者がほぼ一致して結論づけたという事実が残っている。ここで、心身平衡の崩壊の表現であるこうした症候群の衰弱という現象に、人格の神経症的組織化の責任があると認識することによって、心気症は象徴的意味を強め、具体化する一つの現象および一つの様式になる。

独立の症候群としての心気症の退場によって、歴史的にはビアードの「神経衰弱」概念導入に再び戻ることになる。これによって心気症的態度はより重要な症候の一つを構成することになった。現在ではイタリアおよび諸外国の研究者は神経衰弱を独立した実体として認識しつづけているものの、多くの研究者たちは、神経衰弱をむしろ一つの素質の表現、そしてある種の態度の表現と考えて、神経症でも精神病でも精神医学のどの症候群でも見出しうるものであると考えている。だから、精神病質、心因反応、精神病、神経症それぞれの形態の病理形成的特質を持つ特殊な症候群としてある。これらは、ルフィン[26]、カーン[27]、シポワンスキー[28]、シュナイダー[29]、エイ[30]等の多くの研究者によって確認されている。一つの疾病としてではなく、一つの「状況」になる心気的な「象徴」「素質」「態度」として彼らは認識している。すなわち、神経症者が身体症状として不安を具体化する心気的状況である。

したがって、「心気複合体」の周辺で構成される体験は感覚に非常に類似した特徴ある心の状態を示す。この体験は暮らしている生活様式によって精神病的または神経症的意味に作られる。私たちが議論してきている神経衰弱の場合には、心気症は一つの様式、一つの体験であり、心気症的色合いに塗られた特殊な心の状態、心気症的意味に組織された神経症的人格の基盤になることを意味している。一般的疲労、（ビアードが彼の症候群の中心に据えた）疲弊状態は、根本的な不快感ではないだろうが、徐々に拡大して、実際にエイ[31]が鋭く語っているように、患者が自分の器官を犠牲にしながら解放されようと試みるものになる。

こうした解釈は、同一の症候群の二つの契機として、二つの形態をここで認めて精神力動のキーポイントとして認識することになる。

私たちの立場からは、以下のような特徴ある現象を示す症候学は、神経衰弱という単一のグループに属していると考えられることを新たに示すべきだろう。それは、（1）気がかり状態で漠然とした恐怖感の中で体験する身体体験の変質した様式の現象として示される不安、（2）実際にはその不透明性、物質性、重量性がなければ体験できず、体験の正常な発展を妨げることもある、身体と自我との距離の表現である衰弱、（3）身体組織における不安の組織化である心気症、である。これらは、身体化された不安が、全体の中で身体組織の変化として臨床病状に現われる植物－情動系の流動化の表現として無意識のレベルで体験される。

こうしたわけで、「神経衰弱症候群」の複数形の名称の下に、これまでに示した現象が現れる症候学のすべてをまとめることができるかもしれない。そして、心身上の発生起源がすでにわからなくなり、気分の変動が初めから重い悲哀的色調を帯びた不調になる症候群を含んだ下位分類を認めることになる。

しかし、こうしたシステム化はビーニとバッツィの提案[32]の方針を継続して維持することになる。ビーニとバッツィは彼らの概念「神経衰弱的先触れ警報 allarme neurastenico」の中に、まさに先触れ警報状態の基盤にあった症候学すべてを融かし込むことになった。そして次のようなことに決着していった――「自分の能力に向けられた疑いと、多かれ少なかれ特異化された習慣上の自分の健康への疑いという意味を多くの場合持っている、警戒心と畏れの不快な感覚。これはしばしば身体と精神に関する異常な感覚によって正当化されている」。

しかし、これまでに引用した研究者たちに人々が同意するのは、神経衰弱という現象に完全一致はしていない先触れ警報という概念についてである。先触れ警報は、文字通りの「先触れ警報《アラルメ》」という用語の意味とは異なった連続性がある体験を多くの場合伴っている。事実、先触れ警報の概念は、その定義上、新たな病状悪化によって憔悴した急性の状態であるべきだ。そして継続的警戒状態は維持できないが、ほかの方法でその特徴すなわち警報性を失うこともありうるだろう。研究者たちは彼らが選んだこの用語を、彼らの先触れ警報状態が疑いの継続によって支えられていることを認めて正当化している。しかし、これは神経衰弱者がこうした先触れ警報状態の中に置かれて、神経衰弱症候群には典型的ではない不安発作と緊張の中で過ごすであろうということを意味する。しかし、全場面を疑惑の色彩で彩り、多くの場合心気症者の自責感によって鎮まる不安が存在するのであり、発作的緊急不安状況に神経衰弱者が絶えず居合わせるわけではない。

そこで、ビーニとバッツィが神経衰弱の本来的身体構成の端緒になるべき身体体験の基盤的変質の表現と苦痛感として理解しようとした、こうした用語と折り合える場合だけ神経衰弱型神経症と先触れ警報は一致するだろう。このような場合、この用語には多少の曖昧さが生じるだろう。だが、この用語を文字通りの意味ではなく使用することを容認するべきだろう。[33]

これらについては、アングロサクソンの研究者たちが身体に関する神経症的不調を記述する表現によって確認できる。それは「健康への過剰な関心 over concern with health」であり、これは不安の身体上の局在に反比例する苦悩の存在を保持している。神経衰弱者が不安発作から防衛しようとすればするほど、また、症状を通じて（神経症的な自己に関係する）自分の身体に責任を持たせながら妥協化に成功すればするほど、侵入してくる不安の役割は低下していくことになる。この中で神経衰弱者は、他者との結びつきを維持するために支払うべき彼らの見返りを象徴するこの「疾患」を通じて、人間関係が可能な人生を見出したのだ。

神経衰弱者の不安は常に「現実的不安」の制約を受けていて、本来の「現実感を消失した不安」を伴う「不安神経症」によって容易に混乱するとは思えない。したがって不安神経症に別の用語を作って区別する必要もないだろう。神経衰弱者は事実、人格全体に浸透している身体に関連する曖昧で定義しがたい不安状態で特徴づけられる。先触れ警報はある場合には、心気症状況の身体組織化の中で身体に責任を押しつけると同時に、症候群の緊急脱出口を代表することになる。時には逆に、先触れ警報は自己価値低下感を伴いながら、持続する潜在的懐疑と不信の感覚と漠然とした不快感を抱かせるだろう。そして神経衰弱者が徐々に身体に関心を向けるようになるこの漠然とした不快感は、この不快感を定義しようとする圧力を受け、名称と原因とを見出そうとする。そして彼らの定義しがたい憂慮すべき側面を目の前に露出させてこの不快感を具体化させようとして、ついには症状や不調と浸透してくる不安感を明確化することを通じて正当化できる、一つの仮定された身体的器質疾患の中にこの不快感を同一化することになる。

こうして、神経症者が自分の神経症と生きる様式に接してみると、自分の身体に責任を負わせながら彼らを支配する不安の重圧から自由になるために、当面、神経衰弱者が行う妥協が心気症であると結論づけることができるだろう。

サリヴァンの対人関係論[34]は、この主題についてある種の類似した解釈を与えているように思われる。それは、対人関係を持つことの不自由さ、さらに非難と懲罰の予感と懸念によって保たれる不自由さを、神経衰弱の症候学の中で認識することになるからである。結局、すべてが、（自我と身体の関係、身体と他者との関係として私が説明してきた）自我の弁証法的可能性を壊す他者の対象となることへの恐怖というわけではないだろう。事実、サリヴァンは心気的態度の中に自己肯定感が欠けていることを見出している（ここで、自分の事実性の拒否または、自我と私との調和した関係に不可欠である自己愛段階の発達の欠落に立ち戻るべきだろう）。この欠落に伴う不安はまさに症状に象徴される代償行動の領域に導かれていく。

さて、生物学的用語で語るなら、（こうした場合に神経衰弱性心因反応が始まることを自覚する）個人を自分の身体的偶発性への内省に導く植物－情動系の初期の一過性不均衡は、一定の様式の中で衰弱していくことになり、そして、以前にセネストパチー（体感症）と定義されていた、心気症状況を生み出す肥沃な大地である病的状態に構造化される。

しかし、神経衰弱者の不安は、本能－情動的生命を取り戻させる概念である体感《ツェネステーシ》と関係していて、ジロー[35]が語っているように「存在感覚……心身について全面的に生命として体験されるもの」と表現できる。このように、体感は色濃く胸腺体質を帯びているが、その多くは生命感覚であって、特に全身の内部刺激および末梢感覚の広がりを通常規制している身体感覚（体感 Leibgefühl）と考えられる。中枢性植物神経の変質が体感の平衡を壊すとき、全般的不健康状態を引き起こしながら、そこに末梢の諸感覚が加わり出す。この感覚は、中枢支配が欠落しているために正常な連続性は見られないものの、想定された疾患に向けて器官を変えながらも一歩一歩神経症的に仕上げられていく。

問題の核心には触れていないが、間脳－大脳皮質系によって支配され、結果的に本能情動系に結合した人体の植物機能として、変質した機能の中で神経症的入念さが浮かび上がってくるだろう。この入念さはセネストパチーとして始まるが、心気的状況にある身体に対する基盤であり、神経衰弱的精神神経症の臨床現象と考えられるだろう。

要するに、修飾された体感、すなわち発生的・有機体的領域としてのセネストパチーは、変質した植物機能の表現である。植物機能が主要な役割を果たしている神経衰弱症候群の中で、まさに変質した植物的イメージとしても、変質した身体体験としても変質した植物機能は定義化できる統一的イメージの中で形成されるだろう。

こうした生来的な身体体験の変質は、多くの研究者が賛同しているように[36]、身体図式の歪みとは関連しないと思われる。この身体図式の歪みという概念は、精神医学的特徴を持つ症状としてよりは、（神経装置の損傷としてうまく記述できる）神経学的症状に非常にうまく適合している。多くの曖昧さを伴うこうした身体体験の閉じ込めは、（たとえ、シルダー[37・訳注3]によって提案された心理学的発達の導入によってある限定内で変更可能であったとしても）、既定の図式の中で、身体図式を構成している変動部分を制約し、限定し、区分して、科学性が求める要請を一方では満たすことができている。しかし、継続的に弁証法的であるべきであり、同時に全体を補う現実を弁証法的にするべき身体経験に沿った類似の概念を保持することができないこの想定された科学性こそがこの概念なのである。神経衰弱における身体図式の歪みについて語ることは、誰もがそう思うように、身体症候学におけるこの種のイデオロギー的解釈経験を精神医学部門からは排除することになると思われる。変質したと想定される身体図式は神経衰弱者が暮らす現実から離れ、分離しているという意味で、このように考えられるだろう。

私たちはここでいくつかの区別された特徴を明確化するために、一度立ち止まることが必要である。

第一に、私たちの神経衰弱研究の限界を強調することである。神経衰弱は神経症の一部なのであり、したがって明白な精神病質由来の状態に関連する形態はすべて排除されている。このことから私たちはヘフナー[38]の明確な区別を再確認することになる。彼はすでに神経症的表現と精神病質の外観とに言及していた。それは神経症的表現という概念の中で、特徴的な内面的動揺の存在を植物‐情動性などの生物学用語によって、また不安、衰弱、心気症状の受容で生じる身体表現で現れる、葛藤状況の根拠としての精神力動的用語によって明らかにするためである。だが、精神病質の特色を持った神経衰弱と精神衰弱の存在は、全体としての精神病質の様式に初めから身体が根づいている根拠である。すなわち、なんとしても維持すべき外観、実存の一貫性に一致しない行為（すなわち体験の可能性）をそこに感じられない外観、これらの後ろで身体経験が守られていて、柔軟性の欠如と身体が持つ全体性のために体験とは一致できない身体のことである。精神病質的在り方の様式として衰弱に変換される修飾された身体体験は、身体体験（Erlebnis）の壊れやすさを経験することが持続的に不可能な自分の身体を受容できない状態の表現にはならないだろう。むしろ、これは、身体的妥協に代わって発作性に生じる闘争行動によって具体化される防衛的緊張になるからである。

したがって、神経症性神経衰弱の分野から削られるのは次のような状態である――（1）神経衰弱者の不調が人格形成とともに始まり実存的主題を代表している、モンタシュが言ういわゆる「体質性神経衰弱群[39]」、（2）心気症的表現の中には凍結されない衰弱症候を示し、不安定な人格に起こる急速な反応過程を示すが、神経症的身体化は行われていない「心因反応群」、（3）神経症群に加えることができない心身医学における神経衰弱型不調群、いわゆる性的神経衰弱、オーバン[40]が記述した消化器衰弱と泌尿器肛門性器衰弱、ガンツ[41]が記述した胃衰弱と偏頭痛。

こうして臨床上、神経衰弱型神経症の状態は三つの現象に区分できるだろう。

（1） 不安《アンシア》。それは内的異常状態の警報を表していて、身体体験の自発性が欠如する中で自分の体験と自己を受け入れられなくなった状態である。この不安は臨床上、懐疑とためらいによって曖昧で多義的な状態の中で明らかになる。

（2） 衰弱《アステニア》。身体体験が壊れた状態の表現であり、精神的にも物理的にも持続的疲労現象として、不信感と落胆の一般状態そして不完全で無視された感覚を示している。さらに不快感と結合して、セネストパチー状況に身体化される発端を与える身体という牢獄の中にこの不快感は拡散していく。類似した不便と無力感の状態は、侵入する不安の重圧から神経衰弱者を自由にしてくれる解決策へと彼らを向かわせるだろう。

（3） したがって、神経衰弱者が自分の内外の不自由を自分自身ではない自分の身体に移し替えることで自分に見出した苦境からの自由を望むことが、心気症の中で生じる。なぜなら、他者を前にしてこの身体を自慢はできないし、この身体は、時には症状、時には他者の中に持続しえない不安、不自由、恐怖を具体化し、凝縮する客体と考えられるからである。神経衰弱者の心気症的症状が実現するとき、こうした不安が一時的に和らげられる。神経衰弱者の立場を受け入れれば、とりわけ彼らの疾患の周囲に発展した諸々の関係の中の生活を神経衰弱者に他者との関係で明確にして、引き受ける役割、すなわち「病人」役割を決定的に認めることになる。

神経衰弱者が体験するこうした現象を通じて象徴的に現れるのは、死の恐怖である。しかし、神経衰弱者の人格すべてに侵入する不安な恐怖感覚で素朴な事実を認識すること、人間の存在様式と「恐れるヒト《ホモ・ティメンス》」としての人間の存在様式、そして人生の最後に対する恐怖の中で認識を割り出していくことは、その意味を理解するために十分であると思えない。神経衰弱者の恐怖を疾病恐怖的態度として把握し定義することは、私たちがそれらの態度を洞察すること、現象としてこれらを理解することを助けはしない。

人間が死を（すなわちサルトルが語る「出生と死における自己同一性」として）自分の事実性と自分のテーマとして自らの中に抱えているということは、疑う余地がない事実である。ハイデガーは「死のために生きる」と語っている。それはもし実際にそのために生きられる死が「私たちの」ものではなくともそうであろう（死は私の存在の存在論的構造のすべてではない、少なくとも生きる中で死を迎える他者があるのであり[42]〔…〕、そして私が死に出会い恐れるのは他者を通じてであるという主張をサルトルは述べている）。しかし、分析から残されることは、類似の体験が彼に生じさせる不安を回避するメカニズムを見出すために、人間が他者の死であっても死といかにして生きてきたかということである。

この意味で、ラントゥリ・ローラ[43]の著作は、私たちがここでどのくらい分析するべきかをはっきりさせてくれる。死に関連する問題について、死が真実ではないことを彼は認めており（それはハイデガーのいう非人称の「それsi」または非人称の日常性である）、人間が死との苦しい出会いをするときに、一連の儀式を通じて自分には関連がないことだと見なしてくれる「親しい故人への最後の義務」を助ける真実ではないものであると認めている。それを通じて死を組織するこれら制度《イスティトゥツィオーネ》のすべて（葬儀、遺体安置所、葬儀チャペル、新聞死亡記事……）は、このような死に真実ではないものを与えることを認める儀式であるだけではなく、私たちが私たちの人生最期のときの不安が侵入してくることを避けて死を考えることを認めている。

やがて起こりうる死に対して不安を抱きながら、症状という象徴的具体化によってやりすごして自己欺瞞的態度[44]（これは受動的ではないが受容するわけではない他者によって示される日常的態度にすぎない）を演じる神経衰弱者の立場についてここで述べよう。多くの不安に満ちた体験による危機の中で、自らの実存の継続性に確信を持つ唯一の経験がまさに症状化である。この場合、神経衰弱者が共に生きている症状は、本来の死の経験を日常性の中で隠している葬儀、儀式との連絡係にすぎない。不安の重圧を現代風に考えつづけるこうした経験を前にして、神経衰弱者はこの不安と生きるためにこれを克服しようとし、彼の不安発生力を幾分和らげる儀式や慣習によって不安を隠して、支配可能な経験に不安を変えようとする。

このように、もし神経衰弱者が、暮らしの生計を維持するために不可欠な妥協である症状を通じて他者と共生できるとすれば、それは常に、彼らがイデオロギー的な死との共存を試みる妥協としての症状を通してである。それは、こうした個別体験の本質的状況を彼らから包み隠す葬儀として死を考えることと同じである。

7　結　論

ホリングスヘッドとレドリッヒは、最近イタリア語訳が出版された彼らの著作[45]で、神経症問題について、「私たちの立場を、神経症という用語を患者ばかりか治療者も含めた人々の一つの気質の状態に触れるときに参照する立場として考えてみよう。おそらく、この用語は治療者の社会的地位にも患者のそれにも関連したものになるだろう」と主張して、さらに「診断というものは多様な要因の由来によって条件づけられている。患者の体験、医師の体験と方法、そして環境の社会的価値もまたその一つである。神経症は患者、医師を含み、共同体の社会構造における患者の社会的地位を含む社会的相互作用の結果である」と述べている。

こうしてこの著者たちの結論の中で、フロムやホーナイの新フロイト主義的解釈でもあるのだが、始まりは違っていても彼らの継続的発展の下で、彼らの判断は神経症に責任がある社会的現実に結びつけた結論を引き出している。〔ホリングスヘッドらの著書のイタリア語翻訳者である〕ジェルビスはこの翻訳の序文で、この研究は「家族と医師とともに病人の日常生活展望の中で、抽象的で不変である精神的力動にのみ応じているわけではなく、各々のドラマがある登場人物の生活様式とイデオロギー」に方向づけられていると語っている。

多様な現象に接近可能で、精神疾患に影響を与える社会・経済・文化的要因を同時に考察できる学際的研究が必要であることは明らかだろう。もし「問いを発する研究学説の多義性に気を配り、問いと問われる人のすべてが一体になるのであれば」[46]、こうした意味の研究は困難ではあっても実り多いものになるだろう。

ホリングスヘッドとレドリッヒが、すべての疾患体験に対する価値図式の存在をどの程度肯定したかを、細かく調べることはこれで止めることにしたい。

神経症者の場合、特に神経衰弱者の場合は、暮らしの不安状況に一時的な沈静化を見出す心気症メカニズムの中でこの価値図式が明らかになるようだ。共生を維持している神経症者にとって残された唯一の可能性と考えられるこの心気症的妥協は、実際、裏に隠れた事実の証明だと考えられる。この事実とは、この疾患が他者によって受け入れられた価値図式に属しているべきであり、さもなければ、神経衰弱者は通常代償されるやり方では症状に代償させることができないだろうということだ。このことは次のことを意味する。矛盾した文化条件を前にした不適応（これをカレン・ホーナイ[47]は神経症の不調の一般的発生基盤であると考えた）は、社会的価値が危機に見舞われているという非難としてよりは、社会的意義への欺瞞（病んだ身体というイデオロギーすなわち身体疾患であること）であることを通じて、容易に社会から受け入れられているということである。したがって、明らかに人間やその具体的人生に合致していない現実が支えられているイデオロギーの議論の中に置かれることよりも、神経症者には病気として考えられることが好まれる（こうした意味で神経症者は彼らの症状によって受容されていると感じている）。

その上、支配的イデオロギーの文化的価値観との結びつきは、「外傷後」神経衰弱の形態の中に明らかに見出される。これはしばしば不安の具体化を助け、発作性興奮状態にさせ、外傷に関する症状群は完全に回復したと医師が保証したにもかかわらず、外傷を受けた部位に局在した衰弱感や痛覚をもたらす。こうした場合に悪化や変質をもたらすものは次のようなイメージを持つ。外傷によって変質した「生命中枢の入れ物」である「脳」と「頭部」の貯蔵庫というイメージ、（彼らにできないことの中に実際には彼らの不能の効果を決定しつづける信頼システムが存在しているのだが）彼らの「脳物質」は、彼らの脆弱性のためにとても重い発作から無事ではありえないというイメージ。

こうした意味で、神経衰弱者はイメージの病人であり、自己身体イメージの病人である。この意味で彼らは、身体イデオロギーと他者イデオロギー（すなわちそれらは社会の支配的イデオロギーである）と共に暮らすイデオロギー的病人と定義できるだろう。そして、他者と世界への異議申し立ての不可能性に直面して不安の中に構造化されて、自分の身体と他者と世界を退行的に幻想的に体験するように強いられている。

こうして、厳密な疾病学の観点からは、この問題が適正に扱われていなかったことがわかる。

実際には、この神経衰弱形態の病因論およびその臨床概要が詳細に検討され記述されたビーニとバッツィ[48]の神経症に関する著書以後、イタリアの文献では議論すべき、また見るべき論文は少ない。こうした観点から疾患の実体を対比させた新たなシステムを構築しようとしなければ、こうしたことすべてが現代精神医学の関心から外れてしまうだろう。しかし、症状化された彼らの自由の中で神経衰弱現象に既存の疾病分類を越えて接近することを望んでこれまで記述したことからは、私たちが前述してきた多様性を失った体系の新たな牙城の中に現象を閉じ込めてしまう、ある種の疾病学的結論に至ることは妨げられるだろう。

だからこそ、厳密な疾病学的特徴の解明がここでは欠落していることは、ここできちんと考察すべきである。この意味からはビーニとバッツィの分類はこうした観点から価値があるように思われる。神経衰弱性神経症の研究はこうして展開されたことと同様に、逆にこの存在様式を特徴づける現象の理解を明確化することができるかもしれないと考えられた。すなわちそれは、自分の事実性を受容することの欠落の表現である不安としてであり、自分の物質性、重苦しさ、不明確さの中でのみ過ごす自己身体を克服することが欠落した状態の表現である神経衰弱としてであり、神経衰弱者がそれによって共存を維持している妥協をまさに既存の様式の中で経験する心気症としてである。

社会文化的水準における研究機会の兆しは、新たなイデオロギーを構築する危険を避けるために、科学システムが相互批判する学際的な交流の中で研究を方向づけることの中にしかない。

カール・マンハイム[49]はこの主題を次のように述べて私たちに警告している。

多様な人間科学はその個別性の中にあって規範的経験認識を越えることはない。しかし、こうした規範も研究の対象と考えられ、科学の具体的あり方から独立した固有な問題を形成する。［…］しかし、研究者が規範の伝統によって教えられている専門研究の境界を踏み越えないことを自負しようとも、彼ら研究者は前提に問題を抱えた議論に対する防衛の物差しにすぎないものを徳目に高めているだけなのだ。

第6章　身体と施設
——施設精神医学の課題に関する人類学的、精神病理学的考察

ここで私が始めようと考えている話題は避難所《アジール》の告発や裁判を望んでのことではない。そうすることはここでは場違いだろう。私は現代の精神科医が気づき、有効性の視点からも科学的視点からも問題に直面している状況を指摘したいのである。本日の話題が挑発的なものになったにしても、長い間人々が無視しつづけてきた諸問題に誠実に焦点を当てた見解を、私は明らかにしたい。

私たちの収容所精神医学《プシキアトリア・アジラーレ》の現況は、精神を病む人《マラート・メンターレ》に関与するよりも、疾患のイデオロギー的研究に貢献してきた科学による成果の具体的表現であると考えられる。この意味で、私たちの施設におけるいわゆる「慢性患者《クローニコ》」の現実は、精神医学とその本来の研究目的であるべき対象に、もはや修復不能な断絶があることを明らかにしている。したがって、私たちがこの問題をより一般的表現でここで報告することを認められるのも、同様に収容所精神医学の破綻した状況そのものの下においてである。実際に精神を病む人が私たちの収容所にいることから出発して、教条的抽象概念として構成されていて、病人の身体に負担を負わせてきた科学の責任を一歩一歩明らかにし、私自身の仮説の検証を行うことをここで試みよう。

私は今回のテーマとして、精神科施設における身体について、人類学的視点と精神病理学的視点との双方から

接近することにしたい。それは、純粋に病院組織の公式の様式として生まれたが、次第に病人が組み込まれた状態になって、疾患そのものの表現になってしまった施設化の様相を割り出すためである。

ここで一般的ないくつかの前提が必要である。

医学においては、医師《メディコ》と患者《パツィエンテ》の出会いは、病人自身の身体を通じて行われる。治療のために医師に提供されるこの病んだ身体は、こうした身体の取り上げ方に内在する主体的関与と様式のすべてを伴う「生きてきた身体」でも「自分自身の身体」でもなく、医師には、この身体は単なる物質であり、不透明であり、客体であると考えられる。医師に診察される身体が身体に生命と意味を与える個別的主体に属していることは、ここで始まる関係の目的の範囲外にある。病んだ身体を考えるとは言え、〔医師も患者も〕主体はまるである距離を保持しつづけるように、この特殊な関係では考慮されない。こうした意味で、医師と病人の出会いは研究の客体として、すなわち関係の第二の極として提供される解剖学的身体を通じて成り立っている。したがって、ある主体が他者を客体化するときに同時にその主体が客体化されるという現実の出会いにはならずに、診察する人の対象になる出会いを越えた代替《オルタナティブ》的な選択肢が与えられることのない主体と身体の出会いになる。しかしながら、こうした関係の目的であり、同時に重大なときに意味を与える主体に関するこの最終的な出会いについて、私は違和感を抱いている。

対人関係についてこうしたかたちで明らかになる客体化された特質は、当然、研究の目的を客体としての人間に置いてきた科学の実証主義的原理に直接結びついている。

今日、精神医学における出会いに話題を移してみると、私たちが他の病人と同様に精神を病む人を考えるように努めたとしても、身体を病む人に生じるような「身体」に生じる出会いはありえない。それでは医師と精神を病む人の関係はいかなる水準で成り立つのだろうか？

病人が臨床医によって議論されるように、臨床医が病人によって討議される状態になる相互性が現実的出会いには想定されるべきである。理論上、精神力動的接近は同じような相互関係を想定するべきだろう。とにかく、たとえ精神力動的接近法が精神を病む人との現実的出会い〔の条件〕を満たしているとしても、この出会いは精神科医と彼の患者の間のある種の慣習的関係であることを支持するにすぎない。長時間の個人精神療法が認められている少数の隔絶した事例を除いて、精神科医と精神を病む人の関係の一般状況は、それらとまったく異なったものである。

このことについて、否定的な二つの可能性だけが主題として考えられる。その出会いが完全に成り立たない場合か、または病んでいることが想定される身体を通じて実現する出会いであって、前省察的特徴がある客観性を持つ行為を行い、これによって出会いを行う場合である。現実による検証が必要なこの仮説の制約の中で似た出会いが行われるかぎり、このような出来事も受け入れ可能になるかもしれない。しかし、ここで生じることは、この第一の仮説を即座に検証する必要がない事実として受け入れることである。それは、この仮説に合わせることであり、医師の病人との客体化された関係の典型であり、医師のために考案された施設《イスティトゥツィオーネ》・制度の典型である。病んだ身体を精神科医と精神科患者の出会いの基礎として想定することは、精神科患者を保護しているすべての施設が基盤を置いている客体化する役割を与えることを意味している。客体化する接近法のこの特殊な形態は、ついには病人自身の判断に影響を与えるようになり、こうした過程を通じて、病んだ身体として精神科医と施設によってまさに生かされているような在り方で病人は生きるしかなくなっていく。

これは、未知の疾患を治療し、病因と病態生理を見出すために生まれ、彼らのイメージと類似性から病人を見出した、この科学と施設の矛盾した行為である。これらはついには彼らの治療行為が基盤を置く方法を正当化し、保証することになった。精神疾患はこうして徐々に精神科施設内のものに変わっていき、精神科施設は病んだ状態になり、施設の基準に基づいて構築され、その原理の正当性を保証し出す。そして収容所組織の規範に完全一致していることが明らかにされ、病人は次第に被収容者になる。このことはすでにこれまでの収容所生活の実例によって十分に分析されてきた。その分析は、ゴッフマンが名づけた「精神的降格」と没個性化との水準を正確に知るためであったが、これらは〔収容所の〕病院化の時代の後も〔病人を〕被収容者のままに残した。

こうしたことがあっても、精神を病む人が病気であることを人々は否定しようとはしない。だが、精神科施設解体運動に向き合ってきた体験から、彼ら病人はこれまで精神科医と施設が考えていたものとは大きくかけ離れていたことが明らかになっている。ラベルを貼られた症状の多くがそれと固く結合していた施設構造が消えていく中で目立たなくなり、拘禁による産物と考えられるのか、疾患に伴う中核症状であると考えられるかを区別する作業が、徐々にだが行われる必要が出てきた。驚くことに、こうした区別の努力の後に、明らかな症状群が少数残ったものの、こうしたタイプを組織化することを正当化するほどではなかった。このことは私たちが精神医学的発想すべてを後方視的に点検することの根拠になっている。

こうした包括的な把握から考えると、抗精神病薬の発見が相対的にその後のことであり、このときから精神医学の新たな発想を形成することが可能になったとされることに異議を唱えるべきかもしれない。そして精神医学を訴えることは不合理だと考えることにも異議を唱えるべきかもしれない。行ったことおよびどんな方法であれ対処しなかったことに精神医学は責任を取るべきだからである。だが、こうした抗議は部分的にしか正しくはない。薬学上の発見が、施設が病人に強いた関係の中で病人の反応を修正したにしても、関係それ自体を修正する機能はなかった。この関係は病人に対して常に施設の活動に従順な客体にさせる力を保持しつづけている。施設は向精神薬を共犯関係にある新たな要素と見なしている。それは向精神薬が病人を無害にし、かつ攻撃的でなくなることを助けたからである（似た観点からは、ラッセル・バートンによって施設神経症として論じられた）。向精神薬は、その使用法と限界を、精神医学がすでにわかっている評価方法の中で利用されているだけで、精神疾患問題の根本的解決ではなかった。メリットがあったとすれば、精神科医が賞賛することはなかったものの、これは病人の症状の向こうに現実に生きた人間を見出したこと、すなわち彼らのリハビリテーションには自覚と苦悩を伴うすべての特色を持った修復行為を必要としていたことである。

この点で、医師と病人の関係における客体化された在り方は、しばしば患者を前にした医師の無力な立場を思い起こさせたということを指摘できるだろう。医師がこの問題を解決できるかぎり、また混乱した人に直面できると感じ治療できると感じるかぎり、病人との関係は、再び関与していることを感じ、人間的に存在していると感じられる生きた関係になるだろう。しかし、私たちが病人と精神疾患を前にしてなすすべがないことを見出すとき、患者は私たち医師の眼からは、共通言語を持てず、接近の可能性を持てない不快な対象になる。

精神を病む人と接する精神科医の立場は、病んだ身体として病人を考察する試みの中で医師の視点から客体化されて「彼らは理解できない」という証言の場に立ち会うことになる。しかし、一方では身体を保持する唯一の可能性として施設との一体化を強いられている病人がおり、他方では、無力であることを証言する人とその証言能力を否定しようと無意識に願う精神科医がいる。その上、病人と純粋に客体的な関係を設定するとき、それは医師の主体性が不可避的に消失した明白な証拠になるだろう。「物象化《コジフィカツィオーネ》」と類似した過程が唯一の方法なのではない。病人の物象化は相互的にみれば医師の物象化である。医師はこの疎外された接近の中で、自分の身体を通じた主体であるべき関与を経験できず実現できない。病人の現実的対象化によって明確になる自らの限界を医師は病人に投影して閉じた圏域を形成することになるだろう。こうした過程がどこから始まるのか明確にすることをせずに、この対象化は両者の関係の両極〔医師と病人〕を無効化している。

ビンスワンガーは、心理学で受け入れられている対立する二つの道筋をすでに指摘していた。

第一は、私たち自身からは疎遠になり、理論的着想、観察、調査、現実の人間の分解をもたらすが、そのイメージ（反射や機能の複合体、器官などの形態をもった）を科学的に構築することを展望している方法。第二は、私たち自身を客観化する方法による心理学的分析によらずに、また私たちの個人的心理特性を客観化する性格学的分析も行わずに、人類学的手法で実施する方法。

精神医学がこの第一の道筋との連携を維持したいと考えることは明らかである。人間が暮らす現実が不確かで矛盾に満ちているように、不確かで矛盾に満ちた方法で進むよりは、支配でき、管理できた人間のイメージを作る方がより安全だと感じていたことも明らかである。しかしこの選択は、直接的結果として、すべての矛盾を否定する図式、指標、分断を作り出し、病人は彼らのために作られたこの現実に即して暮らすことを強いられたにもかかわらず、精神科医はこの現実に巻き込まれないために撤退することさえあった。

精神を病む人の「精神的閲歴《キャリエラ・モラーレ》」の鋭い分析によって、アービング・ゴッフマンは、施設の秩序と構造の個別類型は、患者自体を援助するよりも、その閲歴を作っていることを明らかにしている。このことはもし初めに病人が自分の同一性を失っていたなら、施設とその精神医学的指標が、病人を安定させる客観的関係類型と彼らを取り巻く文化的常套句を通じて新たな同一性を構築したことを意味している。その治療目的が病んだ身体に固執する中で曖昧な施設に収容された精神を病む人は、自分自身に自分の身体としての施設を引き受けており、施設が彼らに与えた自己像の中で施設に同質化している。

寝ている間に口の中へ蛇が滑り込んだ人間に関する、東洋の寓話が伝えられている。[1] 蛇は胃の中に滑り落ち、そこに住み着いて、人間に自分の意志を押しつけた。そして人間の自由を奪った。人間は蛇任せになった。もう自分で決めることはなくなった。ある朝、人間は、蛇がもし出ていったら自分は新たに自由になれると感じた。しかし、そのとき自分の自由のためにどうしたらよいのかわからないことに気がついた――

蛇による完全な支配の下にいた長い期間に、自分の意志を蛇の意志に、自分の欲求を蛇の欲求に、自分の衝動を蛇の衝動に従わせることに彼はこのように慣れていった。そして、彼は欲求すること、何かを試みる力と、自律的に行動する能力を失った。自由の場は空虚であった。なぜならば、彼が隷属状態の中で得た新たな本質は、常に蛇に伴われていたし、暮らしに一歩一歩以前の人間的内容を取り戻すことは、彼にはもうできなかったからである。

精神を病む人の施設状況とこの寓話の類似性はまったく驚くべきものである。破壊しにきた敵に病人側から合体するという幻想的なたとえ話は、この寓話の人間が蛇に支配され破壊されたように、施設は権力的背信行為に伴われているように思えるほどである。病人はすでに自由を喪失しており、この喪失は病そのものと解釈され、施設の身体である新しい身体に即応しなければならず、より生き生きした自分らしいすべての欲求、行動、自発的憧れを否定されていた。彼らは施設のために施設の中で生きる身体となり、施設の物理構造の補完物になった。「退出前に、錠と病人がチェックされた」。これは、病棟の完全な秩序を維持するために、看護師交代時の引き継ぎ簿に継続的に記されていた語句である。鍵と錠前と格子と病人は、最低限の質的相違も区別されることもなく、看護師と医師が責任を持つ病院の調度品であった。

このような高度に客体化した状態にある人間関係は力を持つ者の権力濫用の結果でしかありえない。それは彼がゲームの規則を手の中に握っており、いくらでも思うとおりに決められるからである。それは封建的主従関係である。そこでは、理解不能な相互の言語使用によって、両方の用語の価値が検証されない関係の中で、権力のバランスが不安定化することはない。もし精神を病む人の了解不能性（incomprensibilità）が精神科医との関係の中で現れるのであれば、理解しない精神科医と同じだけ理解されない病人が生まれる。だが、もし精神科医側の正当性が前もって比較の標準であると決められているならば、精神科医は彼らの言語が唯一であると保証されて救済され、権力濫用的行動をとって病人に対して「了解不能」である役割を担うように要求するだろう。これは他の言語を話すために意思疎通が図れない戦勝国民に起こることに少し似ている。しかし、その〔戦勝国の〕言語は施行される権力法規になり、アプリオリに了解不能な戦勝国の言語は勝者に奉仕するものになる。

　収容されたとき、病人の状態は続いて生じた入院の結末と同じではなかった。しかしながら、病人とりわけ「慢性」統合失調症の人は、こうした施設に慣れるべきであるとあのブロイラーによって明言されたとき、私たちにはその言わんとすることが確信できた。この慣れること、病人がこの病院に適応するとは何を意味するのだろう？「慣れること」は「習慣にさせること」であり、習慣は「同じ行動を反復して行うことで獲得される心構え」のことである。精神医学の巨匠に予言されて、病人の施設化見習い期間にはまだ存在しない、この習慣化は何を意味するのだろうか？収容されるときに病人は、「習慣化」してこの施設生活の準備が整うまでは、のちに組織的に破壊されることになる個人的要素を持っているということを意味するのではないか？それは習慣化すること、自分のものでない新しい身体を受容する準備をすることは、自分のものでない行為と思考をうまく使うこと、適切な行動と思考をすることである。強いられた非情な生活リズムへの暴力的反応は、これが疾患の症状であると定義されることになった。こうして、病人自身が確信するようになるのは、精神科医によって熱望された「病気の自覚・病識」を持つことである。

　医師と看護長への服従と貢献ではなく、植民地的状況ではない、収容所生活の代替物は何か？それを提供されたことがない病人がすべきことは何なのか？と、私たちは自問する。病人はすでに客体として過ごした施設の身体になっている。そして完全に服従しないうちは、時折明らかに了解不能な行動化《アクティング・アウト》を通じて自分の身体、生きた身体の資格を取り戻そうとして施設に一体化することを拒否する。

　ここで、施設の世界に人類学的に接近することによって、伝統的認識方法では入院患者の特性であると見なされていたことに別の解釈を与えることができる。病人は醜悪であり、混乱していて、不作法な振る舞いを行う。こうしたことは攻撃性の徴候であるとされたが、これについて別の方法で別の世界で検討されると、（おそらく挑発行為の研究として）病人が閉じ込められていると感じる客体化から抜け出て、現状を証言する怒りの表出ということになるだろう。

だが、施設収容者には、そのすべての出来事に精神病理学的理由があり、すべての行為に対する科学的説明がある。こうして、病院入院時にはすぐ客体化されることはなかった病人を、実証科学的経験に自信を持った医師たちは病んだ身体とだけ考えてきた。そして病人はついには、公式の科学によって承認されたラベルの下に服従し拘禁された。客体化されることを拒否しつづけて、病人と考えられることに従わなかったこの身体、しかし病人の主体性の最後の表現である「妄想的諸特性」に強く結びついていた身体を客体化する可能性をわれわれに示すのが、精神病理学それ自体である。幽閉の下で作られつづけたこの妄想は、多くの可能性を持ちながらも、施設への妄想であり、もはや精神病的とは言えないだろう。

正常との境界を認め、彼自身の新たな次元にはっきりと従うようになると、病人はカルテに「環境によく適応している」「協調的」「職員に従う」と書かれるようになる。これらは受け身の患者の新しい状態として認められた状態の説明であり、そうなると患者は数としての意味でしか存在せず、この考え方の対象物にすぎなくなる。

病人が施設に入ったときに身体が変わっていくのは、寓話の蛇がぼんやりして無感覚になった人間の胃の中に滑り落ちたときと同じである。しかし、病人の身体の中で施設へ定住化していくプロセスは、他の代替法すべてをアプリオリに無効にする権力によって行われる。病人自身は自分の身体における施設のこうした物質化の原因ではありえない。なぜなら、病人の「了解不能性」を定義している科学の援助によって、心を蝕まれたそのときに病人が使い果たした代替方法すべてを組織的に否定されているからである。だから、この施設は病人に対して専制的かつ横暴に振る舞うことができる。まるで人間が他者の意思によって囚人になったかのように、人間の胃の中の蛇が振る舞うように、そして蛇はまさに知らぬ間に自由に振る舞えるように。

食人の習慣がある人もまた、闘いで勝利した敵を食べる。敵をたいらげて、敵の体を自分の体に合体するが、それは敵を消化吸収し排除するためであり、そして自分の体に敵の力を繋いでいく。

もし病人が、病院生活の中で（フッサールが言う意味で）志向性を持続する必要性を意識することで、食べることを志向していた敵を支配することに成功できるのならば、彼は施設の支配を逃れることができるだろう。共同体の志向性に基盤を置いている施設の活動はここに参入する。病人は自分の人間としての志向性を再構築していくと、彼らはこの活動に巻き込まれていると感じるようになる。この意味で、身体は一つしかなくそれが施設の身体であるという事実は、より明確な志向性を持って広く生きていく施設的身体を通じて、このような個人的諸要求が現れることを促すことになる。

精神を病む人が苦しんでいるのは、他者の進入を防いでいる自我と身体、身体と世界の間の距離の欠如についてである。未分化な共同体から自己を見出し自らの生きた身体を作り出すときにも、このあるべき距離は、自己を適応させることおよび他者や世界に立ち向かって多くの中から一つを選択することを可能にする距離である。

フッサールによれば、実際のところ、他者の知覚はある種の連結した現象として、二つの中の一つを選択することとして現れる。これはマックス・シェーラーがうまく定義しているように、前コミュニケーション状態であり、そこでは他者の志向が私の身体を通じて作用するが、それは私の志向が他者の身体を通じて作用することと同じである。これらは、この未分化な前コミュニケーション状態と、フッサールが語る「他者の所与性の可能な在り方の中で一つの自然な客体そのもの」を形作るある種の匿名の共同性に基盤を置いている。

無防備で脆弱な私の身体が他者たちと諸物の間に現れるのは、私が「人格《ペルソナ》」ある者として名乗り出るときである。このとき、自分の身体に自分の他者性としての他者の存在を認めることを可能にするのに十分な距離を、身体が他者と物から保つことが必要である。しかし、他者との接近や親密さは同居し、雑居する中で変質しないのだから、他者と生きるために、作り出した距離を保つことが必要になる。

しかし、実のところ精神を病む人が失ったのはこの距離である。この距離は、中断することなく他者にせき立てられて、すべての面で侵入される〔施設の〕雑居状態の中で放棄されていたが、彼ら自身の身体にふさわしい距離であるべきだ。すでに病的退行によって狭められていたこの空間に、組織的侵入をもたらす目的を持った施設の中で出会うのはこうした状態である。施設が収容者に強いた受動的在り方には、内的弁証法に基づいた出来事として過ごすことに彼らが同意しているわけではない。同時に病んだ人を保護し、防衛し、拘禁する可能性がある他者と共に、病んだ人が暮らし、協力しあうことに、施設は同意していない。収容者の身体はただの通過点になった。それは病棟から病棟へ物のように移される無防備な身体であった。施設にとって矛盾がなく問題もない唯一の身体を押しつけることによって、世界との弁証法的関係を持てる自分の身体を、具体的で明確に再構築する可能性を収容者の身体は奪われていた。

しかし、精神を病む人に対する施設的接近法の新たな形態の展望はどのようなものだろうか？　新たな施設はこれまでの在り方すべてと異なるべきだが、初めの目標である私的世界の防衛を目指して、苦心して病人を保護すればするほど、病人は施設によって粗雑に踏みにじられるだろうということはすでに語られている。

施設が主に組織効率と責任上の役割序列に基盤を置くかぎり、病人に保護と所属感を提供できる共同体生活を可能にする内的均質性について語ることはできないだろう。この共同体を構成している役割と要素は、一つ一つ分析的に合算されるが、最低限の均質性がある調和した総体を作り上げることはない。だが、閉鎖的カテゴリーによって細分化された諸個人のある種の序列化の中で、すなわち病院社会内部の小共同体の中で暮らす人々が生じる。それは医師、看護師、病人としてであり、それぞれの地位に置かれて、それぞれの制約された役割の中に置かれた人々である。

だから、高度に反治療的な共同体は、巨大な箱であることに固執して、一人で暮らせない多くの身体でここを埋め尽くし、その身体のいくつかがここに縋りつき、ここのやり方で生きるようになることを期待していた。そしてその対象は統合失調症、躁うつ病、ヒステリーなどとされた。こうして最終的に「物象化された」。

精神科医が明確な立場を示すべき事態が、われわれの視線によってこのように物象化された病人を前にして生まれている。伝統的精神医学が病人に提供した、ラベル化された諸症状と病人であることを組み込んだ判断指標を受け入れれば、この「物象化」の過程に病人を加担させて、病人の役割が彼ら自身に要求する関係、すなわち奴隷と主人の距離を作る明らかな権威的ヒエラルキー関係を病人に与えることになる。しかし、このように病人に接近するのなら、彼らの違いを認めたこの判断指標によって何がもたらされたかを理解することをまず初めに研究すべきだろう。

このことは、精神科医にとって代替的な解決法は二つの中で揺れ動くことを意味している。一つは疾患へのイデオロギー的理解であり（それは前もって定められている一つの症状図式で、多様な症状を整理することによって得られた厳密な診断を構成することによっている）、二つ目は、疾患分類で評価されてもされなくてもその中で精神を病む人に接近することである。

前者の場合は、私たちは情報処理センターのカルテ管理係の役割をもう一度受け入れることになるだろう。後者の場合は、私たち精神科医は一度も経験したことがない役割、および、可能なかぎり与えられたカテゴリーとしての疾患を括弧に入れた次元で病人と同列になる役割を追求し出すだろう。

したがって、精神科治療共同体の治療のための施設は、必然的に疾患への判断停止が行われたプラグマティズム的風土の中で生まれた。それは、すべての分類に先だって、病人と彼らの活動様式を知りはじめることを可能にさせる同質性の基礎を再構築したいと思ってのことであった。（高度に序列化された社会においてこれが可能であるかもしれないが）ヒエラルキー構造を自主的になくすことは、すべての共同体住民を同質化する傾向を生み出すだろう。この同質化は、（フッサールが語るように）コミュニケーションに先行する未分化な初期社会に一致しうる同質化であり、共同体社会全員の身体がそこに現れうる場である。（病人、看護師、医師等と）すべての役割が固定されている「物象化」の水準が病人に自由をもたらし、同様に看護師と医師も自由にさせる意図的相互作用を要請しているという事実によって、状況の相互性は生まれる。医師と看護師は病人に自分たちが所有する自由を与えるわけではないが、病人を通じて自分の自由を見出すべきであり、それは、病人が医師と看護師を通じて、さらに意図的に治療施設化した施設を通じて自由を見出していくことと同様である。

友人のアメリカの心理学者、アーリング・エンと私たちはドイツの精神医学者シュトラウスの観点でこの問題について共同作業を行っている。エンは私の考え方と一致した地域〔共同体〕精神医学の意義に関する解釈を提案している。共同体は単純に「私たちが相互的に出会うときに現れる細分された経験の直接的感覚である。したがって直接把握される了解（comprensione）である」とエンは考えている。これはすべての分類カテゴリーに優先する最初の状況として彼が私たちに直接報告したことである。

この状況が、共存するという事実によって直接生まれる共同意識と前内省的結びつきを構築するだろう。精神を病む人が客体的身体としてだけ扱われるかぎり、彼らはこうした共同意識からは離れて、私のこの講演の冒頭の部分で触れた分析結果をもたらすだろう。

今日、状況を転覆するために、治療的であることを望む施設ならば、「その中で身体と共同体が共存する一つの共同意識」を伴うべきだ。エンも支持しているが、次のように考えられるだろう――

〔…〕生きた共同体の原型という意味で、共同意識は自分の身体を構成することに先行している。赤ん坊が体を現わしてくる、子どもと母親のいる生きた共同体としての身体がそこに現れる。こうした生きた共同体は、一人の身体が共同体内部に関与していく活動的な特徴を持っている。共同体が治療的になることができるのは、自分と他人に向けて明瞭に各々分化していく前に、身体が有効な共同体に一体化するからである。〔…〕通常、伝統的精神科施設では、ヒエラルキーの権威者が共同意識を破壊することに影響を与えている状態を無視する傾向がある。〔…〕そして通常忘れられるのは自分の身体が共同意識に結合している状態への理解である。この密着した結合に配慮することのみによって、治療共同体《コミュニタ・テラポイティカ》の機能を理解できる。

このささやかな指摘には継続的な努力が必要ではあるが、それでもすでに共同体による治療を理論的に概念化するための出発点の基礎になっている。去勢的で分裂病因性を持つ母親が、子どもが自然に自発的に発達して母親から分離していくことを阻害する母親の機能を、伝統的施設は収容者に対して持っている。だが、(すべての母親がそうではないように)すべての施設が去勢的で分裂病因的であるとは言えない。

治療的であろうとする施設は、すべてのメンバーの前内省的相互作用を基礎にした共同体に変わるべきである。そこでは、関係は主人と奴隷の客体的関係、すなわち与える者と受け取る者の関係であるべきではない。そこでは病人はかつてより強い力を持っていたヒエラルキーの最終段階に置かれることはないだろう。さらにこの共同体のすべてのメンバーは、相互批判と相互的地位の弁証法化を通じて、自分自身と自分の身体自体と自分の役割を再構築できるだろう。

第7章　施設の危機か？　精神医学の危機か？

ある日一つの言葉でレッテルを貼られ、皆がそれを繰り返すとしたらどうなるか！　例えば、「気違い！」とか――その他、なんでもいい、――「阿呆！」とか――考えてもみろ、ある奴がお前はこういう人間だと世間にもそのように無理に思い込ませてしまい、そやつの下した判断がそのまま世間の判断として通用するとしたら、一体どうなる？――……何故か、気違いと面と向かうということは何を意味するか分かるか？　これまでお前たちが自分の中に、自分のまわりに築きあげてきたものすべてを、論理を、お前たちの社会の論理を根底から突き崩す人間と面と向かい合うということなのだ。[訳注1]

L・ピランデッロ作『エンリーコ四世』第2幕

私の前にカリエリが「いわゆる」精神を病む人について言及した事実は、精神を病む人に関する精神医学的解釈に関して、その主観的さらに相関的特徴について明確にしようとした私の議論に入り口を与えてくれるものだった。新しいカテゴリーとして病人《マラート》という状態を承認した絶対的価値を担い、すでに精神医学が入り込んでいる危機を明らかにしているのは、こうした解釈の相関性それ自体である。

精神医学は自らが作った施設の危機のただ中にあると考える仮説から私たちは出発することができるだろう。

精神医学体系がその基盤を置いた組織と秩序の規範的原理の複合体が施設を意味している。この意味で、精神医学は関連する現実に関する議論を支配していたわけではない。この精神を病む人《マラート・メンターレ》の疾病は詳細に研究されてきたが、それはまったくの抽象物であり、現実における実在としての病人を消滅させるものであった。

このことは、より普遍的になった危機に同時に相互に関連することになり、精神医学は他のすべての科学と同様にこの危機を避けることができないでいる。つまり、それはフッサールがヨーロッパ諸学の危機として定義した「主観性」の危機である。彼によればヨーロッパ諸学は人間との現実的関係の意味を失い、これら諸学問が成立したときの最初の意義から遠ざかってしまった。

精神医学分野では、この闘いは、これまで伝統的精神医学の図式的疾病学によって閉じ込められ、強制されていた病人の喪失した主体性を取り戻そうとした人類現象学の諸潮流によって行われた。自分自身を対象化する主体である人間は、アプリオリに自分を定義する図式の中に閉じ込めることはできないものの、通常隠れている所与と前提すべてへの判断停止を行うことによって、今ここで一歩一歩私たちの前に明確にされるべきである。これはあくまで理論上の仮説である。だが、人類現象学の潮流がすべての上部構造と精神病理学の定義を乗り越えて、病んだ人間に接近するために疾患へのラベリングを本当に判断停止したと認められるだろうか？　それは、精神病理学システムに新たな別の接近法を接ぎ木することになっていないだろうか？　精神医学が関連する唯一の現実であるべきものは精神を病む人であるのだが、精神を病む人について現象学が寄与することは何なのだろうか？

私はこの序論によって一つの科学の今日的危機を分析しようと思う。この科学は、精神を病む人への実存的接近法や精神分析のような限定的手段の歴史的発展によって豊富になってはきたものの、これまで研究対象との関係の在り方を修正してこなかった。古典的精神医学にすでに結びついていた客観的・非弁証法的側面の中で研究対象との距離を変えず、それを崩すことはなかった。だから、精神分析も実存的接近法も副次的に施設の実践に加わったものにすぎない。この意味で、この危機の分析は私に精神分析と人類現象学の限界を考えさせることになった。これらは精神医学領域の革命運動として始まったものの、いまだに精神病理学の内部に維持・保存されていた。精神病理学の中では、これまで病人に行った客体化について議論する代わりに、客体化の多様な方法を検討しつづけた。すなわち、システムの中に維持されたのである。

しかし、精神病理学から避難所《アジール》までに至る精神医学の施設に、いまだに精神を病む人を閉じ込めつづけているのが精神医学の現実であることを認識する必要がある。定義と関連する治療的意味と目的、症状分類、そして精神病院《マニコミオ》における新しい社会的役割の中に病人を閉じ込めること、これらは一体何なのだろうか？　その具体的目的が私たちの避難所に収容された病んだ人を生み出すことである科学の現実的意味は何なのだろうか？　精神病院と（お金持ち用の）精神分析医の診療用寝椅子が、本当に精神医学が精神を病む人に与えられる回答なのであろうか？　向精神薬によっても新たな病院構造によっても解決できず、課題となった問題を遠ざけ、否定しない決意を私たちが持つことによってだけ解決できる決断を避けて自己防衛したことに、非難を受けるのはこの科学ではないのだろうか？

イデオロギー的科学[1]すなわち絶対的で非弁証法的である科学と、この科学が絶対的で非弁証法的であることが現れる現実との間に埋めがたい亀裂があることが明らかになるのは、精神医学と研究対象間の距離とその相違においてである。

（私には何に対しても問題を指摘する傾向があるのだが）ビンスワンガー[2]は心理学が次のような方向に向かうことの危険性を語っている――「私たち自身から遠ざかり、理論的概念、観察、実験、現実の人間の分解に導き、（装置や同時に反映と機能等の形態のもとで）科学的イメージを構築する展望を伴う研究の進展」。その代わりに、「私たちが自分自身を対象とする心理学的分析ではなく、私たちの個人的特徴を対象にした性格学的分析でもなく、人類学的方法で」行われる研究方法を提案している。

精神医学は、ビンスワンガーの警告にもかかわらず、初めに心を奪われた道、すなわち精神医学自身が生み出した抽象体系としての疾患を追いつづけたと私たちは考えるべきだろう。そして現実を検証し、また反証を行うことへの不安も持たずにイデオロギー的理解を推進しつづけた。しかし、もしこれまで定義されてきた病人へのラベルを何らかの方法で否定したならば、分類法の全体は拡張して、新しい定義や新しい症状を含みこむようになっただろう。そして分類の数は変化しすべてが常に変わっただろう。

すでに、精神科医の現実が議論の余地もない価値として、すなわち唯一の評価基準になるほどに前もって決められているのなら、精神科医は彼らの用語法と唯一の判断基準の決定力をあらかじめ保証され、病人を濫用や暴力でしかない行為によって少数派の立場の中に置く力も保証されていることになる。治療の対象としての病人に対しては、精神科医は用語の多様性を認めることに規制をかけている。そして自分とは異なると、いくつかの面で感じる人間の次元について議論することを避けている。実際のところ、もし病人の行動に厳密に一致できる正確な定義が存在するならば、病人を問題にすることに不安を抱くのはなぜなのだろうか？　多かれ少なかれ現代的でダイナミックな症状分類を作ることは重要である。そして、まず病人と直面したときに「了解不能」としか規定できない精神科医の不安を沈静化するために、すべての異常行動をこの分類に組み入れることになる。

症候群という図式化、症状一式を純粋に数量化した抽象的体系、行動に関する生気のない分類、いまだに不明確な病的性向の下位分類、これらすべては、（その用語によって制御可能で支配できるものとして）疾患それ自体への関心を高めてきたが、逆に、問題ある状態にありつづけた病んだ人間への関心は常に乏しいままであった。

これが精神医学の今日の危機を推定させる発端である。科学としての精神医学が展望を失い、ただちに病人に表現を与えることをせず、さらに結果的にこうした疾患のキャリアである病人に切り込むことをせずに、疾患を体系化することに精神医学はその役割を限定してきた。

この科学としての精神医学の失敗は、精神医学に依拠している施設に影響を与えないわけにはいかない。もし病人が疾患を持つ人としてよりもラベルの保持者として（そしてそのラベルは規範からの初めの逸脱から続いて彼らに疾患をもたらす）施設に入ったとしたら、問題を抱えた人間としてやっとのことで過ごすことになるだろう。そして彼らにつけられ、彼らを定義していたラベルの水準で人間関係の基礎を置くことが、とても簡単に行われるだろう。だから、ラベルに基づく関係は、関係を定める用語の一つが持つ問題点を無前提に排除するためだけの人間関係である。

定義困難な存在の問題性と曖昧さ、すべての管理を免れる主体をはね返す態度を取ること、すでに等級づけされたこと、すなわち予測可能で害がない議論を始めるように異常な存在を扱うこと、これらは、その目的が秩序の受容である施設では特に組織的に廃止されるべきである。だがこれらの諸要素は、病人と同じようにまったく課題がなく非弁証法的次元で過ごしている精神科医においては、徐々に壊されていくことになる。排除と暴力の対象としての病人（したがって、どのような代替的《オルタナティブ》な主体性も奪われている）と、客体になることがまったくない主体としてこの排除と暴力の主体である精神科医がいる。病人と精神科医の出会いは弁証法的に対象化する二つの主体の出会いにはならない。なぜならば、この二つはすでに前もって決定されているからである。一方は主人であり、純粋な主体であってあまりにも抽象的で他者と隔たっているために、一度も他者の客体になったことがない。他方は奴隷であり、一度対象となるように決められて、永遠に主体的要素を初めから欠いた者と決められた対象になる。

こうした病人の安定した客体的役割を維持する他に、診断から精神病理学的枠組み、収容、暴力と排除の諸形態になっている抑圧、審判、横暴、濫用に精神科施設が基盤を置くことになるのはなぜなのだろうか？　精神科医が自分の好む精神病理学的意味によって病人の行動に定義を与える権限を持っているかぎり、精神疾患の激増を前にして、表面的には柔軟であるが実は断固とした治療的管理を行い、現実に対する主観的解釈に基づいて実施される、治療的管理の欠如に対する精神科医の攻撃はすぐさま正当化されるだろう。とりわけ排除や暴力の態度に関連しない病んだ世界は現実には存在しないのだから、その現実をどう評価できるのだろうか？　病人の行動化《アクティング・アウト》を疾患と関連していると誰が判断できるのだろうか？　組織的に客体化する排除過程を誰が決定できるのだろうか？　これらの評価・決定をするのはすべて精神科医であり、病的行動または病人としての生活の全面的挫折を越えて、他の方策がまったく持てない状態の下で正当な反応がしばしば生じることを認定するのも、否定するのも精神科医である。

したがって、精神医学の危機なのか？　施設の危機なのか？　両者が共に堅く結びついていて、一方が他方の結果になることはない。両者共に実際、共通点を持っている。それは病人に基礎を置く対象関係の一形態である。それは、研究対象を無限の分類と様式によって分解していくことを考える科学であり、（組織効率と科学で固められたラベルとの名の下に）病院構造に一体化することを強いられている対象を考える施設である。

こうした状況で私たちが伝統的精神病理学の限界を問いただすことは妥当なことだろうか？　また、科学が定義した指標の類似物としての精神を病む人を発明するという、矛盾した結果をもたらしたこの科学の病原体（精神病理学というウィルス）を持ちつづける誘いに陥る恐れの中で行われてきたことを壊す必要はないだろうか？現実は前提なしには定義できない、特に抽象概念化するために定義によって対象を消滅させている場合には前提なしには定義できないのである。

現時点の懸念は、精神を病む人の問題を、現実の人間主義を考慮せず、関係をまったく考慮しない技術原理主義によって解決しようとすることにある。もし科学の今日的危機の原因の一つが科学の目的として人間と人間の実存[3]を越えてしまう技術偏重主義であるのならば、初めから非人間的関係に置かれてきた精神を病む人は、彼らを病んだ状態に置いたこの技術偏重主義自体によって癒やされることはないだろう。このような場合、最高の設備と最新の建築の中で、かつ完璧な論理概念化のもとで、私が金属的と呼んでいる装置から装置へと移動する関係、すなわちそこでは相互性は組織的に否定されつづける関係を精神科医が永続させることはないだろう。

危機の分析から見出されたこれらのことは、精神疾患の本質を探る精神医学にとっては完全に理解不能だろう。だが、この精神疾患の病因は現在も未知であり、これまで論じたこととは正反対の関係が直観的に要求されるだろう。（精神科医、家族、施設、社会など）すべての水準で今こうした関係を特徴づけるものは、（抑圧的で競争的社会がその上に成り立っている）暴力性[4]である。この暴力性の下で精神障害者は攻撃されて、払いのけられる。

私は別のところで[5]神経症的退行に関する精神医学のラベリングについて述べたことがある。そこではこの科学が持つ攻撃的性質について指摘しようとした。治ることが本来の目的である病人の立場に代わって、この科学はあやふやな状況におけるこの疾患の劣等性を唯一の方法として認めていた。そしてこの疾患が同時に責任能力と責任免除を処理する役割を担っていた。

いわゆる健康な家族のメンバーのすべてのフラストレーションによって積み重なった怒りをより弱い者に向けさせるものは、排除と暴力でなければ何なのだろうか？　社会の役に立たないその構成員を社会が遠ざけ、排除させる力が暴力でないとしたら何なのだろうか？　社会の繁栄と一般社会の保護のもとにあり、孤立していることを壊すために厳密に作られた規則を持った諸施設が基盤を置くものが、排除と暴力でなければ何なのであろうか？

こうしたことが精神を病む人との関係の基礎であるのなら、精神を病む人がその対象にされて合法化された恒常的な攻撃に対して従順であり、過剰に適応し、組織的に排除されていることは私たちをいかに驚かせることだろう？　また、権威的で専制的な父への息子たちの反抗や、経営者に対する労働者の反抗が私たちを驚かせるが、いったい誰が支配された人々に対して問題がない関係を築くことができるのだろうか？　精神的に健康であると思われている私たち精神科医は、被攻撃者の社会的・精神的劣等性の評価を承認する権力を持っているのだろうか？　強力な武器の集中攻撃と激しい非難の下で、残酷さを超えた怒りと屈辱の下で、私たち精神科医はどのように応じることができるのだろうか？

精神科医が病人を理解することを放棄し、（ヤスパースの人種差別的思考の証拠である）[6]「了解不能性」の程度を分類するだけに自己限定するとき、必然的に精神病が形成されてきた偏見の領域に留まることになる。別の方法でこうしたことから離れて病人に接近するためには、精神科医はまず自分自身との戦いに向き合わなければならないことを意味している。それは彼らがその代理人になっている社会の表現として必然的に病人との関係に現れる動機、怒り、投影を内部から批判できるためである。

このために、このような関係における暴力の永続とこの危機の克服のための、今日明らかな代替的な方法は弁証法的思考を受け入れることしかない。多少なりとも進歩主義的であり、修正的である特徴の新たな図式化を考えたくはないものの、それは「自己批判と自己克服をもたらすこと」[7]（サルトル）である。

クーパー[8]は最近新しい疾患が発見され、私たちの中ですでに流行しており、それは施設化であると語っている。そしてさらに鋭敏に、実際のウイルスが発見できなければ、社会ウイルスを考案すればよいと主張しつづけている。これは私の議論を完全に裏書きしている（そしてまた私はこのウイルスという用語を輸入した一人である）。精神疾患の最終解決法としての社会精神医学のこの発見は、時代が複雑化したために複雑な方法で病人を対象化することが続いていく中で、現実問題に対する別の仮面にしかすぎないという意味で。そして社会精神医学は人間の対象化を継続し、完全に正常カテゴリーから分離したカテゴリーとして精神疾患の中に病人を閉じ込めつづけている。

私たち施設の中に「囚われ」た、自己同一性を壊され、暴力に曝された病人を考えると、「社会ウイルス」の「発見」（すなわち決定論的に社会構造が影響を与えること、とりわけ精神疾患を確認することによって）は疑うことなく、別の光の下で病人に取り組むことを支持する「発見」である。しかし、どのような条件が暴力と排除と結びついていたか、病人の実情を明らかにすることや、「社会」に社会的解決によって状況を打開する新たな責任を持たせることを望むことは、状況の解消を生むかもしれない。しかし、実際のところは、再度私たちの責任を放棄し、私たちの活動を現実レベルからイデオロギー面へと移行させることになる。

すなわち、私たちの活動は精神疾患に対する他の解釈を越えて、社会学的仮説を仮説として把握できる内部批判を持たない精神疾患の社会学的水準に移行してしまうだろう。そして、新たな転覆をいかに期待すべきか考察することを避けることによって絶対的価値に移行してしまうだろう。

社会精神医学に提起されたこの議論は、結局、精神分析と実存精神医学の価値についてこれまですでに示されてきたことの分析になる。もしこれらが「教条的形而上学」になった科学、そして具体的・現実的人間について語ることができない科学を避ける方法だと考えられるのならば、精神分析と実存精神医学の価値は病人と在ることの支援を基礎づける弁証法的接近法に現れるだろう。しかし、適切な論証に向けて強固な基盤を作る試みとして新たな参照図式を作り出すのならば、弁証法的契機は過ぎ去ってしまうだろう。サルトルが「イデオロギーはそれがそれ自身を作るときには自由であり、それが他から作られるときには抑圧である」[9]と語っている通りである。私たちが実証主義者として自分たちが努力して得た結果に安堵する事実にみられるように、私たちの仮説を定義して、私たちの不安を沈める必要性は、私たち自身がばらばらにした円環を簡単に閉じてしまいかねない。精神分析が人間の歴史的諸問題を取り上げ、人間を危機に追い込み、自己欺瞞を括弧に入れるかぎりは、革命的学問だった。実存的人類学が古典精神医学に対立し、厳密な規範概念からは漏れている多様な実存的様式に正当性を要求するかぎりは、同じく革命的学問だった。しかし、両者共に自らが作った新たな用語を守り、より現実を受け入れることはなく、自らの地位を防衛しているので、現実の人間は矛盾に曝され、結局、いかに両者が支えた人間を守るのかを提起することはなく、すでにそれらの分野からは事前に決定されていた目標は消えてしまっている。こうして、精神分析と実存的人類学の両者は弁証法的思考に支持された純粋な仮説として生まれたが、定義された事実および教条的・絶対的真理となることを強いられる中では否定されたウイルス、すなわち生物学的で分析的で実存的で社会学的であるウイルスをこの両者は実現した。これらの科学への幻想は「現実的ではない対象に関連」している。アルチュセールの提案によれば、[10]「現実的という形容詞は指示的である。つまり、この新しいヒューマニズム、まさに現実的ヒューマニズムは、その内容を見出したい場合には、現実の中に、すなわち社会や国家などの中に探し求めねばならない、ということを指示しているのである」。

さて、精神医学に実在するものは、いまだに被排除者であり暴力の被対象者であって、エディプス・コンプレックスの告発でもなければ、状況の受動性からの解放のためにわれわれが恐怖と共存していることを告発することでもない。これらから、(たとえ精神分析への私の批判は素人的であると非難され、私が方法的に信頼するこの実存的現象学への背信だと非難されることを知っているとしても)、精神医学は現実との接触が確かに欠落していたし、それによって、自分の仮説の矛盾を撤回することはなかった、と私は考える。

恐怖の世界、暴力の世界、排除の世界をまず分析しよう。もし、私たち精神科医は世界そのものである。われわれは施設であり、秩序であり、原理であり、命令であり、精神医学体系がその基盤を置く組織そのものであることを私たちが認識していないのならば、もし、病人が圧倒されていると感じる恐怖と悪用の世界は私たちの一部であることを認識しないならば、そして、病人の危機は私たちの危機であることを理解できないのならば。すなわち、危機とは、何が起こっているかわからないまま疾患を治療することになった科学の危機である。その上、病人は、問題がわからず非弁証法的様式で生きることを選択するよう強いられている。それは、私たちの現実の矛盾と暴力がしばしば弁護できない状態になっているからである。精神医学は病人の問題が存在しないという選択をしていると強調するしかない。そして病人に彼らに認められた唯一の場所、すなわち彼らのために創造された唯一の空間を指示するしかない。

こうした場合、私たちは病人にどのような新たな公正な接近法を提案できるだろうか? まず初めに、病人たちが私たちとともに公正な接近法を持つ可能性があるかどうかである。精神科医の病人に対する役割が、精神科医に習慣化されていること、すなわち他人と向き合うときの彼らに認められた権力から離れれば、公正な接近は可能だろう。技術上の権力、幻想的な権力、カリスマ的な権力、施設的な権力、最悪の場合は純粋な権力であることは、仕事の対象の人に対する距離を必然的に作り出す。精神を病む人に対してはその退行の度合いと、精神科医が要請される度合いによって、なお一層の距離が生じる。しかし、まさに次のことだけが、新しい精神科医の仕事である——「身を守る」ために、そして病人を悩ませる支配できない諸矛盾を避けるのに必要な明白に保護的な役割を病人に断ること、すべてを自分で受け入れ、正当化され、理解されている「善良である」ことを断ることである。精神科医の存在は病人にとって現実の境界であるべきで、これは病人が精神科医の現実であるべきことと同等である。このことは、精神科医がこの現実のように強制的で抑圧的な次元から絶対的な自由放任になることを意味しない。自由とは自分自身の制約を認識していることであり、したがって精神科医の治療活動は現実の在り方をすべての矛盾とともに病人に示すことだろう。また逃げたり、処理したり、過剰反応することなく、病人が直面することになる制約についても彼らが理解できるようにすることだろう。したがって、精神科医は彼の精神科医という役割の中で自己防衛すること（と、退行すること）はできない。精神科医の役割は、精神病理学が彼に与えた強力な防衛装置の力を使って、自己欺瞞的システムの中で、人間的関係ではなく役割的関係を与えられて、病人との距離を取ることを可能にさせがちである。精神科医が歴史から外れること、脱責任化することを放棄するにもかかわらず、病人は病人という役割の中で自分を越えて自分を放棄すること（さらに退行していくこと）はできない。

　こうした場合について、サルトルが示した次の逸話がうまく説明してくれそうである。[11] レジスタンスの時代に、一人の生徒が彼のところに何をすべきかと問いに来た。彼の母はすでに一人の息子を戦争で亡くし、その夫はドイツ協力者だった。その母を残して対ドイツレジスタンス組織マキ〔maquis〕に入隊しようか、その生徒は悩んでいた。こうした選択に誰が答えを出せようか？　サルトルは言っている。「この若者は彼に与えられる答えを知っていて、私には次の言葉しか言えないことが私にはわかっていた、「君は自由だ。君は選べる、そして君自身の中に答えを見つけるだろう」」。

　精神を病む人は、これまで精神科医の中にどんどん後退していく姿を見ていた。しかし、個人精神療法を受ける少数のケースは、この関係からは除外されている。個人精神療法には社会システムが基礎を置く原理や危機について対話するよりも、社会システムへの統合に向けた指導を行う危険がある。その上、作り出された問題、すべてについて明らかになった問題点は、病人が身につけてきた新しい依存性である。もし病人が、自分が自由でないこと、および慣習の外にいると感じる自己評価によって「安全」を感じられないことに悩んでいるなら、精神科医にとって最大の危険性はこの自由でない状態を依存性に結びつけて永続化することである。この意味で、病人に提案できる代替案は（そこでは私たちは初めに、自分自身に対して、また信頼してきた施設すべてに対する戦いの火ぶたを切るべき精神科医の大量のボランティア活動が必要であろう）、病人が異議申し立てする可能性を通じて、状況に沈みこむことなく状況を弁証法化するよう彼らを援助することである。そして、ここではまずはサルトルの「弁証法的理性批判」の主張を結論にしよう。すなわち「人間を対象にする研究の代わりに、対象になることの多様な過程を研究する場合のみ、人類学はその名に値するだろう」。ここに、対象化された現実と同時に、現実を作る過程の弁証法的理解によってこの現実を食い止める可能性が存在している。

第8章　『精神医学とは何か？』序文

誰も自分のために残しておくことはしない。皆誰からでも恩恵や「分配」を期待している。しかし、それでより成果が上がることはない。自分たちの自主性と決定に明らかに執着し、ささやかな自分の秘密を明らかに墓に持ち込もうとする、こうした風潮を全く別の観点から見るとき、私には後退していると言えるし、人々がこれらをどう思うとも立派な生き方だとは言えない。

――アンドレ・ブルトン[訳注1]

一九四八年、J－P・サルトルは評論「文学とは何か？」（*Situations II*, Gallimard, Paris）の中で特に「イデオロギーはそれがそれ自身をつくるときには自由であり、それが他から作られるときには抑圧である」と書いている。この説明は、与えられた現実への拒否から始まり、現実の中で抑圧に陥らないために継続的革新を行うことに意義を与える前提となる図式に基盤を与えている。そして、この明確な説明は、「精神医学とは何か？」という一つの問いを形成しているこの本の議論が基礎を置く前提である。

この問い自体が挑戦的だが、それがまた議論への一つの招待状になるだろう。この問いは、教条的科学としての役割に限定されて閉じた精神医学イデオロギーによって抑圧された現実の困難な状況から生まれる。この教条的科学は研究の対象に直面したときに、異質性と了解不能性を明らかにすることしかできず、これは社会的烙印《スティグマ》として理解された。

精神医学の診断は、今でも分類カテゴリーとしての価値を帯びていて、ある意味ではラベリングであって、治療行為の糸口となる可能性はほとんどなかった。精神科医は彼の話し相手（すなわち「精神を病む人《マラート・メンターレ》」）と向かい合うとき、症状から始まって精神疾患という幻想を再構築できる技術と知識の経験に頼ることができる。しかしながら、診断するやいなや、特に新たな社会状況を認定する役割の中で最終的に分類することによって、精神科医は人間を目の前から隠してしまうという側面を明らかに持っている。こうして、「科学者」がこの現象を正面から受け入れるが、科学者自身から離れて、その目的が正常かどうか選別する技術的な日課を通じて解決しようとする、ある種の受動性が生じる。こうした操作に関する科学者の関与はない。なぜならば精神医学がそのシステムを構成してきた判断基準は状況の諸問題から庇護されているからであり、二者の間のこうした関係では（「状況に」おかれていない）質問者も（成文化するときには消されてしまう）被質問者も存在しないからである。

研究者として状況に直接関与することの必要性はサルトルによって『弁証法的理性批判』(Gallimard, Paris, 1960) の中で分析され、次のように述べられている――

> ［…］状況から切り離された実験者の立場は、ある種の理解可能性（intelligibilità）として分析的理性を遵守しようとする傾向がある。システムに期待する科学者の受動性は、システムが彼らに期待するシステム側の受動性を明らかにしている。この弁証法は内部に置かれた観察者の正体を明らかにする。すなわち自分の研究の中に生きている研究者にとっては、総体としての時代イデオロギーに可能な貢献としても、また現状より広範に歴史の内部に置かれた個人的・歴史的冒険として記録されうる一個人の個別的実践としても、その正体をこの弁証法が明らかにする。

こうした研究者と研究領域との距離は特に精神医学にとっては意味があることである。それは（膨大な分類、下位分類、疾病をめぐる説明と議論を伴って）科学的論議の厳密な技術水準とこうした論議に関する現実との進行中の不一致に私たちは直面しているからである。この現実とは私たちの避難所《アジール》の中に入院以来何年も暮らしつづけている精神を病む人のことである。だから、一方には「了解不能」であると認識された疾患の原因を究明する科学があり、他方には「了解不能」と想定され、避難所組織によって抑圧され、侮辱され、破壊されている病人が存在する。しかし、この組織は病人には治療構造としての保護的な作用として存在し、それは次第に、しかし多くは非可逆的に病人の実体を分解していく。

　現実をこのように検討してみると、精神医学とは何か、その研究領域とは何かと問うことを避けるわけにはいかない。つまり、精神を病む人のために職務に従事して、純粋イデオロギーの研究だけに貢献することを制限するのなら、病人を閉じ込めている精神症状だけに関心を持つことになるのか？　そして、われわれの施設に収容した結果を検討するときに精神を病む人を研究対象として認識していれば、それを正当化するものは何なのか？要するに、私たちは次のように問うている――しばしば理論システム総体を揺らがせる無意味な諸事実（それは私たちの場合は避難所で無為に過ごしている病人のことである）は、精神医学が頼ってきた理論との間でずっと以前から紛争状態だったのではないのか？　この諸事実を議論するために、理論は道を譲るべきではないのか？　と。これは、精神を病む人たち、医師、看護師、心理士、管理者、精神科施設の場に関与しているすべての人々が自問すべきことである。そして、伝統的施設生活のすべてが基礎を置く権威的ヒエラルキーの有効性と専横性の両方を議論するときに、現実の不便さから何が生じるのか、そのどんな状況の中で生活しているのかと問うことが必要とされているのである。

　こうした組織とそこで活動する多様な役割の目的についてその包括的意味を検討する場合、病人に向かい合いその実際の治療可能性に照らしてみると、私たちはそれ自体がいくつかの矛盾を抱えた現象の全体を考察すると結論づけることになる。その機能を正当化しているのではないのだが、病人に向き合った熱心な活動はそこにおける生活を維持させているだけであるので、病院総体は自分の中にその目的を持っているように思われる。システム内部で相互作用する多様な階層の役割の割り出しを十分行ったとき、私たちにわかることは、最初の全体的印象は現実の役割の根拠にならないことだ。まずすぐに明らかになることは、（施設全体の目的対象が病人であるとしても）病人が〔人間として〕存在しないことである、そして病人は定義され、同時に消滅される受動的役割に固定されている。その上、精神科医と看護師の役割が突き止められない。外部の視点によって持続する命令の連鎖に加わって、ついには自制するように求める病んだ攻撃性の中に閉じこもってしまうといった、全般的に付与されている権威と権力の役割を無視しても、その彼らの在り方は肯定できない。こうして、拘禁を越えて、精神科医と看護師に継続的に必要な行動は、病人に距離を置き、同時にその存在を認識できない無価値なものを彼らの目から隠そうとする権威を、継続的に越えることであると言えるだろう。

　実際、もし制度の目的がはっきりと「病人《マラート》」である人間になければ、組織総体はすべての意味を失う。しかし、病人に対する役割を認識すれば、すぐに組織総体は再び意味を持つ。こうした見方から、まず初めの不可欠な第一歩は他の役割と彼らを分けてきた距離の短縮であって、自己価値認識の象徴として病人に働きかける距離の短縮である。これを基礎にして、これまで否定されてきた相互性を持った関係が病人との間に作られるだろう。

　この相互性の中で、看護師と医師の権威的役割を議論することになる。医師、看護師の特権的役割からは外れていた病人からは異議を申し立てられたが、看護師や医師は、架空で強力な自己欺瞞である彼らの階層的地位による権威と信望から与えられたものの代わりを探すべきである。役割の相互性はすべてのヒエラルキーを否定する傾向があり、それが病人との関係の在り方にまで行き着くことになれば、病院組織総体がその基礎を置いていた権威・ヒエラルキー原理が侵食されることを意味する。それは現実のすべての場面で、他者を通じて自分の意味を相互に検討する組織を目指すことである。こうした意味で、医師と病院職員の活動を通じて病人の自由が実現するならば、これまでは持てなかった役割が与えられる病人を通じて、精神科医と職員は自分の自由をも見出すことになる。

だからこそ、私たちの現実は精神病院《マニコミオ》に収容されている人々である。にもかかわらず、精神医学は彼らに対して否定的な解決さえも与えず、精神病理学がいう了解不能性を持つ者を隔離し、排除すべき社会・生物学的異形の者として扱っていた。しかし、精神病理学の研究者が、彼の目が届かない現実から離れて、このような異形性に対して妥当な理論的解決を検討しつづけたところで、病院組織の役割を負っている精神科医は必然的に何らかの即座の選択に迫られてしまう。すなわち、一つの方法は、伝統精神医学の判断基準を受け入れる、ラベル化された症状と病人とをこの基準に適合させる、理論と実践との間の矛盾を理論のために（理論が要求する明らかな権威ヒエラルキー関係を作るために）解決を図るなどである。他の方法は、病人に接近しながら、烙印としての相違性を認めてきた認定基準はどうしてできたのかを理解するために研究し、唯一の検証資料としてこの現実に優先権を与えることである。しかし、この代替案《オルタナティブ》は、多様な症状を既存症候群の図式の整理を通じて得られた厳密な診断公式で構成される疾患のイデオロギー的解釈の中で揺れ動く。また、疾患分類が重要であるかどうかに関わらず、現実次元で「精神を病む人」に接近することは、他の収容者と共通する退行の水準によって、ゴッフマンが「閲歴状況」と呼んだ一連の共通する施設状況に結びついている。それは本来の症候群が持つ共通性以上のものである。したがって、それは病人の退行であるばかりでなく、施設の退行として現れる。

「私たち自身から遠ざかることは、理論的概念、観察、検査とともに、イメージを科学的に構築する展望に基づいて、現実の人間の分解をもたらす」とビンスワンガーは述べていて、[1]こうした科学的接近法の危険性についてすでに指摘していた。しかし、精神科医が病人と出会うときに見出すものは、病人の特徴が分類された一連の既存のイメージやカテゴリーでしかない。疾患や疾患と考えられたもの、ある種の解釈がもたらした安全性の評価によるよりも、病人が壊されるがために、病人を理解し、とりわけうまく働きかけたいと願ったとき、精神科医は疾患、診断、烙印が押された症候群を括弧に入れるしかない。

しかし、精神医学システムの基礎になっている基準に形而上学的価値を想定しながらも、その役割が十分果たされないことがはっきりした伝統精神医学について議論するとき、私たちがこの分野の危機的現状をそのままにして臨床に没頭するなら、私たちには類似した袋小路に陥る危険が拡がるだろう。

すなわち、唯一の現実である「精神を病む人」や収容者から始めようとすると、ただ情緒的やり方で問題に接近する危険があるということだ。ポジティブなイメージで古い精神病院の欠点を逆転させてみると、病人に接したときの人間的衝動から人々が罪責感で飽和してしまう懸念があり、結局、問題に関する用語を新たに混同するだけになる。彼らは、犯罪者との同居からは自由ではあるが、以前と変わらない強固な収容歴簿の中に閉じ込められて、犯罪の前科と大きな違いがない収容歴の烙印を押され、心理学的・生物学的科学によって了解不能と認識されて分離され、隔離される。病人は今日、主に保護するための機能を持つ新たな機構のために全額公費負担で生活している「病んだ貧乏人」になる危険がある。刑務所システムへの保護が必要だと考えられていた粗暴な病人が、新たな治療機構によって、社会を特徴づける特権、背信、差別、恐怖のシステムがそのまま残る社会に再統合されて、「善良な」病人になる恐れがある。この治療機構は、精神疾患がいまだに象徴している多様性によって保護されつづけた施設制度複合体と関連を持っている。しかし、厳密な科学の世界では、「精神を病む人」の姿は危機をもたらす問題として存在するばかりではなく、まずは安定を維持しようとするシステム内部の役割を変えざるをえないものになるだろう。

最近のインタビュー[2]におけるJ－P・サルトルの発言は、初めに引用した一九四七年の論文[訳注2]で彼が取り上げたテーマを再度取り上げていて、ここまでの議論を完全にカバーしていることから、ここに引用する価値があると思う。質問者はサルトルの「飢えのために死にかけている子供を前にして自由は存在しない」という主張に対して反論していた。それに対するサルトルの答えは次の通りである――

［…］自由と子供の飢えの間には、計り知れない距離がある。しかし、私を書くことに導いた、この子供の飢えを

前にして、私が明らかにしたことが感情だけであるなら、ここの距離感を埋めることは不可能である〔とサルトルは続ける〕。飢えとの戦いのために政治経済システムを変革することが必要であり、文学はこうした戦いにおいては二次的役割しか果たせない。しかし、二次的役割は無ではない。言葉には両義性がある。一方では話し言葉ではなく「文学」であり、他方では意味に基づいて活動する何ものか——改めること——を意味する。文学はこの両義性を担うべきである。他方よりも一方を強調した場合や、宣伝のための文学になる場合や、なりたくないものを減らそうとしない場合など〔どうなるであろうか？〕〔…〕しかし、もし両義性を断固として維持しつづけ、言葉の両側面どちらも犠牲にしないならば、それは真の文学になるために重要だろう。すなわちそれは、自分自身に対して行う異議申し立てである。

このサルトルの議論を私たちの問題に直接置き換えてみよう。精神科避難所《アジール》で私たちが出会う「精神を病む人」は、実際、「文学」に異議申し立てをしている飢えのために死にかけている子どもと同じように、精神医学に異議を申し立てている現実である。しかし、彼らに出会ったときに、私を行動することに導いた病人を前にして、私が明らかにしたことが感情にすぎないならば、彼らのために働くべき科学から離れた距離感を満たすことは困難である。したがって、（議論を改めるために意味を持つように直接病人に働きかける科学が精神医学であるべきだが）意味することと同時に改める「言葉」であることでこの言葉が両義性を保持するか、（症状分類やその下位分類の検討を行う）「文学」である一方の極か、こうした両義性がある他の極に縋りついていくかだろう。さらに言えば、見出された望ましくない状況と「病人」に対する感情的分析を行うか、だろう。これに反して、不毛な精神医学という「文学」と不毛な純粋な人間的関係とを拒否してみると、現実の中で常に検証しようとし、自分自身に対して行う異議申し立ての材料を見出そうとする精神医学が必要であることがわかってくる。

だが、この現実を通じて実現するべきだった現実検証を回避してきたので、収容所精神医学はその現実との出会いに失敗したことをわかっているのだろうか？　一度現実から逃れると、その理論を仕上げようとして「文学」でありつづけることになる。その間に、「病人」はこの亀裂の結末を引き受けて、彼らに適切と考えられた唯一の次元、すなわち隔離の場に置かれたままである。

しかし、サルトルにとっては、飢えに対する戦いの中で文学の役割は二次的である。なぜなら、「飢えとの戦いのためには政治経済システムを変革することが必要だ」からであり、私たちの分野でも同様に、イデオロギー的科学の結末との戦いのために、それを支えてきたシステムを変革する戦いが必要である。実際のところ、症状としての了解不能性の科学的承認を通じて、精神医学が「精神を病む人」の排除プロセスの一部を担ってきたのなら、精神医学は、自分自身から矛盾を遠ざけ、矛盾がない社会を認めようとして矛盾の弁証法を拒絶して、自分の諸矛盾を否定し、破棄しようとしたシステムの表現が精神医学であると認識すべきだろう。これは、困難を和らげようとすることであり、新しい対案として提示された宣伝のための精神医学（これはまさにサルトルがインタビューの中で語った宣伝のための文学である）を通じて、正常な社会自体の内部への再統合を追及することである。

こうして、避難所の現実の議論に参加している、病人、医師、心理士、看護師、管理者の集団は、彼らの議論の中で向き合い、避難所の現実を吟味することで、現実分析から初めて、科学的かつ同時に政治的な水準で人々を動かす戦いを始めた。事実、病人は私たちが考慮すべき唯一の現実であるのだから、まさにこの現実が構成されている二重の顔に直面すべきである。それは（弁証法的でイデオロギーではない）精神病理学的問題を伴った病人としてあることと、社会的烙印を押され排除されて存在していることである。治療的であろうとする共同体は、疾患と烙印というこの現実の二重性を考慮すべきである。それは、病人への排除を行う社会と、社会が発明した施設《イスティトゥツィオーネ》・制度が病人を否定する権力として作用してしまう前の状態のように、病人の在り方を社会が徐々に再構築できるようにするためである。

しかし、私たちが生きている現在の状況の極端な両義性に注意するならば、新しいイデオロギーの構築を避けることができるだろう。それは病院開放化や治療共同体イデオロギーであり、精神を病む人の問題解決法として提案されてきた。私たちの現実は深い矛盾の中にあるが、病人の自由の発展は共同体全体の自由の発展と同時に起こるべきである。事実、人々は病人への精神療法的接近法に基礎を置いた新たな精神医学を目指したのだが、古い実証主義的図式に結びついた精神医学の現実に陥ってしまった。私たちは、集団内部の力動を活用して対人関係に寄与することを考えた病院に中核部門を作ろうと目指したが、参照するモデルは権威的でヒエラルキーに基づくシステムしかなかった。私たちは精神病院を適切なセンターに改革しようと努力して、可能ならばそれを地域の中で行おうとしたが、私たちの意に反して高度に抑圧的で競争的な社会的現実にセンターを挿入したにすぎなかった。病人が誘発された退行状態から抜け出すために精神を病む人を地域に向き合えるようにしたものの、社会の施設化された雰囲気への新たな不適応を誘発するリスクが生じてしまった。

したがって、治療共同体イデオロギーは、精神科病院の発展にとって必要な歩みとして考えられる。しかし、(精神科病院が持ちつづけてきた機能を暴き、精神を病む人が制止されてきたこと、否定されたこと、集中させられた場所の外でも初めから存在しないように扱われてきたことを暴くことがまだ必要であり)、いまだに新たな解明の諸要素を私たちに提供する方法の進展を待っている移行期にいる中で、治療共同体はそれを目指す最終目標とは考えられない。こうしてわかってきた重要点は、病人を否定するために切り離す試みはせずに、私たちの矛盾を維持し、直面し、受け入れることに成功することである。現代の精神医学の課題は、精神疾患を疾病として解決するために研究することを断念することだろう。そして、私たちの現実の中にある課題として存在する病人の在り方へ接近することが課題だろう。この課題は新たなタイプの研究と新たな治療構造を考案し、その基礎を築く解決になる矛盾的側面の一つの表現になるだろう。

開放的病院組織では次のことはすでに明らかになった――入院患者は医師の観点によってさらに孤立し、隔離されることはなくなり、彼らは常に問題を抱える者として存在し、否定されることがない現実の一つの極になる。

しかし、社会の日常生活で病人に向き合わずに済むように社会が病人役割の中に彼らを取り込んでしまう中で、精神科医だけが問題を抱えて生きることが可能なのだろうか？　それが解決であるのか、解決でないのかはわからなくとも、私たちの現実として精神を病む人の問題を受け入れる方向性と可能性に社会が向かわないのであれば、精神科医はこうした経験には向き合えない。私たちすべてがこうした問題とともに生きるようになったときのみ、私たちの現実における遺憾な存在に向き合う唯一のやり方として、社会は治療構造を持った組織によって現実への解決策を見出すことができるだろう。他の場所で他の人が病人を治療するかぎり、私たちは他人に病人を委託する問題を否定しつづけるだろう。

まだ伝統的システムを逆転することが制限されている新たな病院構造の中で明らかになってきたことは、精神科病院は治療する施設ではなく、自分の矛盾に直面しながら自己回復していく共同体であることだ。それは現実を特徴づける矛盾に富んだ現実の共同体になることだからだ。こうして、施設世界が人工的な現実の流刑地の中にこれ以上囲い込まれなくなるときから、もう排除する場所を作らずに、自分たちの矛盾を受け入れることを学ぶべき外部世界と直接出会えるようになるだろう。昔から狂人の家と隣接してきた都市の辺縁部に市街地が拡張してきて、物理的にはすでに実現している（病院の内部と外部との）二つの共同体の出会いについて、こうした意味で論じることができるようになってきた。閉鎖的共同体の拡張の中で、活動的かつ現実的で矛盾に満ちた共同体が現れてくるようになり、これらが生まれた現実にこの閉鎖的共同体が弁証法的に遭遇するようになるだろう。同時に、最新治療機器という幻想を振りまき、矛盾がない空間とされた病院イデオロギーを侵食していくだろう。さらに、自分の矛盾を否定して健康な社会として自認することを望んできた社会のイデオロギーも弱めるだろう。

第9章　最終解決[訳注1]

カール・ヤスパースは、ドイツの週刊誌『シュピーゲル』最新号〔一九六七年三月十三日版〕に、躊躇も慎みもなく、毛沢東主義の中国に原子爆弾を投下して破壊するために、最終的にロシアとアメリカが同盟を結ぶことが望ましいと明言している。ナチズムとの協力関係をすべて拒否して、戦後の葛藤の後にドイツに戻ることを拒否したカール・ヤスパースを隔てたこの二十年間は、彼の思想の哲学的発想とは明らかに対立する自己欺瞞を解明する力を持っていた。

一九一三年、ヤスパースは彼の『精神病理学原論』の中で新しい「科学的」方向性を切り開いた。それは了解精神医学であり、非人間的科学における人間化の最初の行為だった。それは当時陥っていた実証主義の隘路から精神医学を撤退させるように思われた。疾患分類に制約を与えることなしに病人に接近して理解することに成功しているという点で、了解可能性の概念は革命的原理として、伝統的科学思想からも歓迎された。しかし、この概念は了解不能な人《ル・インコンプレンシビーレ》と健康な人《イル・サーノ》との間にこれまで同様の距離を置き、唯一の基準的価値を後者の健康な人に置きつづけた。了解不能な者には了解精神医学の内部で排除という永遠の役割が与えられつづけた。そして、革命的に現れたものの、権力に裏書きを与えるために完成されたこの科学の差別的機能は明らかだった。だからこそ、ヤスパースの最近の言明の意味には一貫性があるのだ。反実証主義の新しい精神医学であった了解精神医学の父（それにもかかわらず了解不能の決定論を受け入れていた）は、ヒトラーとの戦いの時代には排除される者の立場に立ったにもかかわらず、生涯最後のときに彼の人種的偏見が明らかになった。

もし彼が二〇年後に七億人の民衆の破壊を望むのならば、ナチズムへの彼の拒絶の意味は体制擁護のためだったのだろうか？　もし中国人を了解不能の他者、また絶滅すべき他者として認識したのでないなら、どのようにして彼の提案は正当化されるのだろうか？　アーリア人でないためにユダヤ人はガス室に送られたのではないか？　ドイツ人であることを拒絶した一人の人間が、世界的緊張の解決策として、なぜ七億人の人間を否定する提案ができるのか？　彼の言葉は三〇年以上前に六百万人のユダヤ人への死を命じた言葉とは異なっていると言えるだろうか？

一九三三年、〔ナチスの〕シュトライヒャーは「ユダヤ人問題を流血なしに解決できると信じることは誤りだった。解決は流血の方法によらなければできない」と語った。

〔同じくナチスの〕ゲッベルスは「ユダヤ人に死を！　一四年間、これは私たちの戦いの関の声であった。諸君、今こそ彼らに死を！」と応じた（『サンデー・レフェリー』紙一九三三年七月三〇日版、D・タリーゾによって *Ideologia della morte* に引用された）。

一九六七年、カール・ヤスパースは、もし他の解決がないのなら、中国人を犠牲にしよう！　と提案する。

精神疾患に対する了解可能と了解不能の概念は、人種的偏見と階級差別の領域では行き詰まるしかなかった。アラバマ州知事が彼の州民を白人と黒人とに区分するとき、そうである人と違う人に区分するというヤスパースの原理を応用するしかない。アメリカ兵がベトコンを爆撃するとき、本来その立場の違いを検討すべき人々すべてを絶滅させ、破壊することになる同一の原理に従うしかない。他者や異なるものを排除することだけが、自分の矛盾を考慮しない自分だけのイデオロギーを持ちつづける権力を満足させる。だが、自分の矛盾を考慮しないことは、事実から乖離してしまう仮定を立て、反論される危険を避けるためにその検証を止めることである。

排除とは、あるところへの所属を拒否したときに、別の一つへの所属を認めることを意味する。以前の在り方の一体性から引き離し、その分離を認める排除行動によって生じる特性として、排除されることは明らかになり認識される。こうして、人々が拒絶したものを他者に投影することには、私たち自身が排除を意図する選択を行うこと、特に私たちのために他者を否定された状態に置く選択をすることがまず先行する。

聖書の中で象徴的に記されている贖罪の山羊は、民衆の悪徳と罪を背負って犠牲になり砂漠に送られる。自分たちの罪（と拒みたいこと）の特定および、自分と異なるかもしれない何ものかが罪にされていく推移も、このときにはすでに明らかである。この異なるというあり方は私たちが拒絶することの象徴的具体化であり、それによって排除が正当化されて、排除行為の罪を取り消すという根源的な異なるあり方になるだろう。このときから、山羊を犠牲にする民衆の価値観を象徴する山羊の選択は、動物を客観化し、物質化する特徴を持つことになった。

人間の生け贄が存在したときまでは、自分の罪と悪徳を選ばれた人に投影することは生け贄の選択によることを人々は意識していて、生け贄自身については主体的特徴を保っていた。民衆全体が犠牲者を認識し、自分の罪の贖罪として、また罪の償いとして生け贄となった者を通じて、そしてこの人とともに自分たちも犠牲を分かち合うことを認識していた。人間に変わって動物を代用させるようになったとき、他者、異なるもの、共生できない自分たちの一部を客体化することを学んだ。この客体化と同時に、対象化行為の責任を取り消すことを学んだのである。山羊の肩の上に自分の罪を載せて運ぶ選択と「住む場所から引き離す」選択は、こうして二重の意味を担うことになった。一方では純粋な客体化の中で、動物の肉体なので、山羊は山羊を客体化する者を対象化する能力は持たない。山羊はその客体性の中で肉体に担わされた罪を担っていくだろう。他方、人間は自分から排除して他者の身体の中に具体性を見出す傾向があることを意味している。そしてこれは、〔主体性が〕横取りされる過程から生じる人間の客体性すなわち物質性、受動的肉体性の存在を明らかにしている。私の肉体を自分と一致させ、他者に向き合って主体性を持つために、私の主体性の発展も他者を定義する客体性も保証しはしない矛盾の中に私は暮らしている。

他者が肉体であって完全な受動体であるとき、私は完全な主体性を持つ。肉体として、動物として、物質としての山羊は主観的ではありえないし、私が取り除いた客体である荷物として遠ざけられるだろう。この犠牲の山羊はその罪を通じて私の主体性を議論する力さえ持たないだろう。

贖罪の山羊の手法は、民衆全体に責任を負わせない手段として権力の武器になった。「歓迎されない」集団を選び排除することを通じて、この権力は自分の地位の価値を維持することに成功した。私たちの社会は科学技術的に発展し、生産技術の発展への同意の見返りになる領域を計画し組織した。このことは、社会自体からの矛盾の解消を試みることであり、時には、区分して排除するためにある集団を具体化し、そして否定することを決定し、計画することを意味する。資本社会の現実的窮乏が根拠にしている豊かさイデオロギーのプログラム化が認められるのは、社会の内的矛盾自体の排除によってだけである。

豊かさが全体には行き渡ることのない現実の中では、権力は少数者の豊かさの中にあり、大多数には窮乏が存在する。「少数者 pochi」側では、社会の諸矛盾の重荷を運ぶことを運命づけられた集団の選別と特定が行われることが想定されている。この選択は、こうした特権的差別化を行う(経済的、知的)手段を持っていない人々にとっては必然的に落ちぶれていく選択になる。

時によって、そうした人々は、奴隷、労働者《プロレタリアート》、黒人、ユダヤ人、「狂人《マット》」、女性、子ども、「不法な人々」、「不適応者」、「困らせる人々」等であった。階級、分類カテゴリー、人種、科学的定義、これらは検証を経ずに、そして権力の横暴を越えて彼らのアイデンティティが何なのかと自問もしないで、彼らは異なるものに分類された。こうした状況で、窮乏の中で多数の人に権力と豊かさを持てるという幻想を与えて、差別的構成要素として機能するのは権力の稀少性である。豊かになる可能性が「稀で」あればあるほど、虐げられた人の目には元々の違いは明らかになり、そして、やりようもなく争う目標もない運命として感じられることになるだろう。少数の資本経営者、少数の大学教授、少数の病院医師などが彼らの「稀なもの」であるその地位に正比例して権力を持っている。具体化された価値の絶対的特徴を無前提に決定する可能性を彼らが持っているのなら、この価値が「多数者 piu」が持っている幻想によって拡大し、保持されていることは明らかだ。こうして、多数者に対する規範を「少数者」の権力が定めて固定化するならば、多数者は排除される畏れを抱くよう強いられる。

今、贖罪の山羊としての人間集団を選ぶことが、この犠牲者自身の主体性を取り戻すことになるのか問うべきである。すなわち、排除する側の立場からの試みになるのか、排除された側の自己認識になるのか、差別的行為に関して排除する者とされる者の弁証法的関与になるのか問うべきである。人種や階級などの差別が基盤を置いている諸要素を調べると、明らかになるのは排除の客観的特徴である。さらに注意深く調べると、被排除者を純粋な身体性、物質性、受動性に還元していることが明らかになる。結局、他者の主体を身体に還元するときにだけ、私は他者の主体性を私から排除できる。このことは、他者に自分の客体性を投影して、排除する者は（イデオロギー的に非弁証法的に）純粋な主体になることを意味している。私たちの社会で問題がなく矛盾がないような暮らしが認められない集団を排除することは、再び聖書の山羊の儀式に結びつく。それは身体を通じた客体性と身体性の排除および否定だからだ。もし排除されるものが身体のみの存在であるなら、私たちの主体的価値を肯定するのに必要な段階に応じて、この排除は正当化される。このことは、排除する側に罪と責任はまったく存在しないと認めることである。

当然、被排除者の分類カテゴリーは、彼らの客観的特徴を明示する比喩とともに、排除者によって定義される。彼らの存在は自らの主体性を奪われた一つの身体であるからだ。ユダヤ人は鷲のくちばしのような鉤鼻《かぎばな》を持っている、若くて美しい女性はかわいい娘の魅力を持っている、娼婦は売春婦だ、黒人は（ファノンが「生物学的危機を象徴している」と言うように）動物的である、精神を病む人《マラート・メンターレ》は「自分と他人に対して危険であり、公共のスキャンダルである」（これらは、どのような主体的チェックも越えてしまう、身体、猥褻さ、図々しさを意味している）、子どもは優しい可愛らしさを持っている等である。こうしたカテゴリーが身体に固定化されるなら、私たちの主体性を議論することはできなくなり、私たちの価値から分離されるこの距離は埋めることができないだろう。

最近の写真誌は、排除の典型的な事例を私たちに提供している。その例として、今日では殺害された一人の黒人の写真が最初のページに掲載されることも現れるようになり、最新号では栄養食品の宣伝にとても美しい一人の女性がかわいい赤ん坊を腕に抱えて写っている。（1）この黒人は死によって受け入れられる状態になる。そして、人々は彼そして彼の死んだ身体に処罰を見出す。彼を白人から切り離した距離を確認できたことで、また目に見える物にすることで受け入れられるようになり、もう肉体だから危険はない。この黒人は白人への反抗によって自分の主体性を見つけ出したが、それは死であり、昔から認められていた唯一の水準すなわち肉体である身体に戻った。（2）この女性は「母親のイタリアンモード」を宣伝する。それは同時に（最高の消費対象である）健康そうで非現実的態度によるステレオタイプで甘美な表現と、子どもに喜んで飲ませるのに適した食品を選ぶ愛に満ちた配慮とによって成り立っている。（3）（優しいかわいらしさの先にある）子どもの機能は、摂取すべき身体であること、すなわち満たすべきチューブのシンボルであることだ……。

現実の主体性と存在は、黒人、女性、子どものこの問題にはまったく実在しない。こうした表現の中でシンボル化された世界は完全にイデオロギーである。もし黒人の存在に矛盾を感じたなら、その存在は彼の死によって排除される。女性が美しいことを望む男性の対象になり、「可能ならば」女性が母親であってほしい消費社会の対象にされることで、この女性は完全に幸福になる。この子どもは、宣伝されたミルクに完全に満足している。この異なる三種類の排除では、人間の非人間化と、彼らの矛盾を抱えた存在が純粋な対象へ還元されることが同時に生じる。

権力側の計画を抑圧される人に隠すまでもなく権力者の図式的決定を通じて示すこと、逆に賢明に隠して科学的に正当化されること、これらは私たちの現実社会の基盤を明らかにするメカニズムである。それは私たちの矛盾の解決法としての死のイデオロギーである。黒人には死がもたらされた、ユダヤ人はすでに焼かれた、娼婦は売春宿に隔離されて否定される、精神を病む人は人々の目から遠く隔たって精神病者の建物の中でゆっくりと無にされていく。これがいくつもの排除の経過である。人体《オルガニズモ》と施設《イスティトゥツィオーネ》は私たちの矛盾を隠すことを委託されている。とにかく矛盾を私たちの構造の奥、建物の壁の後ろに隠すことを依頼されている。規範をイデオロギーにした暮らしが権力にとって続くように、外観はさっときれいになるべきで、歓迎されるよいこと（それは私たちに属す）と拒否される悪いこと（それは彼らに属す）との間の「外観序列」としてこの外観は正確に定義される。この分離の先では、社会の責任者は多様な被排除者を生物学的に自然に不変なものとして受け入れさせることを引き受ける。そして、彼ら自身が隔離し、隠棲させる必要性を確信することになる。技術者たちは、技巧的な豊かさイデオロギーを使って産業社会にその生産物の理想的消費者を作り出すことを教えた。（接近可能な豊かさの幻想化は生きている現実の償いとなる蜃気楼としての役割を果たして）この中に貧乏人も組み込まれる。植民地主義は文化を壊して奴隷を作り出し、奴隷の野蛮さに支配の必要性の責任を帰した。社会は娼婦を作り出し、同時に彼女たちに社会の恥部として烙印を与えた。医学は、社会を沈静化するのに貢献する（危険で、了解不能で、そして排除すべき）精神を病む人を作り出し、彼らの存在から解放されるために適切な場所を建設した。

　規範にはならないこれらのことは、スキャンダルの動機になり、彼らは分離され、制限されることになる（路上で客引きをする娼婦はスキャンダルであるが売春宿であればそれほどではない、路上で狂っている精神を病む人はスキャンダルであるが精神病院《マニコミオ》に閉じ込められればそれほどではない）。スキャンダルは、脅威をもたらす権力が問題を抱える存在であることのサインである。なぜなら、これは私たちの実存の均衡を乱すことができるからであり、制限することは活動を許されない場所に境界線を引くことだからだ。

物理的限定と境界の設定は大変即時的な解決法だった――強制収容所のユダヤ人たち、ゲットーの黒人たち、売春宿の娼婦たち、精神病院の狂人たち……しかし、被排除者から見た権力の幻想は一生維持され、差別的行為は永続した。こうした意味で、操作はすべてのレベルで統合される傾向があり、すべての被排除者カテゴリーはシステムに組み入れられ、この操作は生涯にわたる扶養を保障する権力側の壮大な試みになった。昔の時代であれば、自分の優越性を確認するために劣等なものを作り出したことで、事態は明らかにされた。しかし、統合を促す曖昧な外観の後ろに隠れている暴力性を見つけることは、その時代と同じようには簡単なことではない。現代は公平な時代ではない。被排除者は、現代では権力が彼らに決めた評価によって〔権力者の〕饗宴に参加するために、そのままであり、かつ権力側にされたことを忘れるように誘導されている。こうしたごまかしもまた明白であり、被排除者自身が犠牲者でありかつ原作者になる隔たりの中に新たに閉じ込められるだろう。

ピネルが狂人たちを監獄から解放し、犯罪者と分離し、彼らが患った病気の尊厳を彼らに返したとき、ピネルは囚人の中の精神的低格者を科学的に認定して、この拘禁が科学的に正当化された新しい牢獄に彼らを移動させただけだった。これは、狂気の人を前にしたときの社会の一般的行動は、社会関係のあり方、狂気の人を他者から分ける距離の取り方とともに、まったく変わらないということである。

権力が補完プログラムによって被排除者に提案する構造的修正案は何なのか？　精神医学の分野ではすべてが技術的に完璧な新病院プロジェクトに還元される。そこでは、病人は私たちの意に反して私たちに貢献するべき役割として、了解不能な対象の役割を演じつづけるだろう。現代社会が自動的に排除してきた類型に従って決定された社会関係が抱えている現実問題は、もう一度元に戻される。そして、問題の中心から視線を逸らせるために限定した一連の周辺的解決法によってそれが隠されて圧倒される。新しい精神科病院建設は、科学的に応用された暴力の方法論、すなわち私たちの現実社会のすべての関係類型を特徴づけるものに、どのような影響を与えられるのだろうか？

排除されてきたことの明らかな表現である精神を病む人の生活史を分析してみると、精神科病院に収容されるずっと前から、彼らの暮らす空間を制限し、ついには自分も否定してしまうようになる組織的暴力の対象になっていたことがわかるだろう。私たちの家族と社会のシステムは、多数者の怒りが集中する弱者（それを新たに創造したわけではないのだが）を早期に割り出すことに特殊化しているようにみえる。ほとんどの家族集団は自分たちの贖罪の山羊を持っている。時にはそれらの人々は「余分な人間」として精神病院で一生を終える。そして、精神病院は、その役割の外観をも捨てて、その純粋な対象すなわち身体に収容者を還元して、その人間の「余分」の意味を科学的に認可することを急ぐ。

安心を与えるという病人への客観的役割を続けるためでないとしても、精神科施設が、診断から精神病理学による枠組み設定、強制収容、暴力と排除の諸形態にいたる権力濫用、抑制そして独断的処置にその基盤を置いてきたのはどうしてなのか？　精神科医は、より望ましい精神病理学的意義に従って病人の行動を定義する権限を持っている。だから、精神疾患が増加する状況の中にあって、精神科医が断固とした厳格さから外柔内剛に変わっていき、現実に与えたいと思う主体的理解に沿って治療的管理の必要性への怒りを正当化する可能性はある。しかし、とりわけ排除や暴力の形をとることにはならない病んだ現実は実際には存在しないので、これはどのような現実と言えばいいのだろうか？　病人の行動化《アクティング・アウト》が疾患と結びついているという評価は誰が決めるのか？　組織的に客体化する排除プロセスについてはどうなのか？　それを行うのは精神科医である。異常行動や全面的挫折の先に代替案《オルタナティブ》を与えることすらしない権力に対して、時に応じて正統な反応だと認めたり、それを拒否したりすることができるのも精神科医だけである。

退行を生み出す権力としての精神科医と隷属関係を生み出す権力の同質的関係は明らかである。本質的に政治的な意味をこれ以上隠すことはすでにできなくなっている問題だろう。この排除は多様な水準で、純粋な排除または統合化された形態で代替的に実施されつづけている。そして被排除者はいまだに衰弱し、弱まり、物象化され、蝕まれて犠牲になっている。中国を破壊するというヤスパースが提案した最終解決（それはまるで爆破装置が空中で爆破して、飛び散った黄色い「奴隷たち」が出てきたジェームズ・ボンドのアクション映画である）は、大きな時事問題である。しかし、現代では被排除者は権力の分断に陰険に誘い込まれるだろう（上手に「宴会」を楽しむことを教える「小さな」権力になるように）。しかし、現実的代替案が提案されることはないし、その後に存続しつづけるためには被排除者は必要なシステムと結合した権力に結びつけられるだろう。

ジァンニ・スカリアは、精神疾患の生物学的起源は、精神科医の生物学的種の保存と関連していると皮肉をこめて語っている。このことは、科学は権力を存続させるため（すなわち科学そのものの存続のためにも）に必要な法則を作り出し、そして固定化した科学そのものの規律から排除された罪人を罰するということを意味する。権力を支える希少な人間を保証し育成することに無意識に貢献する「多数者」を脱歴史化し、非人間化しようとする意図が示されながらも、こうして被排除者の諸カテゴリーは存続していく。

第10章　暴力の施設

一般医学では、医師《メディコ》と患者《パツィエンタ》の出会いは病人の身体を通じて行われる。患者の身体はそのむき出しの物質性と客観性によって研究対象だと考えられる。しかし、議論を精神医学における出会いに移してみるとき、この事態は単純に同一ではないが、結論を欠くことにはならない。精神を病む人《マラート・メンターレ》との出会いが身体を通して実現するのであれば、病んだことが想定された身体を通して実現するしかない。〔どんな身体かを〕決定する接近法を推定する前省察的特質を客観化する行為を行うことになる。この場合、病人を保護する施設によって基礎づけられている客体的役割が病人に与えられている。客体化する接近法の類型はこうしてついに病人の自己概念に影響を与えることになる。ここにおける病人はこの過程を通じて、彼らを治療する精神科医と施設によって生かされるというやり方で、病んだ身体として生きるしかなくなる。

したがって、この科学は、一方では、精神を病む人とは生物学的悪化の結果であると考え、彼らはうまく自己同一化できず、彼らに出会っても相違を無抵抗に受け入れ規則を守る在り方しかない、と私たちに語ってきた。こうして、精神科施設の排除的監視主義の行動は、精神を病む人と出会ったときにいくつかの方法で定義し、分類し、管理することに自己限定する一つの原理が持つ無能さの直接表現だと言えるだろう。他方で、無意識の研究を通じて症状の意味を発見しようと試みた精神力動埋論そのものは、たとえ別の客体化の方法によって行われるにしても、病人の客体的特質は維持しつづけた。すなわち、精神力動論は身体《コルポ》によらずに人格《ペルソナ》によって客体化した。このように、現象学的考察の継続的な努力は、人間の主体性に関する必死の研究にかかわらず、投げ込まれた客体化の領域から主体性を取り戻せたわけではなかった。人間とその対象性は、一般的理解を越えた介入の可能性がないデータ・材料として扱われた。

　これが精神疾患の問題に関する科学的解釈である。しかし、現実の病人に何が成されてきたかを知ることができるのは、私たちの精神病院《マニコミオ》の内部においてだけである。そこでは、エディプス・コンプレックスの申告もなければ、私たちの脅威の世界内存在の証拠が病人の状況の受動性と客体性から切り離されることもなかった。もしこうした「諸技術」が本当に病院組織の中に入っていて、もし精神を病む人の現実に触れ合い、これを告発していたら、それらは一貫性を持って、施設生活のすべての行為に浸透し、拡張するように改革すべきであった。これは、精神科施設がその基礎をおいていたヒエラルキー的で強制的な権威構造を必然的に弱体化させただろう。しかし、こうした接近法の破壊的力は精神病理学的枠組みの内部でだけ維持されていて、病人に行われた客体化を議論するよりも、客体化の多様な方法を分析しつづけた。そして、すべての矛盾を排除不能なデータとして受け入れるシステムの中に持続させた。唯一の可能性は、ある場合にはすでに行われていたが、（生物学的治療、薬物療法などの）他の治療法に加えて行われる技術、すなわち個人および集団の精神療法であったろう。それらは、いずれにしても伝統的病院施設の拘禁的な風土によって否定され、博愛主義だけに基盤をおくという精神科病院の父権主義《パターナリズム》の風土によって否定された活動だった。施設の拘禁目的を越えるすべてのこうした介入形態に対する精神科施設構造が持つこのような不可解さを考えてみると、治療関係と治療的接近の可能性は、一般的に精神を病む自由な人だけにしか認められないと認識せざるを得ない。自由な病人は強制的収容を免れて、彼らと精神科医の関係は相互性の辺縁を保ち、契約能力を持った直接的関係を維持している。こうした場合、すでに危機にあるにもかかわらず、いまだに収容に対する明らかな戦いは始められないこの役割と構造の再編の中で、こうした治療行為の補完的特徴は明らかである。

したがって、状況（それは精神を病む人への治療的接近の可能性である）は、すべての関係が経済原則によって厳しく決定されるシステムに直接繋がり、その影響を受けている。社会経済システムがどの程度異なる水準に様式を定めるかによって、接近方法の形態が決められるのであって、それは医学イデオロギーによるのではない。よく調べてみると、共通の条件として、精神疾患は病人の社会経済状況に従って具体的にそれぞれ異なった意味が想定されていることがわかる。

このことは精神疾患が存在しないことを意味するのではない。だがこれは、精神科収容所に収容された精神を病む人に出会うときに覚えておくべき現実を明確化することになる。精神疾患の転帰〔治癒・悪化等の病気の結果〕は、想定された疾患に対する接近形態の違いによって異なる。この「転帰」は（そして、県立精神病院の収容者の破壊や施設化に私が関与していることは）、精神疾患の直接的発展とは考えにくい。それは精神科医と彼らを形成した社会とが作った関係形態の発展とも考えられないことと同様である。

だから、今日もし精神疾患が、私たちの精神科避難所《アジール》で現れているような、精神を病む人の条件を決める基本要素でないのならば、大変重要視されていたにもかかわらず外部に置かれていた諸要素を検討すべきだろう。（精神疾患の上にさらに烙印を与えられた存在が病人であると私たちが考え、そして、そこを仕事の場にしようと考えた唯一の場所）精神科病院に収容された人々の状況を分析してみると、彼ら収容者がずっと以前から無権利状態の人間であり、慣習的な権力に従属していて、そして彼らを分離し排除した社会の代理人（すなわち医師）の慈悲の患者として現れていると言うことができるだろう。彼らの排除または社会からの排除は、（社会経済状況に対する）契約能力の欠落に直接結びついていると言えるだろう。この欠落は精神疾患そのものの中にはないものだ。収容されるときに定義される臨床診断の技術的・科学的価値は何なのだろうか？　具体的科学データと結びついた客観的臨床診断であると言えるだろうか？　また逆に、技術的・専門的判断の外観の下で、非常に曖昧に、深い差別的意味を隠す単純なラベルになるのではないだろうか？　私立精神病院《カーサ・デ・クーラ》に入院した裕福な統合失調症患者は、〔公立〕精神科病院への収容命令によって収容された貧しい統合失調症患者とは異なる予後〔病後の経過〕を持つだろう。前者の収容が特徴づけることは、「自分と他人に危険、社会のスキャンダル」である精神を病む人として自動的にラベルを貼られてはいないことだけを指しているのではなく、固有の現実から分離され、脱歴史化した保護を楽しむことができる収容形態になるということだろう。「私的な」収容は病人であることの継続を常に妨げるわけではなく、その社会的役割を回復不能な方法で弱めて廃止することはない。こうして収容で緊急の危機を克服すれば、容易に社会に戻ることができるだろう。一方、精神病院組織にすべてのレベルで押し込み破壊する、脱歴史化した権力は、精神科病院以外に選択肢がない人々に影響を与えることになる。

　こうした観点から、精神科施設の収容者の数は私たち社会の全階層の精神を病む人たちの数であると考えられるだろうか？　収容者が陥った客観化の等級に彼らを還元するのは、この疾患によっていると考えられるのだろうか？　社会経済的に無意味な存在であることから、こうした病人たちは、初めから暴力性〔私たち社会システムが持つ暴力性〕の対象であり、この暴力性は彼らを生産過程の外に押しやり、共同生活の辺縁に追いやり、ついには病院の壁の中に追いやることになると考えることは正しくないのだろうか？　結局、私たちの社会を混乱させる要因を拒否することは私たち自身の矛盾を認識したくないからではないのか？　不利な場所から生活が始まっている中で、彼らは初めから無駄な人間であると簡単に言えるのだろうか？　収容者のすべての行動、すべての反応を医学用語でいとも簡単に定義されてきた収容者に向き合ったとき、私たちの排除行為はどのようにして正当化しつづけられるのだろうか？

　すでに診断は、非可逆的になった受動性を分類するラベリングの機能を引き受けてきた。しかし、この受動性は多様な性質を持ちうるのであり、単に病んだ状態を示すだけではない。受動性が疾病の用語法としてだけ考えられるとき、受動的な人を分離し排除することの必要性を裏づけることになり、診断に差別的意味を認めることに最低限の疑いさえ持たないだろう。こうした中では、正常世界から病人を排除することは、社会をその危険な要因から守り、同時に安定社会の規範概念の有効性を認めることになる。こうして、病人と彼らを治療する者との関係は客体的にならざるを得ない。不服申し立ての可能性を認めない疾患定義とラベルの烙印というフィルターを通じてしか、相互のコミュニケーションが取れないからである。

このような問題への接近法は私たちの目の前に逆転した現実を展開する。そこでは、問題は疾患自体ではなく、疾患とともに過ごす関係の問題である。しかし、この関係の中に、この疾病を抱える病人たちも、そして病気を評価し定義する医師も社会も直接巻き込まれている。客体化は公正な病人の条件ではなく、問題は病人と治療者の関係の内部にあるのであり、したがって問題は、医師に治療と保護を委託した社会と病人の関係の内部にある。自らの主体性を擁護し可能にするために客観性を必要としているのは医師であり、これは私たちの社会が自らの矛盾を追いやり隠すための代償の領域を必要としていることと同様であることを意味している。精神を病む人が出会っている非人間的状況の拒否、そこに残されてきた客体化の拒否は、精神科医の危機、精神科医が根拠にしている科学の危機、彼らが代理人となっている社会の危機と直接結びついて存在せざるをえない。精神科医、科学、社会は、実際上精神を病む人と彼らが存在することで生じる問題から保護されていた。すでに家族や労働現場や貧困によって暴力に曝されていた病人を前にした私たちは権力の保持者であり、私たちの防衛は必然的に過度な攻撃に変化した。そして、必要性と治療の偽善的ベールの下で病人と直面したときに私たちが使いつづけた暴力性を覆い隠した。

疾患には関係しない「一連の偶然的閲歴状況」とゴッフマンがかつて定義したことが[1]再度指摘されるとき、この病人たちとの関係にはどのような形態があるのだろうか？　社会の代理人である精神科医は、病人たちが「暴力の対象」になっている状態に適応できるように援助することだけを意味した治療行為によって、病人たちを治すことを委託されているときに、治療的関係は現実には新たな暴力性や、統合を目指す政治的関係としてしか作用しないのではないか？　他の可能な適応様式の前に、暴力の対象となることが唯一の与えられた現実である病人から見れば、精神科医が保証しているのはこのことではないか？

もし私たちが精神科医の役割として無抵抗にこうした委託を受け入れているならば、特定権力の指示の下で働くように私たちを配置する権力による暴力の対象に、私たち自身がなっているのではないか？　この意味で私たちの実際の行為は、施設と科学の逆転として生じて、病人が被った適応的対応では克服困難な社会的葛藤の解消策としての治療行為の拒否に至る否定行動しかありえない。したがって、この逆転の第一歩は、まず初めはアングロサクソンのモデルである治療共同体として私たちが定義した新たな施設運用案である。

イタリアでは、公式な精神医学の知識はとりわけドイツ精神医学の影響下にあったが、施設の状況は、イギリスやフランスの状況と比べて、何年も遅れてはいたがゆっくりと変化していた。間違いなくフランス起源である「セクター」型組織の経験[2]は、次第に見られるようになった「地域共同体」の経験として参考にすべき前例だった。しかし、私たちの経験を見直してみると、人々が活動する現実との調整を行う介入が緊急に必要であり、すでに成文化されてすべての情況に応用できるモデルへの適応に還元することはできなかった。このため、アングロサクソンのモデルである治療共同体を選択することは、精神病院の現実を否定する行動の初めの一歩を正統化できる一般的基準点を与えることになった。だがこのことは、病人の現状に関してイデオロギー的側面を生むその疾病分類の細分化とその推敲すべてを、必然的に否定することになった。だから、アングロサクソンモデルを参照していくことは有効であって、活動領域は変化していき、施設の現実は表面的に変わるようになった。

歩みが続く中で、私たちの施設の治療共同体の定義には曖昧さがあることがわかってきた。このモデルの提案は解決モデル（すなわち定義として提案された否定を肯定的モーメントにするモデル）として理解することができたし、現在でもそう理解できるからである。この解決モデルはシステムの中に受け入れられ、組み込まれると、私たちは抗議する機能を失うだろう。

こうして私たちの治療共同体は生まれ、それは収容者を作られた人々と考える代わりにデータと考える状況を拒否したのだ。この最初の精神病院の現実との接触は、権力の働きをすぐに明らかにした。収容者は病人である前に、すべてにわたる施設暴力の対象となっていた。なぜなら、すべての抗議行動は精神疾患の枠内に含まれると定義されたからである。起こっている剝奪状況、客体化、全体的挫折状態は純粋に精神疾患による表現ではない。むしろ、狂気に直面した健康な人の保護を目的とした制度的破壊行動の結果である。しかし、上流階層の患者と施設の沈殿患者を除いて考えても、患者は彼らに直面した社会が使ってきた暴力の対象となっていることに私たちは気づくだろう。彼らは精神を病む人とされる前から社会経済能力そして契約能力を持たない人間であり、素朴な否定された存在であり、私たちの社会の矛盾を隠すために矛盾も問題もないように変えられた存在であり、そしてその程度によってはこうした社会の暴力の対象になってきた。

こうした状況で、どのようにしてデータとしての疾患に私たちが夢中になれるのだろうか？　どこで疾患を認識するのか？　私たちが触ることもできないところにある疾患をどこで区別するのか？　精神疾患だけにその原因を負わせて、私たちと病人を隔てる距離の本質を私たちは無視できるのだろうか？　何が残るのかを知るために私たちはまず一人一人の客体化の化けの皮を剝いでいくことをしようとは思わないのだろうか？

したがって、この最初の段階の破壊する活動は（病人を非人間的に考えることを拒否するという意味で）情緒的でありえた。しかし次の段階では、病人に直面するときすべての活動が方向性を変えるという意味で、この政治的特質に対する意識的自覚は、私たちの社会経済的システムがその基盤にしてきた暴力に対する無抵抗な受容と拒否との間で揺れ動きつづけることになった。治療活動は、それが退行の中で目の前の危機を回避し、引き起こされたことを受容し、それを後退させることで危機を組み替えることであるのだから、統合的な政治活動であることは明らかだ。

このことを意識して、私たちの臨床活動がここに直接巻き込まれた民衆に見られ評価されるとき、私たちは一つの基本的選択の中に置かれる。すなわち、初期の破壊的活動を通じて、施設の新しい現実の構築に成功して、精神科施設の問題を解消させる方法としてモデルを提案して、私たちの作業の方法を強調するのか。それとも、システム強化のための新たな道具として、すべての主張をその中に吸収する政治経済システムの内部で唯一可能な様式としての拒否することを、私たちが提案するかのどちらかだろう。

初めのケースでは、その結論が私たちの壊した現実そのものの別の外観であることは明らかである。新しい施設モデルとしての治療共同体ならば伝統的精神医学システムの中でも、一般的社会政治システムの中でも、その内部における完全な技術になるだろう。私たちの拒否の活動は精神を病む人が被排除者の一つであり、社会の諸矛盾を拒否しようとする社会システムの贖罪の山羊の一つであることを明らかにする活動であった。今日では、システムそのものがこの明らかな排除に直面して、次のようなことを包括的に明らかにしている。修復活動として、そして社会の暴力に被排除者たちの適応を図ることを通じて、社会的葛藤の解消法になる治療共同体は、初期に生じた対立する人々の動きに向き合いながらも、統合的治療の役割を果たすことができることを。ラディカルな転覆運動の長期間の経過をまとめる文書化や管理を免れることができた初期の非合法的状態の後に、治療共同体は、「こちらの方がきれいになります」と売り込むコマーシャルのように多くの人々を治す新しい製品と見られ、今や無防備にむき出しにされた。こうした場合、病人たちばかりでなく医師や看護師たちもこうした偉大な施設の新次元の実現に貢献したのだが、彼らは彼ら自身が作った格子がない監獄の囚人になり、それを負担と考えた現実によって排除された。システムに戻し再統合することを期待して、システムは限りなく明らかになった欠陥を修復することを急いだが、別のより深い穴を知ることになる。したがって、私たちに残された唯一の可能性は病人と彼の個人史を通じた繋がりを維持することである。彼らの個人史は常に権力濫用と暴力の歴史ではあったが、権力濫用と暴力に由来することを明白に維持しているのだから。

こうしたことから、私たちは、矛盾を解消するための新技術の提案である施設モデルとしての治療共同体案を拒否する。私たちの作業の意味から見れば、私たちの活動はそれ自身で破壊であり、同時に克服である否定的次元で活動しつづけることしかない。破壊と克服の活動は、精神科施設の高圧的監獄のようなシステムと、科学としての精神医学のイデオロギーを越えて、社会政治システムの排除と暴力の領域の中で発展し、そして人々が否定しようとしたものによって道具にされることを拒否するだろう。

私たちは行き交っている危機を強く意識している。その危機は、社会自体が制定した規範によって基礎づけられた社会構造によって打ち負かされることであり、さらにこの先で、システムによって予測された承認を得ることである。それは、私たちがシステムに再吸収され、統合されているということだ。そして、(自分たちの企画と地域精神医学イデオロギーを残すために、部分的また特殊な精神医学問題の解決策として訴えていくことを意味している)治療共同体は価値観に切り込むことなく、異議申し立てを行うことなく、精神医学と政治のシステムの内部のみの異議申し立てという制限を受け入れつづけるだろう。逆に、今日では治療共同体を通じて、将来的には異議申し立てと拒否の新しい形態を通じて、すべての水準における退却、精神疾患、排除、施設化の源泉である権力ダイナミズムを弱めることを私たちが継続することが必要である。

精神科医としての私たちの立場は、直接一つの選択を行うように配置されている。権力と暴力性の請負人であることを受け入れるか(さらには規範の枠内で継続したすべての改革活動は問題解決法として熱心に受け入れられるだろう)、または根本的な方法で問題に直面してあやふやさを拒否して、(私たち自身が権力と暴力性の請負人であることを十分意識するために可能性を制限するような)試みを行い、部分的で欺瞞的解決は受け入れない一般的議論に組み入れられることを要求するのかである。

病人にしっかりと錨を降ろすことを私たちに強い、病人に巻き込まれることを避けないという現実的結果をもたらす選択を私たちは行った。このことで、私たちの行為に対する懐疑論と矛盾する言動のサインとしての表面的な解釈を検証して克服することを継続するように私たちは自分たちに強いている。将来の新たな逆転を待とうとする分類と図式の結論を壊すために、そして地域イデオロギーに陥ることから私たちを守ることができるのは、私たちの現実の矛盾を検証することだけである。

この間に、精神医学の権威機構は、公式ではないが、真剣さと科学的敬意を欠いてはいたものの、私たちの成果に決着をつけた。その判断は、精神を病む人々とすべての排除された者を常に認識することから、真剣さと敬意が欠落していたことまで、私たちと共有していて、私たちを満足させるものであった。

第11章　事件／事故の問題

どのような事件／事故（incidente）でも、精神科の施設で確認されると習慣的に精神疾患に責任が帰されて、その収容者の行動の予測不能性の有無が唯一の責任基準になる訴訟に巻き込まれる。科学は病人を了解不能と定義することを通じて、精神科医に、法律によって管理され、拘禁されるべき患者に、責任を免除する装置を提供した。したがって、精神科医は今までこの装置を、彼の任務がもたらす責任を免除できる唯一の方法として利用してきた。（他の専門家と同じようにリスクと失敗が認められることがない）異常で逸脱した行為の管理を精神科医に委託した社会に対する責任として、精神科医はこうした行為の責任を疾病に転嫁するしかなかった。そして、彼らは予測不能性の予測を委託されて、施設システムの内部で病人が完全に客体化することを通じて、病人の主体的行為の可能性を最小限化するように制限をかけた。こうした現実を構成してきた役割の凍結を通じてのみ、精神科医はこの状況の管理運営を保証できるだろう。それは（検察官権限と関連する）法律に基づく規律と秩序を媒体として行われ、（施設が依拠している県当局と関連する）内部規制を通じて、さらに、しばしば不可逆的とされた病人の特徴の分類、カテゴリー化を行う科学を通じて行われた。

異常性が慣例になっているこうした場所では、不穏な人、興奮した人、支離滅裂な人は、疾患の常套句によって受容され、正当化されて、殺人、自殺、すべての侵害行為、より自由な施設（すなわち男女混合病棟）で生じうる性的な行為までもが、未知の病的過程と症状の予測不能性によるかどうかによって理解され、判断される。病人であると決められたときに、精神疾患の特徴による異常で抑制不能な衝動であること以外に動機として取り上げることをしないために、ある行為の了解不能性は、人々を救済する責任および人々が過ごす環境の責任のすべてを奪っている。

しかし、一度病人に近づいてみると、彼らは了解不能と予測不能の世界に閉じ込められた孤立した存在ではなく、自分の立場を突き止めることが困難であるにもかかわらず、受動的役割しか与えられない施設の現実によって引き裂かれ、以前暮らした現実社会から引き離されている。さらに施設自体も彼らのすべての行為に巻き込まれ、彼らの行動の訴訟当事者になっていた。それは、すべての現象は患者が暮らしている場所の状況に関連させられるからである。

こうして、事件／事故は、施設が患者を審判し鑑定するのか、信頼するのか、という異なった様式で対立する二つの観点によって評価される。

前者の場合は、拘禁主義型の古典的閉鎖施設の場合であり、そこにおける病人との関係は、能率を施設の第一の価値としていたために、多くの場合生来的に客観的特徴を持っていた。そこでは、規範、秩序が一体になるべきシステムの内部で、施設が彼らに行使する破壊力と権力濫用とから生き延びようとすれば、病人は対象物になる。しかし、あからさまに異常な行動で対立することも、実に従順な奴隷的行動でここに適応することも、どちらにしても、病人は施設によって決定されている。施設は秩序の硬直性と課された現実の一元支配を通じて、病人の客体化と順応を越えた唯一の代替的方策をも認めない受動的役割に彼らを固定しつづける。

したがって、施設の日常生活の軍隊的集団規律と系列化を越えた代替性や個人的可能性を欠いた現実の中で、収容者に彼らがすべき行為の指示を与えるもの、それが施設である。それは、計画しうる目的も未来もまったく存在しない指示である。そしてこの指示には、代替性も目的もなく、異常行動の管理と危険の最小化が必要な社会からの委託者としての精神科医の将来の可能性も欠落していることが反映されている。

病人に向き合っても肯定的な目的に機能することはまったくなく、起こるべきでないことだけに応じて、すべてが管理され、予防されるこうした強制状況で、予防だけのために暮らす現実の中で、自由は禁じられ、否定され、実現不能な行為としてしか存在できない。開いた扉から漏れる光、見張りがいない隔離室、少し開いた窓、忘れられたナイフ、これらは施設の中で存在しないように防止するべき暴力行為の明白な誘因である。これらは病人に強制してきた、施設の管理の結果である。ここでは病人には、施設が訓練に骨を折って与えた自動的で異質な破壊的契機としての自由しかない。代替的方法はなく、選択して責任を持つ可能性がない中で、生きられない生活状態への拒否として、落とし込められた客体性への抗議として、唯一の可能な自由の幻想として、また唯一の可能な企図として、唯一の将来の可能性は死ぬことである。こうした動機はいとも簡単に精神疾患の特質として同定される。それが、古典精神医学が私たちに教えたことであった。

こうした中で、いくつかの方法で施設秩序の鎖を壊す行為すべては、死ぬことと一体化した自由の幻想である。そして唯一の将来的可能性が「死ぬこと」でしかない施設から逃げることとは、こうした未来を避ける試みとして自分の暮らしと行為に責任を持つ主人公であるという幻想を持つことでしかない。しかしながら、これは必然的に自分の隷属状態と死との確証を見出すしかないだろう。

施設が矛盾に満ちながらも入所者に認める唯一の責任は、事件／事故の責任である。事件／事故は早急に病人と精神疾患にその責任を移され、施設はすべての関与と結びつきを拒否する。長い療養期間中、注意深く調べられてすべての行動の責任を奪われた収容者は、ほとんど常に死と同時に起こる唯一の自由な行為について、完全にそして自動的に責任を持つことになる。閉じた施設は、病人を非人間的秩序の中に客体化したときからそれ自体がすでに死んだ世界であって、明らかな唯一の代替案《オルタナティブ》として、いつも自由の幻想を起こさせる外観がある死を病人に提案する。

こうした意味で、（どのような性質のものであろうとも）事件／事故は徹底的に施設秩序の中で生きることの表現でしかありえない。そして、施設が病人に提供する指示は極端な結果をもたらす。

（ここから議論は収容された病人から、実現することができない現実の中にいて、代替性を持たない、将来がない、可能性がない個人の議論に自然に移ることになる。客体として排除することは、拒否と破壊の行為にしかならない唯一可能な行為を指示する役割を果たすことになる。）

開放型施設の場合、組織の全般的能率が下がっても、施設の全般的目的は収容者の主体性を維持することである。このような目的は施設のすべての行為に影響を与える。たとえば、施設による収容者の身元確認に基づいて患者の外出を認める必要がある場合に、施設が開いた世界となり、代替性を提供して患者の生活に可能性を認めるために、患者の個人的目的、将来の可能性を考えたうえで身元確認を行うようになる。

こうした現実の中では、自由が規範となり、入院患者は自由を利用することに慣れる。このことは、責任を持つこと、自制、自分の容姿の処し方、科学的偏見を越えた自分の疾患への理解などの練習になることを意味する。しかし、このために、全施設（すなわち施設を組み立てる多様な役割）は、病人の物質的・心理的支援として、すべてのときにすべての行為に存在して巻き込まれていることが必要になる。これは、役割の硬直性の崩壊、目的を共有する病人との客体的関係の崩壊を意味しており、関係する一方が無価値であるようにその価値を割り引く権威的ヒエラルキー関係が崩壊することを意味している。これは、施設秩序の世界に対立することもありうると病人が感じられる、より代替的な可能性であり、その諸条件を創造することを施設が提案してその内部で継続的に存在できる感覚が作り出されることである。それは、病人が生存しつづけることができるためである。このことは、異議申し立ての相互的可能性と他人の存在とによって一人の限界が決められる共同体の一般的あり方を施設に組み入れられない防衛形態すべてを、施設が放棄することを意味する。

このことは自然に、開放型施設における現実のユートピアの表明になる。施設外の現実と同様に、諸矛盾はこうした現実の中に存在している。しかし、重要なことは施設が矛盾を隠すことは依頼されていないことであり、施設は病人たちと共に矛盾に向き合うように試み、矛盾が曖昧化されているところを明らかにすることが重要である。

こうした考えからは、事件／事故は警備の欠如による悲劇的結末であるのではなく、施設側の支援の欠如による悲劇なのだ。病人たち、看護師、医師によって支援される施設の活動は、時には少なくなり、事件／事故を生み出す空白を生み出しうる。不足した諸行為、怠慢、濫用は常に完全な論理を持っており、ここでは疾患は非常に相対的効果しか持たない。

このとき、開いた扉は、扉と隔離、そして社会の病人が客体化する排除の意味について、意識の目覚めを引き起こすサインになる。開いた扉は病人が「自分や他人にとって自分は危険ではない」と自覚する象徴的価値を持ち、この発見はどうしてこれまで非常に恥ずべき状態に置かれつづけたのか、どうして彼らを排除したのかを説明することになっていった。

こうした意味で開放型病院は、現実からの排除状態にあった病人側の意識の目覚めを促す。そしてそれは、病人に行ってきたこと、拘禁してきた施設が持っていた社会的意味について唯一証明する機能を持つ装置として自由に使えるものになった。

他方で、開放型病院は、階級と役割の厳密な区分を維持している堅い区分、カテゴリー、体系的で厳密な分離の下にある治安と均衡に基づいた社会的現実にとっての矛盾であり、このような意識に精神科医と治療スタッフを巻き込むことになる。彼らは部分的には共犯者であり、部分的には犠牲者である現実の中にいる。そして私たちの現実社会のシステムによって、被排除者自身と排除する人とを同時に衰弱させようとする秩序の保証人であるという宣告を受け入れるように、彼らは強いられている。したがって、〔これまでの〕経験もなく沈黙する執行者として支えてきた社会システムに対する奴隷的感謝の意識を考えると、開いた扉は精神科医にとっても意識の目覚めとして作用する。

こうした状況で、施設外に逃げることおよび事件／事故にはどのような意味があるのだろうか？　外部への開かれ方の度合いと受け入れる現実社会の性質によって、この意味は直接再結合する。施設側が提供する可能性は、現実の外部社会側の拒絶と衝突することになる。将来の施設プランは施設外にしかありえない。だが、伝統的施設はさまざまな事件／事故に巻き込まれ、事件／事故の発生の直接の原因になっている。同様に、初めから暴力的秩序、差別、権力濫用を伴ったこの社会が、多くの社会的混乱の要因の一つである精神を病む《マラート・メンターレ》人たちの拒否と否定と排除を象徴しつづける。外部に開かれていることによって、開放型施設は、まさにこうした社会の中の施設であり適応空間として存在している。

このような場合、責任は誰にあるのか？　退院することができる病人も、そして、家族、職場、友人、そして彼らを余計者扱いして暴力的に排除した現実によって拒否された病人も、自殺しないことも誰も殺さないことも彼らには暴力の外観を示している理由になるならば、何をしたらいいのだろうか？　こうした経過の中で、誰が誠実に精神疾患についてだけ語ることができるだろうか？

第12章　施設管理と運営の問題

閉鎖的な図式の下で静止し、固定した施設の現実を自己分析してみると、しばしば本質的な多くの要素が、現実にほとんど一致しないラベルによる分類の研究からは漏れてしまっている。もし私たちが、これまでしてきたように活動中の精神科施設を分析しようとして、さらに、永続的危機の中で活動中の施設を定義しようとして分析を計画した場合、予定されたこの活動の目的を考慮しても、この計画はより困難なものになる。その目的は、これまでのモデルを用いないことも制限しないこと、しかし反モデルになる可能性を自分自身に持つことが想定できること、これらによって、新たな参照図式に落ち着こうとする傾向を壊し、伝統的分析方法に対置できることである。これは精神病院《マニコミオ》の施設の破壊を意味する。それは、施設の基礎になっている高圧的システムの現実を逆転することばかりではなく、その中にある階層的・懲罰的システムを全面的に意識し、自覚することである。このことは、特殊な精神医学の議論に先行して全面的議論を要請することであり、これによって精神医学の専門的議論が拡大できることである。したがって、精神医学では自分を否定するだけではなく、素朴な逆転移的立場から弁証法的立場に立つことが必要になる過程を通じて、（科学は支配階級の価値を常に承認するイデオロギーと折り合っているわけで）反科学として認められることを望むだろう。おそらく、危機と永続的内部批判によってのみ、問題解決的科学にはならない保証を得ることができるのだろう。

にもかかわらず、私たちの反施設運動の初期段階では、それは結局全般的に治療共同体を検討することであった。施設の現実への直接的接触を通じて、私たちはこの現実を初期から本質的に感情的な性質を伴って転覆することを義務と感じ、常に管理に使われた暴力を拒否するという逆転移的な自己規定をすることになった。施設で保護と治療を委託されて病人に出会うことの本質は、劣悪な非人間的状況の共謀者や技術者として私たちが巻き込まれることだった。私たちからすれば、精神病院の世界の否定的要素を、精神を病む人《マラート・メンターレ》が治療を受ける権利を持つ人間になる精神科施設の肯定的要素に逆転していくことを実態的に試みる反施設運動を必要としたのだった。こうして、初めから私たちの行動を修正することが重要だった。

しかしながら、精神を病む人が私たちの暮らしの安定化のために贖われている社会から排除された人であることを確認すると、私たちは、すべての排除された人々の共通分母を明確にすることによって継続的歩みを始めることになった。これは私たちに排除された人と排除する人の関係を研究するように促した。この研究では、精神科施設で生じたことは私たちの社会システムを基礎づける他の施設すべてで起こったことと共通である、ということが明らかになった。すべての施設は施設に委託された人々を施設化するようになる。それらは精神科施設、教育施設、家族、懲罰施設などである。

次の段階は、私たちの施設における立場の自覚を通じて、私たちが含まれている社会システムに向き合う中で、逆転移する契機を〔感情から〕理性化する活動であったと言えるだろう。この意味で「治療共同体」は素朴な逆転移的反応を科学的に現実化したものであり、それは新しい科学である社会精神医学の具体的表現になった。この社会精神医学は精神的混乱の起源として社会環境的要因を挙げ、手段として技術的に有効な人間的精神医療サービスを作った。しかし、精神疾患の原因としての「社会ウイルス」の考案は、たとえ合理化されてはいても精神医学を再度逆転移の領域に押し戻した。なぜなら、これによって自分たちの活動領域の拡大に制限をかけたからである。それは、一方では施設自体に引き起こされる課題を修復し、他方では社会的葛藤を沈静化し和らげる役割を持たせた、施設内外における精神医療サービスを設立することで行われた。

こうして問題の分析は逆転移の分野から社会学の分野へ移ったが、その中で研究対象を材料だと考えることを制限する研究に典型的に現れる素朴な認識の意味は失われてはいない。

こうした方向が続くと、私たちが暮らしている経済システムによって作られたどのような施設も、それ自体が機能的システムになっていることが明らかになる。それは、そのシステム自体の矛盾を管理することがすべての施設に委託されていることを意味する。専門カテゴリーを創造することによって、すべての突発事と不均衡に対する守りを固めた全般的管理が可能であることを、このシステムは保証している。多様な施設に応じて、私たちは多様な形態の被排除者と規則を持つようになり、こうした排除は社会に対して常に有用な結果をもたらす。諸施設ではその矛盾は科学的イデオロギーによって隠されて（すべての施設は自分の専門イデオロギーによって保証されるだろう）、これが専門家権限のカテゴリーの境界線を定めることになる。

今日、すべての施設が私たちの経済システムに対して機能するようになるとき、政策的合理化の好機を見出す継続的な意識改革が始まる。事実、システムにおける施設の機能性については、諸施設はそれらを生み出し、形づくってきた支配階級の価値と直接結びついていることは明確であり、その機能は本質的にこの価値の維持と社会全体の調整効果の保証にあることも明らかである。こうして、システマティックで機能的な施設の中で実現しようとする活動は、特殊状況の自然な人間的逆転を行うことを限定するしかないが、施設の機能性の内部でシステム自体に向き合って活動するしかないだろう。

しかし、施設転覆の過程を実行に移し出すと、そのダイナミズムが一般的平衡状態を変化させる動きのすべてを吸収する傾向がある、社会システムの施設性を否定する施設が存在しているという矛盾に、私たちは気がつく。

「治療共同体」の存在は、新たな精神医療福祉のモデルとして、すなわち、より明らかになった社会的矛盾に対する改良主義的治療の提案として受け入れられる。これは、システム内部での解消の新しいヒントを与えるために、施設がより機能的になるように定めてきたシステムに対して戦っていたことを私たちに明らかにし、進歩的技術の方法によってシステム自体の矛盾をシステム自身に克服させる可能性がある。この意味で、私たちの活動は、私たちの既存の観点とは一致しない高度に改良主義的で補完的な意味を持つことになるだろう。

　政治的合理化の後に逆転移状況に戻らないならば、自己肯定の中で逆転を試みるシステム内部で唯一可能な活動として、今日にも継続しうる課題は、否定することである。システム内部に残っているかぎり、私たちの状況は矛盾の中にありつづけるしかない。だから、施設は否定されると同時に管理運営され、精神疾患は括弧に入れられると同時に治療され、治療行為は拒否されると同時に活動する。これは私たちの逆転移の特徴的現れ方なのだろうか？　また、私たちの活動が強いられていること、およびこれらを越える他の代替案《オルタナティブ》がないという限界の表現なのだろうか？　施設を越えることができて他の水準の確証に変換されない唯一可能な克服法は、科学に結合した施設を否定する中で、本質的意味を逆転させる科学を作り上げることだろう。それは支配階級の価値観を保証することを委託されない科学である。

　しかし今、私たちは「精神疾患」に貢献しはじめることができると自信を持って言えるだろうか？　私たちの精神科施設で、これまで隠されてきた施設的・科学的沈殿物から精神を病む人を自由にした継続的還元の後に残ったものが、「精神疾患」であると考えられるのだろうか？　また、外部に社会的解決策が持てない中で、私たちが彼らの管理運営を続けるように強いられている入院患者の重圧は、院内で生きつづけるために私たちに新しい施設を生み出すことを義務づけるという、私たちの望みが実現することを阻害するのだろうか？　これらは私たちが無力であることや、システム内部で活動することが不可能であるということの証しなのだろうか？

　私たちの入院患者たちが、「よし！　私たちは、前から言われていた意味の気違《マット》いじゃないね！　私たちは排除《エスクルーゾ》された人で、拒絶《リフュータット》された人だね！　だけど、マットもエスクルーゾの私たちも世話して守っているこの病院に、私たちはいつもいる。私たちはいったいなんなんだい？」と語り、問題を提起するとき、〔スタッフである〕私たち自身も同じ問題の中で生きているのである。適応できず、社会の生活から切り離された人間状況を抱える「患者」を管理するように施設が命じられているかぎり、「精神疾患」については語れないと言えるだろう。そして取り除かれるべき別の沈殿物がある。それを行えるのは施設ではありえない。それは、根拠も正当性もない精神科施設内部の人々、すなわち施設内部の参列者から訴えられている社会と政治経済システムが行うべきことである。

本当に「精神疾患」に向き合うことができるには、諸施設の外部で疾患に出会うべきであり、精神科施設の外部（それは「セクター制」や予防システムを考えさせるが）だけではなく、その機能がラベリングであり、分類化であり、そこに属する人々を固定化する役割を持つ他の施設すべての外部ということである。しかし、私たちが初めから諸施設を消滅させることができる外部など存在するのだろうか？　私たちが「精神疾患」であると考えてきたものの外観はいずれにしても常に施設の外観を持つと言うべきではないのか？　「規範」を壊す試みは同じ構造の内部議論の一つとして吸収されていくことは明らかである。もし「精神疾患」が規範の外に置かれた状態として理解されるのなら、施設とは異常を正常の中に再度招き入れる機能を持つ制裁措置である。すなわち、規範の中で規範からの逸脱のためにある空間である。

（規範の外にある）「病人」として定められた人がこの制裁と接触したときに、その「疾患」は治ったのだと私たちに主張させるまでに、この議論は発展するだろう。これは、施設の冷酷さと暴力性に出会う現実のテストを通じてばかりではなく、「規範」の内部にあると再認識されることによって、「規範」の外にあることを望んだ抗議の表現、そして、その元来の意味が失われた抗議の表現によっても示されるだろう。

入院患者はこうして、別の何かによって病んでいることになる。それは、規範内部でその意味と機能としてこれまで存在していた異常性の役割負担に正確に一致する、施設的に定義可能な疾患である。

（家族、学校、産業等の）多様な施設が病人に責任能力を認めないことによって「病人」に被害を与えてきた脱歴史的思考は、施設の一方向支配によって個人として問題を持てず非弁証法的にされた病人が精神科施設の門をくぐるときから、施設機能の中で施設の歴史を生きるようになり、逆転させられる。そして、病人は機能的システムにおける施設の対象として再度システムに組み込まれる。（そこでは施設の外部となる空間は存在しないために個人で行うことは非常に困難であるが）病人が「規範外的存在」であることによって成り立っていた唯一の歴史的真実は、そこに応じるように強いられる施設の歴史性の押しつけによって否定される。そして、脱歴史化し、責任能力を失い、課題の存在を否定され、非弁証法化されて、精神科施設収容者は一つの社会施設の内部で定義され分類されることによって、システムを支える機能を免除される。

こうした意味で、施設の明白な機能には規範と関係しない要素も含まれるために、精神科施設内部のいわゆる「規範」の存在はある種の異議申し立ての評価も可能にするだろう。規範の中の異常な空間としての精神科施設の機能を否定する行動を取ろうとした場合でも、（システムが精神科施設は新たな規範による施設であると決定しないかぎり）、「治療共同体」という（システムに関する）異議申し立ての継続的実行も私たちには可能になるだろう。外部の矛盾のゴミ捨て場空間である精神科施設にもういたくない混乱したメンバーが退院して、（家族、学校、工場などの）他の施設の内部に存在することは、（「規範」が異常な場所における矛盾であるように）いわゆる「規範」の領域の本当の矛盾を明らかにするだろう。「退院」は、再統合する施設を利用することを通じて、社会に再統合される個人的役割を弄ぶことができる。しかし、（退院によって）外部世界にいることは、システムが望む在り方しかない世界をはっきりと否定するという意味で、異議申し立て機能に無罪判決を与えることができる。同時に、矛盾のゴミ捨て場空間としてだけの場所に存在することを拒否する施設の活動も保証されるだろう。

これらは、未来を示す一つの素描になるだろう。差し当たり、可能な確認は、精神を病む人が精神科専門施設に入ると、他の専門施設内部でも多くの職業の経歴がそこから始まるように、精神を病む人の経歴がそこで始まることだ。システムの目から見れば、これらは何一つ変わることはなく、誰もが各々のカテゴリーや能力区分の中にいるだけで十分なのだ。その上、役割の転換も可能になるだろう。そうしてもシステムとの関係は変わらないわけだ。それは同時に内部矛盾の克服法としての科学イデオロギーになるだろう。その科学イデオロギーはシステムの生産と均衡を乱さない方法ですべての人々の地位を認可し、決定するだろう。

　こうした点から、問題は、規範を制定すると同時に生産を遵守し、均衡を保護することに必要な認可を与える科学イデオロギーの分野に移ることになる。規範、認可、科学イデオロギーは、これらが相互に支え合うために、常に他のものに対して必須の存在である。

　今日、規範を決め、システムに一層適合するように認可するのが科学イデオロギーであるならば、科学イデオロギーは疾患を私たちが知る知識で定義した初めての制度《イスティトゥツィオーネ》である。事実、ブルジョア精神医学は、精神疾患が私たちの現実社会の矛盾に直接結びついていることを認識する用意をしていて、個人への治療と研究の領域を家族、学校、工場に拡大している。これは、こうした葛藤状況を和らげはするが、イデオロギーが基礎を置く根拠を議論することはまったくしない、新しい施設・制度（家族精神療法、産業心理士、社会福祉士）を作り出すことを意味している。すなわち、支配階級の価値によって限定された枠組みの規範の定義や、多様な権限の規範を分割し、役割の分断を生み出す。

　もし施設内部でできるならば、今日の私たちの問題は、施設の枠組みを壊すことだけではなく、階級的科学と簡単には言えない科学を転換させることを通じて、規範の限界を訴えることである。もしこの議論がもう少し前に行われていたなら、私たちの反施設運動が出会った危機に対する政治的意味の直観は、施設暴力への逆転移的な否定が生じた緊急事態を臨床の段階で現実的状況にしていただろう。だが、理論的にも臨床的にも苦境に陥っていて、慣れていた科学的議論も同時に行えなくなった。もし科学的議論を行うことが可能でも、施設の否定や逆転によって施設構造に影響を与えようとすることが、私たちに強いられた生活形態に耐えていく（新たなイデオロギーになる）新たなユートピアにしかならないにしても、私たちにとっては私たちの反施設運動がどのように施設構造に影響を与えるかを具体的に知ることが課題である。

施設における経歴はすべての水準ですべての人に対し施設の権限の枠内に閉じ込められている。そこから出ようとすることは他の施設に移ることを意味するし、施設にまた戻されることだった。事態はいつも同じだ。私たちが非難することは、施設とシステムの維持のために暮らし、活動しつづける義務に向けられているのだろうか？　問題の政治的展開が私たちに出口の可能性を与えるのだろうか？

フランツ・ファノンの経歴は、彼が「アフリカ革命」に参加することを決断した具体的経過を私たちに示している。フランツ・ファノンは彼の短い生涯の中でシステムが彼に与えた制度的決裁過程すべてを受け入れた——すなわち、リヨン大学の精神科医としての輝かしい経歴から始まり、〔F・トスケルらが指導していた〕サンタルバン・センターの嘱望された精神科医として、独立戦争期間中のアルジェリアにおける皮膚の黒い患者の皮膚の黒い精神科医として。ファノンは政治化された精神科医としての自分の地位を明確化し、医師と患者の関係（それは白人と黒人との関係と同様にすなわち権力を持つ者と持たない者との関係である）が、同時に役割がシステムによって決められ、施設化された関係であったことを理解していた。彼の活動がもたらした最大のものは社会改良主義と施設に対する技術上の完全主義である。病人が従属していることの確認と交換に、「回復」と社会への復帰が施設から提供された。ファノンはこれを「システム化された非人間化」と呼んだ。こうした治療活動はシステムによる静かな受け入れをもたらした。そして、ファノンには施設を越えて活動できる唯一の場として、革命を選択するしかなかった。

一九五六年にブリダ・ジョアンヴィル精神病院医長を辞職する際の彼の辞表には、明確に次のように述べられ

ている。[1・訳注1]

アルジェリアにおける精神医学の実践の客観的条件が、すでに常識に対する挑戦ではありますが、あるべき人間のパースペクティヴに日々反するような思想的基盤を持つ体制の、その欠陥を少しでも少なくするような努力が払われてしかるべきだと私には思われました。

約三年間、この国およびこの国の住民のために全身を捧げてきました。努力も熱意も惜しみませんでした。私の行為のどれひとつとして、将来のパースペクティヴとしてすべての人々が願っている価値ある世界の出現を要求しなかったものはありません。

しかしながら、日常、現実が虚偽と卑劣と人間蔑視によって織りなされているとき、人間に対する熱情や配慮とはいかなるものでありましょうか。[…]「狂気」とは、人間がその自由を喪失する手段の一つです。この接点に位置している私は、この国の住民の疎外のひどさを、戦慄をもって測定したといえます。

精神医学が、人間をしてその環境に異和を感じさせないようにすることを目的とする医術であるとすれば、自国においてたえず疎外されているアラブ人は、絶対的な人格喪失状態で生きているのだと断言せざるをえません。

アルジェリアの状況はいかなるものでしょうか。それは、組織的な人間性の破壊です。

さて、一方で無権利、不平等、人間のたえざる殺害が立法原理となっているとき、ぜひともなんらかの価値を存在させたいと望むのは、ばかげた賭けでした。

現在アルジェリアに存在する社会組織は、一個人をその正当な位置に戻そうとする、いかなる試みにも反するものでした。[…]

[…] 社会組織の役割は、人間に対する配慮によって貫かれた制度をうちたてることです。構成員を絶望にまで追いつめるような社会は、永続きしない社会、とって代わられるべき社会であります。

それを公言するのは市民の義務です。いかなる職業倫理も、いかなる階級加担も、内輪の恥はさらさないでお

こうとするいかなる望みも、ここでは優先しません［…］

共同社会《シテ》の労働者は社会活動に協力すべきです。しかし、住んでいる社会が優れていることを確信している必要があります。沈黙が虚偽に変わるときがくるものです［…］

相当以前から、私の良心は妥協を許さない論争の場となっていました。そして、結局、人間に絶望しないこと、すなわち、自分自身に絶望しないでおこうとする意志がその結論なのです。

私の決意は、他に仕方がないというまやかしの口実の下に、是が非でも職責を果たそうとする態度をとらないということです。

閣下、以上の理由によって私の辞表を受理下され、アルジェリアにおける私の任務を解除下さるようおねがい致します。

敬具

ファノンは革命を選ぶことができた。はっきりした合理的理由によって私たちは同じことはできない。私たちの現実も、システムが私たちに与えた諸矛盾の中で暮らしつづけているのであり、私たちが否定する施設を運営し、私たちが拒否している治療活動を行い、そして、私たち自身の活動で暴力が薄らぎ見えなくなった施設がシステムの機能だけを果たしつづけるべきでないと、私たちは否定する。私たちの任務を常に一層明確にさせる諸矛盾を抑制して絶えず新たに生まれる科学イデオロギーの甘言に、私たちは抵抗を試みる。そして、「無権利、不平等、人間のたえざる殺害が立法原理となっているとき、ぜひともなんらかの価値を存在させたいと望む、ばかげた賭け」に挑戦することを私たちは意識している。

第13章　写真集『ありえない死に方』序文

戸棚から死体がにおいだしたとき
ヤーコプはつつじの鉢を買ってきた
——ベルトルト・ブレヒト[訳注1]

ゴッフマンは精神を病む人《マラート・メンターレ》たちの「精神的閲歴《キャリア・モラーレ》」を分析して、施設の構造と組織の典型的特徴は、患者自身を支えようとするどころか、患者を組織しようとすることだと解き明かした。しかし、初めから病人は自らの同一性の喪失に苦悩していたわけで、施設と精神医学の診断基準は、病人に作った客体化した関係と彼らを取り巻く文化的常套句によって、新たな同一性を病人に作ることになる。疾患による危険を隔離するだけに治療目的が限定されている現実の中で収容されているので、収容者は施設を自らの身体として引き受け、施設が彼らに課したものに自己イメージを合体させる。疾患は精神科施設そのものの中で徐々に変質していき、施設はその指標に従って作られていく病人の中に施設原理の有効性を確認するようになる。だがしかし、患者が収容者になることが精神病院《マニコミオ》の組織秩序に完全に一致していることは明らかだ。避難所《アジール》生活が持続する実例を分析するにはもうこれで十分だろう。収容者が入院段階の後に到達する脱個性化、心の低格化を正確に知ることはもう十分できる。

「退出前に、錠と病人がチェックされた」。これは、病棟の完璧な秩序維持のために、看護師の勤務交代時の引継ぎ簿から読まれるフレーズである。鍵と錠と鉄格子と病人は、これらの質の最小限の区別もなく、看護師と医師が管理責任を持つ病院の調度品一式に属している。

どのようにすれば、これほどに客体化された関係が治療的になるのだろう？　力を感じている人の背信的関係の結果を考えずに、いかにしてこの状況の秩序を手にいれているのだろうか？　現実にはそれは権力関係になっていて、相互理解不可能な学術用語を使うことでは、力の均衡を辛うじて維持することすらできず、二つの用語系の価値は検証されないままの関係の中に置かれる。もし、（避難所の現実でこれが明らかにされていたように）精神を病む人が精神科医との関係で了解不能であることが明らかであるなら、理解できない精神科医も、理解されない病人も人々に訴えるべきだろう。しかし、精神科医の正当性とこれに関連する諸価値が前もって評価尺度として決められているので、精神科医は彼らの用語を唯一の用語とすることができるように保証されており、何一つ治療目的がない背信的行為によって病人を了解不能な地位に置いて閉じこめている。異なった言葉を話すためにコミュニケーションできないことは敗戦国に起こることである。また、勝者の事業やサービスに対して無前提に敗者の用語は了解不能であると認識する権力の法に有効性を与えるのも、コミュニケーションができないためである。

このため、収容者には医師への従順や献身以外の代替的《オルタナティブ》な方策は提供されず、彼らは植民地的状況に置かれている。すなわち、彼らがもし明らかに了解不能な行動化《アクティング・アウト》を通じて自分の身体の特質を維持しようと試み、自分を施設と同一化することを拒否しても、収容者は対象物と見なされて、物体として生きている施設化された身体だとされる。そしてカルテに「よく環境に適応している、協調できる、職員に従える」と書かれるようになっていくだろう。そのころになれば、受動的患者の状態になったと認められて、患者の存在は数字としてしか意義を持たないことがはっきり確認されるだろう。

これらが、精神病院における精神を病む人の経歴である。こうした現実なので、職員は共謀者としているか、または、罪のない囚人の看守役への委託を意識的に受け入れるかである。けれども、暴力システムを使えば、病人たちの暴力がいかに簡単に誘発されるかは明らかであり、彼らはこの状況を逆転しようと試みるだろう。

この分野におけるすべての改革運動は、初めは次のような趣旨を持っていた。精神科施設の暴力性を明らかにし、精神病院の抑圧的基準は根拠がなく防衛的なものであることを、別の施設要素を素描して示そうとすることである。すなわち、初めは疾病によって、次いで施設の破壊的活動によって病人たちを固定してきた受動性から、病人が自らを救い出す役割を取り戻すことを施設の別の次元として期待したのだった。この意味で、支援と保護の活動の中で、病人たち、看護師、医師の間の自由な交流が壁と格子と暴力に代わる場を創造するために、一つの新しい治療的関与の開始は精神病院の現実を壊すことを経るしかなかった。

交流の自由、権威的関係と硬直した役割序列を壊す傾向、施設の抑圧的・懲罰的特徴を排除すること、これらは精神病院の構造を暴露する行動の明確な論点として考えられる。実のところ、初期の施設転覆活動は直接的に臨床の場から始まった。したがって初めの経験は、研究上の定義や分類からはずっと分離されて、理論的・科学的偏見の埒外にすらあった避難所的現実における暴力に対する即応する反応だった。

このような本質的に実践的な立場は、科学が烙印を与えたラベルや、施設がもたらした付加要素の向こうに精神を病む人の素顔を見出すことを可能にした。新しいイデオロギーが新たに病人と疾病を覆い、その真の姿をもう一度隠すようになる前に、この素顔を通じて病人と疾病に近づこうとすることは可能だろう。

事実、初期の危機の期間の後に、組織化を試みる革新運動のすべてに暗に含まれていた危険性は、臨床上の戦いと拒否の必要性として生まれたが、イデオロギー的用語（すなわち、図式的であり、閉鎖的であり、防衛的である）に翻訳することだった。ある仮説とこの仮説による否定によって修正された現実には、即時的に具体的な方法で対応する評価尺度はまったく必要ない。この現実に必要なのは別の水準における批判と仮説であり、これは、状況を固定化しない変革過程を運動の中で継続するためである。矛盾を広げ、隠蔽する新イデオロギーの下に現実の新たな矛盾を隠してしまう危険性は、改革のすべての活動に存在している。すなわち、他の子どもが「王様は何も着てないよ！」と叫び出すまで、王様の見えない服の尻尾を支えることに行き着く懸念がある。

しかし、こうした特殊な運動が徐々に発展する中で明らかになったことは、すべての科学技術的意味を越えて、精神病院施設がその差別的、強制的、暴力的特質の中で社会と政治の隠された機能を担っていることである。私たちの精神病院に収容されて衰弱した精神を病む人たちは、健康な人を狂気から守るために委託された施設の暴力の対象であるだけではなく、精神疾患を拒絶する社会の暴力の対象でもある。同時に、彼らは貧困で廃嫡されていて、暴力に対抗する契約能力を失うことによって、彼らに対する支配者の委託を受けた制度に左右される状態に陥っている。

こうしたことを意識するようになると、純粋に技術的なおしゃべりはすべて止まる。もし精神疾患研究がそれを研究し、治療すべき科学の階級的特徴に対立しつづけるのなら、新たな科学イデオロギーを精神医学の領域に作ることにどのような意味があるのだろうか？　病人の不治性は、彼らを受け入れる場の性質としてしばしば含蓄ある意味を持っている。しかし、こうした性質は本来の疾病に備わったものではない。回復可能性を得るにはしばしばより費用がかかるのであり、これは科学技術の問題であるより社会経済の問題である。

したがって、すべての技術的活動に対立すること、そして問題を辺縁的側面に触れるだけに制限して基本的問題を切り捨てる純粋な技術主義に改革運動の領域を縮小させることを防止することは、政治的意味でハイライトを浴びる。精神医学のような特殊分野の中で専門技術の現実を明らかにしていくと、事実上収容者の社会的役割を精神疾患として分析すべきだとされていることに気がつく。このために、この専門分野自体から必然的に離れることになり、精神科施設と精神医学がわれわれの社会的文脈の中に抱えてきた関係や機能を議論することになる。もし、臨床の現実に二つの精神医学が存在すること、それは富裕層の精神医学と貧困層の精神医学であることが突き止められたのなら、科学技術的な専門用語だけで政治社会的モチベーションも織り込まれた事態を定義することはまさに困難なことだ。そこに取り込まれている外部の要素を排除した抽象的実体としての精神疾患についてどのように説明するべきだろうか？　一度精神科施設で治療を開始するために不可避の基盤である自由なコミュニケーションが成立すれば、外部とのコミュニケーションに拡張することなしに、どうして治療の歩みを継続していくことが可能であろうか？　しかし、唯一の社会機能が被収容者であることである病人たちの復権《リハビリテーション》を実現しないで済ませている社会構造を訴えることをせずに、こうした拡張はどのように可能なのだろうか？　施設と社会の関係のハイライトは、この社会におけるこの施設の意味と機能に対する持続的告発が具体化することである。逆の場合、たとえ別の基盤によっていても、（精神病院の現実が非弁証法的であるように）非弁証法的な孤立地区はそこに加わっている社会の文脈から完全に分離されて、またその変換過程が有効性と治療性を不毛化するある種の円環運動になっている。こうした場合、その孤立地区を再構築することを私たちは自己規制するだろう。この関係の一方の極として外部が関与するのであれば、病院の開放化とコミュニケーションの自由はこの一例となるだろう。病院を開放化し、内部と外部の継続的対話を開始して維持しつづけなければ、内部コミュニケーションの自由だけではコミュニケーションは人工的なものに留まる。すなわち、こうした関係しか、精神疾患は現実と社会との二面性に対処できない。それは、症状としても病的表現としても、同時に精神疾患を取り巻き育んできた偏見、恐怖感、不信感をも批判することであり、ある種専門的な水準で社会的復権を受け入れない社会の困難性を人々に訴えていくことである。

そのために新たな精神科組織は、外部に開かれ、自らの矛盾の大部分を外に公開している。受け入れられているかどうかは別にして、この組織がこれまで隔離してきた社会に役割を持つようになり、その存在は無視できなくなった。これは生じる反応が組織の表面だけを滑ってはいけないことと同様である。避難所の精神医学イデオロギーの下に隠れている監獄的、懲罰的、差別的現実のベールを剝いでみると、精神病院施設を運営するのになおも使われる暴力を、精神疾患による除去不能な直接的な結果であると主張することは困難なことである。新たな施設精神医学は今ではこれに関する具体的証言になっている。

しかし今日、外部が精神科病院を自分のこととして認識して、リハビリする施設と社会の一員のリハビリを望む社会との相互的結びつき、およびその相互利益を明らかにすることは必要なことである。これは、関係する両者の利益相互性に根拠を置くしかない現実的コミュニケーションを設立することである。これによって継続的矛盾が現れる。新たに可能な治療枠組みを提案することによって伝統的精神科施設の排除的特質ははっきりと表現されるので、始まったばかりのコミュニケーションが受け入れられるかどうかは病院外部によって決まる。このことは、固定されたシステムの限界の中で、この特殊領域から始まった社会システム批判がどれくらい維持されるかによって決まる。

もし施設転覆運動によって明らかになった諸矛盾が、（死体の悪臭を被うつつじの花のように）この矛盾を正当化する新しい科学技術イデオロギーによって再び覆い隠されることになるのなら、精神病院の現実に対する当初の否定は新しいモデルとして受け入れられることになる。このモデルは旧組織と旧イデオロギーのより不快で明白な問題点を緩和する機能を持つだろう。しかし、継続的に否定を進めながら、新たな絶対的価値としてこのモデルを引き受けて、社会の技術的管理機能をこの分野で再度実施し、新イデオロギーのシステム内の機能と意義を明確化する中で、この問題を明らかにしつづけるのならば、施設の技術機能と政治機能との結合関係の恒常性は明確になり、この制約は超えられるだろう。

治療空間と外部社会との関係の相互性はすでに与えられているわけではないから、病院の壁、鉄格子、暴力性、これらは精神科施設から一度は排除されたが、この後に、これらが明らかに異なった形態で戻ることはないという保証はない。対話の相手との結びつきがなければ、実際の復権を行うことが不可能であることは再確認できる。しかし、私たちの社会システムが、（横暴、搾取、排除のすべてのメカニズムを廃止して）排除された人々の社会への復帰に関心を持つとは明言しない中で、精神を病む人の復権は他の診療科のすべての医療技術行為と同様に、外見的に暴力性が存在しない施設の内部で行う人間的行為に限られていて、このことは中心的問題として残っている。すなわち、施設とその社会機能に対立することを考慮しないすべての特殊技術による解決法は、困難を軽減するだけにすぎない単なる一時しのぎの行為になる。

こうした意味で、技術者たちは外見上の保護者の役割を無抵抗に受け入れつづけるだろう。事象の実質に切り込むことはしないままに。まるで、〔ブレヒトの〕ヤーコプが、死体が臭いはじめたときに、つつじを買わざるを得なくなったように。

第14章　ニューヨークからの報告
——人工患者

精神病者および知的障害者に関するケネディ大統領プログラムのリストに加わっている精神科施設の招待によって、私はアメリカ合衆国を訪問する機会を得ました。地域社会と直接関わる小規模精神保健センターを作る法律が一九六三年一〇月からすでに実施され、合衆国の広範な地域で新たな精神保健センターがすでに多数活動しています。しかし、一般の精神医療状況はいまだに避難所《アジール》や伝統的精神病院《マニコミオ》の状態にあり、社会精神医学が強調されているにもかかわらず、これが実施されるのは特権的研究のための小規模センターに限定されていて、そこでは権力にとってより機能的な仮説を実験的に検証することを委託されているのです。

この経験の中で、私の関心は、私たち〔イタリア〕の政治と施設の将来を具現化している高度技術水準にある国における、精神医学領域の新しい立法によってもたらされた実情にあります。こうした状況の直接的分析は、（特定分野の個別的行動のように）どの部分が技術的行動なのか、（一般的システム分野における施設機能のように）古い社会に加わった新たな施設の政治的意味はどの部分にあるのかを、現実の中で検証することであるべきでしょう。言い換えれば、限定された政治構造内部で維持されている新技術の限界を検証するために、革新的解決を望む施設技術とこれを支持してきた社会経済システムとの関係を私は具体的に評価すべきでしょう。

この精神保健ユニットは、古い精神病院施設を転覆する必要性からは生じてはいない（すなわち、直接の必要に応じて直接の反応として生じたわけではない）のですが、しかし、人々がそこで働いている現実の矛盾を技術的に解決しようとした新しい法律の直接表現であることに留意するべきです。精神保健ユニットを定めた同じ法律の下で、同時に暴力の施設が補完的方法で機能していて、それは差別的、破壊的で明確な排除の意味を持ちますし、寛容の施設は、社会精神医学や地域精神医学の新しい概念と学際性を伴っていて、社会的葛藤を技術的に解決しようとする意味を持ちます。前者は社会の混乱要素となった人間を排除することをまた委託されますし、後者は、こうした社会経済システムが絶えず生み出すより広範な「辺縁的」階層を常に再適応させるものです。精神病院施設は精神疾患の不治性による偏見の表現でしたが、だからこそ、その存在とともに、精神疾患にも社会経済的波及効果をもたらす新たな精神保健ユニットを立ち上げることがまず許容されました。実際この精神保健ユニットは開設され、すべての人々に開放されています。この新ユニットはアメリカの現実を特徴づける「貧困との戦い」[1]計画の中に取り込まれて、新たな生産過程の対象として貧困そのものを吸収することになります。

私たちのシステムにおける諸施設は数多くの社会統合装置の一つでしかありえません。精神科施設の場合は、社会の混乱要素になる人を排除し、健康な社会とその価値を安全に維持することによって、これまで精神病院はこの統合装置としての役割を果たしてきました（そして、いまだにこの役割が続いています）。今日、精神病院の現実への拒否から生まれた新たな精神医療施設、特に「治療共同体」は、精神病院を否定する行動の中で、施設の諸要素が交換過程に直接関与できるかの評価の下でそれ自体の治療性を維持していく組織として提案されました。しかし、一度は施設内で精神病院の現実を壊したのですが、その過程は中断されました。その状況が既存の現実に対する非弁証法的転覆を目的にしたためでした。つまり、「治療共同体」が施設の秩序とドグマをそのまま持ち、多様な技術の一つとして社会システム内部の施設機能を行うようになるのならば、こうなるでしょう。

新しい保健立法の現れである新精神科施設の場合、既存の精神病院の現実を否定する運動はすでに施設の中に組み込まれた状態になっていました。したがって、この否定運動は病院組織内部で、すべての施設に対する適応と典型的統合プロセスとしてのみ存在します。精神病院の現実の中で施設への反発として生まれてきた地域技術は、特殊な意味で新たな精神医学技術として採用されました。このような認識は、状況の治療性の唯一の保証であった交換過程が持続するために必要な、自由なゆとりを欠くことをもたらします。この場合、施設は初めから社会統合の装置としての機能、すなわち病人への抑圧を実施します。これは新たな精神医療施設は一つの評価軸しか持たないことを意味します。そこでは内部の弁証法が欠如していることによって、すべての治療可能性が阻害されているのです。

ここまでは一般的序論です。

私が訪問した施設の具体例[2]では、精神病院の現実の否定はここでは表面的なものであったと言えるでしょう。役割の平準化、暴力の廃止、民主的関係の価値の是認（地域精神医学の新しい原理）は、弁証法的であるべき現実の外観を示してはいないのです。活動の中で役割が平準化し、民主的価値がすべてのレベルで共通化された運動の中で是認されて、新しい精神医療の現実の支柱になるためには暴力が消失すべきです。精神病院的次元の否定が、とりわけ開かれて地域化した精神医療の背後にあった精神病院の存在を破壊しようとすることを通じて起こります。もし混乱した病人たちを社会から捨て去る空間として精神病院が存続するなら、残りの社会は欺瞞的存在です。すなわち、地域内外の組織がその委託された区域の精神を病む人《マラート・メンターレ》たちに十分な支援を創造することに成功したけれども、地域組織の役割は、スタッフ、およびスタッフの雇用の存続、スタッフの心理的問題のためだけに機能しているということです。この場合、外見上、より開放的で差別的でない新たな精神科ユニットが立ち上がることを、その存在と活動の中で受け入れるのは、精神病院施設それ自体なのです。精神病院の厳格さが背後に隠れているのならば、新しい精神科医療施設は、彼らの社会的視点の中で精神疾患に取り組むことが許されて、外見上はその活動範囲を拡大しているけれども、実質的に自らの役割は遂行できていないのです。ここで分析すべきことは、新しい精神科ユニットがその予防活動の中で取り組んでいる新たな病人のカテゴリーについてです。これは、精神医学の新たな社会的潮流によって明らかになった社会経済的要素であり、これまでどのようにして社会精神医学がこの要素を区別してきたかを分析するべきです。それは、役割と状況を変えることなしに、新たな病人を新しい生産サイクルの対象にすることによって、貧困が吸収できることを発見した生産体制の枠内に、このカテゴリーの病人たちがまた戻るしかないのかを知るためです。

当然ながら、私は状況の完全な分析に必要な要素すべてを用意できたわけではありません。しかし、さらに検証する必要があるでしょうが、その個別的・一般的特徴について、初めの一歩になる批判的仮説を作ることはできると私は確信しています。

（1） この施設は、一二万人の住民（イタリア人、ユダヤ人、スカンディナビア諸国人、黒人、プエルトリコ人）が部分的に福祉制度の援助で生活する地域〔ニューヨーク・ブルックリン〕に立地しています。

（2） 精神科ユニットは四〇床で医療センターの中に置かれ、（内外のサービス対象者）二百人に対して一名の職員が受け持っています。

（3） この新しい精神科ユニットの背後には（六千人が収容されている）〔巨大〕州立精神科病院が存続しつづけていて、そこは「慢性患者」や「混乱患者」が送り込まれつづけている場所です。したがってこの精神科ユニットの活動は精神を病む人を生活文化から切り離さない予防的特徴を持ってはいるものの、闘いが想定されている精神疾患の不治性に対する差別を生涯に渡ってつづけてしまいます。

（4） この施設の不自然さは、避けることができない一次的機能（精神を病む人たちを委託された地区において治療すること）の具体化の中でその実態が明らかになります。さらに予防活動の中で、社会経済的発想からの直接作られた新しいカテゴリー（情動患者 emotional patients）を辺縁的な不適応者の中に創造したこともその実態を示しています。

（5）　実際のところ、この施設は、生産サイクル内部にある新しい施設に同化するだけで社会復帰が可能になる非生産的辺縁性の人々の新タイプを作り出しました。この施設はこの辺縁性の中にその存在の正当性を見出すことになります。したがって、経済システムは新しいタイプの不適応を作り出して、その命名された名の下に生産サイクル内部の新しい施設を創造することによって不適応を社会に戻すことになりました。この場合、予防とは、「精神疾患」の領域をより縮小することではなく拡大することです。

（6）　自らのイメージに従って作られる仮想現実に新しい病院組織もまた応じていくので、精神病院の現実に関しては、一般状況におけるこの施設の意味と機能は変わりません。こうした前提に基礎づけられて設立された精神医療施設はそれ自体が存続できるように組織されます。したがって、治療的目的を持たず、その入院患者は施設の現実に適合するしかなくなる精神科避難所《アジール》の中で生じることと同じようになっていきます。

（7）　したがって、この熟慮された「実験」ユニットは、非常に退行的な意味を帯びています。それは、新たなカテゴリーの病人を創造して、規範概念を狭めて、「逸脱者」「辺縁者」「不適応者」を、明確な社会的要因であるにもかかわらず、精神に関する病理学の定義の中に新たな概念として組み込んでいます。ここでは、不適応を巡る弁証法的運動、対立し合う意味のすべては否定され、その管理を委託された施設の中に吸収してしまいます。

（8）　社会を構成する諸要素すべての活動に対応することを目的にしたこのような施設は不足してしまい、施設はアノミー〔無規範的〕な状況に陥ることになります。反権力的、反抑圧的ですが、絶対的で反弁証法的価値観を持った新たな心理学的動向によって作り出される混乱がこれを促進しました。このアノミーな状況では、病人の現実に向き合わない不毛な寛容状態の中で暴力は逆転していて、個人の心理的モチベーションが重視されて、これが多様な内部派閥のパワーゲームを決定し、この領域の基盤にある反治療的特質を増大させています。

（９）　二百人に一名の職員（四〇床の病院施設も担当しながら）とは、現実的目的を失った職員を作ってしまう全般的アノミー状況を作り出すのであって、治療グループの中で共有できない職場環境を生み出すという問題と過ごすことになります。地域の内部と外部の病人自体が施設の目的ではないならば、スタッフは自分たち自身が施設の唯一の意義になり、すべての活動は病人の援助を試みることではなくなります。施設は、自己正当化と施設における自分の存在の正当化のために必要とされる、不毛な継続的自己分析の中でだけ生き延びる治療集団の歪められた精神力動機能と職員機能との中で絶えず運用されます。

（10）　この意味で、この施設は現実的諸要求に応じることができない新施設として説明できます。そして、自らの誇大妄想的傾向を通じて自己正当化する膨大な仮想現実を作り上げることを、それが生産サイクル内部に存在するために強いられるでしょう。

（11）（新精神科施設によって信奉されていた社会化路線の表現である）ソーシャルワーカーやソーシャルオルガナイザーのような新たな役割を担う職員の存在は、この施設の社会的機能を明らかにしています。もし伝統的施設が社会の混乱要因になる人間を管理し排除する役割を果たしていた（そして今も果たしつづけている）のなら、新組織は、高い技術水準の国に設置された学際的ネットワークとともに、より鋭敏な社会技術的管理網を作ることに成功するでしょう。この米国社会では規範と逸脱の間の障壁は絶えず壊れやすく差別されたものになっているのです。

（12）　こうした視点で、この施設の中で息づいている人工的全能感を、職員たちは相互に理解し合っています。精神科医、ソーシャルワーカー、ソーシャルオルガナイザーは、精神医学の新しい方針は巨大な権力の源泉であることを感じています。こうした管理網を通じて彼らは社会状況をつかむ手綱を素早く手に入れるはずだからです。したがって、この新しい運動には彼らが自賛するような革新的または「革命的」意義は一片もありません。技術者たちは単純に一般政治システムに貢献することを受け入れ、管理技術の欺瞞の下で社会の管理装置として活動することを受け入れています。

(13)　精神を病む人は自分の現実を弁証法的に生きることが不可能になっていることに耐えているわけで、「治療的」施設の諸類型は彼らの失われた能力と一度も持てなかった能力の回復を援助することはしないでしょう。新しいイデオロギーは次々と明らかになる矛盾を素早く隠蔽します。時にはあるものを時にはまた別の物を強調し、絶対化します。技術者たちはこのことに責任があるのです。

結　論

権力の問題を議論すること、権威の概念を話し合うこと、新しい精神医学がその基礎をおく民主主義原理に訴えること、この施設に治療共同体の名をつけること、社会システムのための管理装置になっていることだけのために新しい精神医学の方向を社会的であると定義すること、これらのことは、単に新しい枠組みが、これまで動向や目的として理解されていた古い状況に応用されただけであることを意味しています。

寛容の施設、すなわち暴力の施設の非弁証法的な別の側面には、その巨大な人工的効能の中で本質的かつ意図的な無能力を覆い隠す機能があります。現実問題への取り組みは現実のすべてを議論の場へと持ち込むことを意味します。しかし、私たちの社会システムではすべての分野で、役立つ技巧的な課題を作り出す新イデオロギー推進者としての役割を、技術者は果たしつづけます。なぜならば、現実はそれを耐えている人には変更不能に見えつづけるからです。

貧困は勤勉を生み出します。しかし、それは一つの戦略の下の多様な戦術としての内的植民地化事業であり、経済状況一般の現状を維持することです。アメリカの福祉制度は旧式の社会事業システムによって失業のダメージを緩和させますが、同時に反抗力を削いでいます。その上、反抗することは、治療を委託された施設によって

「疾患」として定義されるので、このサイクルは完璧であり、システムは多少の間、急変を避けることができます。貧困者用の豪華な病院、これこそ社会システムの寛容の姿を示すものです。この社会システムは新しい持続戦略を考案して、生産サイクルからの距離とその対象物とのバランス点に彼らを新たな対象として組み込むことを考案したのです。

新しい寛容の施設は、社会システム一般の中でプレイヤーの役割を担っていることを部分的に自覚しているわけで、この施設の社会管理の行動を説明するために、革新的、革命的、地域的、民主的技術について述べることは欺瞞にしかすぎないことは明らかです。現実を否定するときに生まれた用語は常にすぐに覚えられ、消費されて、その意味とまったく逆のことが表現されることさえあります。生きる状況が弁証法的辺縁性を保ち、さらに現実を自覚して、交換過程に取り込まれる可能性も認めるほどになっている、または新しい用語は古い現実を隠すためだけに使われたといってもよいでしょう。民主的関係の幻想の下に、どのような独裁的指示でもとても入念で冷徹に行う操作的権力が常に隠されています。合意形成（reaching a consensus）技術は社会的衝突の解決策として利用されてきましたが、管理する集団の自発的服従を得ようとする地下操作の表現にしかすぎません。

私がたまたまここで分析を行った施設を特徴づけていたアノミー状態は、この施設を私がほとんど支持しなかったことの根拠です。施設が所属する諸要素を結合する目的を持つならば、絶対的カテゴリーとしての権力組織、民主主義、共同体の問題はそこには存在しません。共通の行動が存在しないときに、すべての水準で精神力動の爆発が起こるのです。権威は本当の姿が明らかになり、これに直面することを恐れ、寛容はその厳格性が明らかになることを恐れ、部下は道具にされることを恐れ、指導者は人々が従わなくなることを恐れます。権限を共有しているという民主主義幻想をすべての人々が持っているこのような状況では、人々は本来為すべき共同化を考えずに、各人の行為を個別に分断する傾向があり、そしてさらにもう一度すべてのレベルで職業分割の勝利を確認することになるのです。

こうした場合、治療施設について論じるとはどのような意味があるでしょうか？　施設の目的を施設自体が社会的文脈におけるその機能として自覚している中で、技術的介入は、どのように技術的かつ政治的であるこの施設の矛盾に備えることができるのでしょうか？

これらのことは、私たちイタリアの政治制度上の将来像を示すニュースになっています。アメリカ合衆国は私たちより科学技術の発展では先行しています。すべての社会問題に対する技術的・制度的解決策を示唆していて、細かく管理された巨大な寛容の施設に社会内部を徐々に変換していくまでになっています。イタリアでは私たちはいまだに暴力的で抑圧的な状況の中にあり、いくつかの局面で爆発した矛盾に対し新たな提案が行われただけでした。アメリカ合衆国の例は私たちの現実の歪んだ鏡です。社会システムそのものの表面の裏返しにしかすぎない、すべての非弁証法的・部分的解消策は私たちへの警報なのです。それは、やっと明らかになってきた社会的諸矛盾を新たなイデオロギーの下に隠蔽する新技術モデルの提案であり、すべての反施設運動を認知することへの拒絶を現実的レベルで行っているのです。

第15章　逸脱したマジョリティ

人間科学の分野では、そこの現実から直接は生じていないが、（発展の別の水準にある）他文化の特徴的問題として輸入される科学技術問題にしばしばぶつかる。そして厳密な批判的認識の下でその存在徴候を分別できる分野にこれらは移されていく。この「イデオロギー的」水準の同一化メカニズムは、その文化を限定して、発展段階によって似かよってくる一般的な政治経済状況の中で、辺縁的で依存的な機能を持ち、経済的に発展途上にある、従属文化に特徴的であるように思われる。実際のところ、文化上の定義の多様な形態は、社会経済的水準の多様性に関係している。言ってみれば、工業技術的に高度な発展段階にある国の問題は、社会経済的に発展途上段階にある諸国では人為的テーマとして採用されるということである。

知的用語は、しばしば異なった現実から借りた知識を吸収することによって生まれる。そして限られたエリートの財産になり、メッセージの解読と関連事項の解明に成功した特権者たちの間だけで理解される一種の目配せサインになる。そして、具体的だが同時に人為的な産物であることが明らかな諸問題の特徴の不明確性は増加する。こうして操作されたイデオロギー的合理化を通じてこの諸問題は「現実」になる。

逸脱《デヴィエンツァ》という現象を検討してみよう。それは工業発展が進んだ諸国ではすでに重大で決定的になっているが、イタリアではまだ拡大していない。この逸脱は外国の現実問題のイデオロギー的テーマとして私たちイタリアの知識に輸入された。

　私たちのイタリアでは、逸脱者を規範の埒外のある人として扱って内部に取り込み、管理し、抑え、説明することに成功してきた医学と司法のイデオロギーの内に含めている。こうして生来性異常人格と考える暗黙の前提によって、逸脱は医学と刑法の分野に吸収することが合意されていて、相対的価値を明確に拒否して絶対的で変更不能な案として示された逸脱が、規範の価値と価値の境界線を乱すことはなかった。こうした医学と刑法のイデオロギーは、生来性異常《アブノルミタ・オリジナリア》の規定を通じて、この逸脱現象を含みこみ、規範価値の維持を保証するところにこの逸脱現象を移し換える。こうして専門的な技術対応ばかりではなく、すべての分野が現状維持を目的にした防衛的戦略を採るほどになる。こうした場合に科学はその任務を遂行して、異常性を規範から明確に分離する分類体系とラベルを提供する。

　こうした事実は精神医学と司法の根源的な同盟関係を明らかにしている。精神科医はその専門家として委託を遂行する中で、医学イデオロギーも、精神科医が有益な一員として活動している社会組織の刑罰イデオロギーも、仮説的な治療活動の中で実現しているという意味で、現代における医師であり、同時に秩序の保護者である。つまり、規範の保護と防衛に精神科医を結びつける古風な協定の下で、科学が精神科医に与えた保証によって、すべての形態の認可を与える権限が精神科医にあると認識されている。[1] 私たちの文化におけるこのような状況のために、逸脱現象は抑圧的で暴力的特徴を持つ臨床と知識の分野の中で理解されている。この現象は、後進的で硬直した形態下で精神病質者と犯罪者という烙印の中で治安管理が行われている〔イタリアの〕資本主義の発展段階に一致したものである。

　私たちの主張が確証できる典型的実例として取り上げたアメリカ合衆国では、問題は逆に多様な状態に対する学際的分野の中に合理化されて、司法と医学のイデオロギーは社会学イデオロギーの中で一体化されている。これは規範の社会的価値の明確な議論が拡散していく現象の管理全体を集約化し、促進し、保証する必要からだった。こうして、生産からの排除と自己排除の結果として形成され、社会的援助組織に接触し、またここに部分的に吸収されていて、〔アメリカ合衆国の〕先進資本主義の抑圧的寛容の中に存在している現象を説明し受け入れるのに、生来性異常の定義では〔アメリカでは〕不十分だった。大衆の立場を採り入れるしかなかったこうした諸矛盾への圧力は、一九六三年のケネディ法の中に具体化されたが、ここでは精神保健の問題は優れて社会的問題として理解されている。生産に関連して、疾病率は厳密な健康指標として国家の一般経済の重要指標の一つになるだろうという理解がそこにはあった。そして、新たな治療的・福祉的施設を創造することによって、初めは排除されていた「辺縁者 marginale」階層を生産サイクルに吸収して、技術的管理によって彼らを社会管理することを認め、保証していくことを明らかにしている。

　逸脱の科学理論化は、英国とアメリカの知識の中でそこにある現実に対する回答として生まれて、イタリアに輸入された。そして、私たちの実践の中で、その前提、その本質、その限界、そして私たちの現実関係の成り行きを示す活動の中で実証できなければ、それは結局一つの交換イデオロギー[2]としての意味を持つだろう。この場合、社会学の形をとるこの新しいイデオロギーは、古風な精神医学イデオロギーに付け加えられて、さらにイデオロギー的に整理するための潜在的蓄積として準備されるだろう。こうして逸脱に対する一般的烙印は、より専門的でより暴力的な烙印である犯罪性精神病質と置き換えられることになる。いわゆる人間科学の分野に逸脱が登場したことによって、硬直した医学指標は和らげられた。しかし、この人間科学は、現象の本質を変えることはなく、この指標の相違と関係の問題点を見出すことをせずに、むしろ対立を一つにまとめる未分化で誤った全体化の中に問題を拡散させる。

　しかし、私たちのイタリアでは、資本の発展段階はまだ全般的規模は示していない。だからある種の全体管理は要求されていない。生来性異常がその基盤にしているのは多様性イデオロギーであり、逸脱－精神病質人格の構造はこの生来性異常に基づき定義されている。こうしてイタリアでは逆に多様性イデオロギーがこれらの価値全体をすでに十分保証しているのだ。

提案され、ボイコットされ、回収され、そして再提案された改革案[訳注1]は、理論的方向性として受け入れられた。だが、実践されることはなく、私たちの要望に実践的に応じるために私たちの状況から出発する現実的プログラムはなく、新たなプログラムの価値と有効性を検討する実験的段階も持たず、切り込むべき状況を修正する活動を欠き、抑圧的・恒常的機能を保護する新理論の適用になった。これらのことは、経済的に必要とされない技術革新運動は運用不能であることを証明している。科学的合理性に一致させて、個別の社会経済的要請に応じて運用する新科学技術イデオロギーの一つに経済発展段階を適合させることは、資本の要請ではありえず、不可能である。また、よりはっきり言えば、多くの面でいまだに古いもので十分であるとしているのだから、より進歩的な社会管理システムを適用することは不可能になる。

逸脱などの管理運営を提供している精神病院《マニコミオ》、監獄、学校などの施設は、私たちの社会経済発展段階に見合って調整されたある種の抑制力に対応している。しかし、現実にそぐわない新技術用語の使用などその他のものは、イデオロギー的輸入品であって、新技術への形式的調整を通じて、私たちの経済上の現実が資本の論理に従って変化する場合に必要になる新種の管理調整の場を用意するものである。このために、技術者たちが採用した新しい用語は、社会経済的成熟度に応じた現実に対する技術的と同時に、経済上の対応として外国で生まれた用語であり、古い現実を覆い隠し、新たな形式的定義の下に、現実的実践活動によってしか逆転できない本質そのものを保持している。しかし、この用語と現実の距離が広がるほど、日常語とその構造的多様性により一層頼ることになるだろう。

公式の精神医学の文化はまだ一貫して後進的経済状況の中に置かれている。伝統的精神医学の装置がその基礎を置いている理論構成を検討してみると、（正確には保護と治療を委託された諸施設における）精神疾患の定義はいまだに暴力とその抑制に根拠が置かれている。厳密な価値判断を生んでいく差別的分類と診断および、「烙印《スティグマ》」に姿を変える病的状態の定義は、なおも私たちの精神医学の知識が支持を得ていることの証であり、健康と疾病、規範と逸脱という対立することの相違を激化させる表現としての多様性イデオロギーの証である。

私たちの文化の中に社会学関連のテーマとして現れた逸脱の問題には、医学的権限が働く「精神病質人格」の形態が孕んでいる規範に関する精神医学的規定が欠けている。このために、「異常」は、古典的命名学の指標と実証主義的特性の内におかれている臨床症候学の中に組み入れられている。伝統的分類によって作られた曖昧さ、すなわち「自ら悩み、他人を悩ませる人」というドイツ医学由来の精神病質者の定義から借用した曖昧さは、この問題の用語を明確な価値判断と混同させている。精神異常の古典的特徴は医学イデオロギーの中に維持されてきたのだが、精神力動の流行とその他理論の殺到に曝されて、結局、規範と精神医学的症状分類体系に入れられないすべての行動に烙印をつける新しい多様なラベルを創造することになった。

私たちの医学知識では、精神病質人格は、曖昧な項目であり、精神医学の命名学で概要を示すことがより困難な項目であることを代表しつづけていて、正確で自律的な症候学図式で定義することが常に困難なほどである。この用語は、いくつかの固有な特徴に従って次のようなグループに分けられて、項目として習慣的に使われている。

（a）一時的に社会参入するが、多くの場合反社会的行為や混乱行動を伴う一群。
（b）常に病的というわけではないが、普通の主体であるとは考えられない臨床上の一群。

したがって、精神病質人格は規範が制約された人格で、行動障害と情緒障害で特徴づけられ、反社会的行為の傾向を伴うと定義される。すべてが性格異常に全般的に還元され、特殊類型学で分類される。こうしてイタリア精神医学は都合よくクルト・シュナイダーの一〇項の様式分類[訳注2]に再び戻る。（彼の分類では一〇の下位分類に分け、経過で結合させている）そこでは分類への関心がすべてに勝っている。

同様に、関連する第二の要因として社会的要素を取り上げる社会病質人格《ペルソナリータ・ゾツィオパティカ》を続いて定義する場合も、本来的で還元不能だが人々が加わる社会システムの中で相対的ではない（医学的、心理的、社会的な）価値図式への違反に、異常性は関連させられつづける。医学の分野を貫くこのような解釈の中では、社会病質人格は精神病質人格がもたらす絶対的社会圧力の余波に原則的に関連づけられ、いまだに規範の維持のために指定されている諸施設の基盤にある拘禁－懲罰的イデオロギーに連なっていることは明確である。

しかし、私たちの文化における逸脱者の問題は、いまだに精神病質の外観を持っていて、その背後ではロンブローゾ[訳注3]の分類が木霊している。彼の分類には、「変人 mattoidi」「革命的背徳者 pazzi morali rivoluzionari」「革命家 rivoluzionari」、そして「熱情性政治犯 delinquenti politici per passione」「無政府主義者 anarchici」から健康な人を守るというはっきりした目的があった。法秩序への断固とした改革欲求と同時にロンブローゾ自身の堅固な防衛策を明確化するだけであった彼の定義をこれ以上引用する必要はないだろう。

この定義には不明確さはない。医学イデオロギーが、人工的隠蔽をすることなく明らかな階級的特徴を科学的定義として認めるという政治道徳的判断に同意している。現実では、支配階級の理念が支配的理念であり、その秩序に敬意を示さない人間は許容しない。もしそうではなく、すなわち違反者を罰してもその利益と価値を彼らが認識することができない場合、どうして彼らが罪に気づくことがありうるだろうか？

それが定式化された時代には（ロンブローゾの『犯罪人 *Uomo delinquente*』の図式は一八九七年に作られた）、これらの考えは正当性が認められていた判断である。しかし、現在活躍している多くの学者の手で作られた最新のイタリア精神医学の学術書に、類似の肯定的見解が読み取れるとき、事態はより複雑である。精神病質者を区分しつづけてきた分類から見れば、たとえその措置が本来の「医学」によって行われていようとも、不道徳と放埒に焦点を合わせた価値判断によって規範から逸脱している人間に常に烙印を押すことが、その本質であることは明らかである。どのようなことであっても、精神病質者が行うことは常に間違っている。なぜなら彼は工場の汚点であるという判断が彼の行動に先行しているからである。もし一つの行動を間違えれば、彼の逆の行動も間違いである、なぜならば彼の初めの過ちは〔社会の〕ゲームの秩序を受け入れていなかった（こうした拒絶の動機は元々多様なものだが、表明される評価にはこの多様性は考慮されなかった）からである。

こうして、〔シュナイダーの〕発揚性《イペルティミーコ》精神病質者は多幸症といわれるほどに過剰な楽天家と定義されて、過剰な利他主義を示して一連の不安を引き起こすものとされる。さらに発揚性精神病質は自分の理屈にこだわり、彼らの気分の不安定性のためにしばしば持続しないが、容易に好訴的になり容易に闘争状態に変質する易怒性を持つ（易怒性の有無はここでは言外の否定と同一の意味を持つ）。抑うつ性《デプレッソ》は発揚型とは逆の特徴を持つことになる。次に、狂信性《ファナティーコ》は、すべてについて自分の力を顕示しようとし、自分の確信を他人に強要すると定義される。高度の忠誠心を伴って自分の理念を表明することは自制しながらも、他人を軽蔑している別のタイプの狂信性とは対照的である。こうしたグループはおそらく類妄想性精神病質に組み入れられるだろう……このグループには次のような必須の要素が見出される——自我の肥大化、他人への不信、利己主義、敏感性。

これらとロンブローゾとの差違はきわめてわずかである。気分易変性精神病質者《プシコパティコ・ヴォルビーリ・インスタビーリ》があり、（すべての高等感情と道徳的評価能力が不足した）道徳欠如者《アネティーコ》がある……この道徳欠如性精神病質の概念は、昔の立案者〔ロンブローゾ〕による「背徳症《パッツィア・モラーレ》」にとても類似している。ヒステリー性《イストリオニコ》はすでに〔ロンブローゾにより〕名声マニアと定義されている。要するに、精神病質者は意志を欠き、社会文化集団への適応が悪く……共感性すなわち隣人との情緒的関与が不十分で……（熱烈な内的生命の吹き込みのように響く論理的幻想的主張の後ろに分厚く隠されていても）冷酷で、道徳観を欠き、罪の意識をまったく認めず、忠誠心と精神的安定の能力がない……すべての行動と決定が即興的で一貫性を欠き継続性がない……要するに彼らの存在様式と世界における在り方のスタイルがずれている。

これらが、最近のイタリア精神医学の学術書における精神病質をテーマにした解説である。こうした分類は、精神病質者の行動への「内的」弁証法がここに存在しないことを考えなくとも、これは正当化できるものではない。これは、精神病質者の行為が持つ両面性に対する否定的判断に根拠を与えることである。精神病質者を特定し、彼らを分離するための法・医学空間とカテゴリーを立案することによって自衛している規範の根拠を議論するためには、精神病質者は特に「多様で異質」なのだ。

その〔精神病質者からの自衛の〕目的は、異常性を発展途上にある社会の規範指標に適応させることである。ここでは現実の一方の極の有用性は別の極の分類された非有用性に従属することになる。傍流社会の中で、他の人間科学と新たな学際的形態を作り出すために、医学イデオロギーと法律との強固な結合を壊そうとすれば、この変更の目的は人間の暮らしや生活条件の改善ではなく、非効率で非生産的な人を酷使して新たな役割にしていく生産性と効率性の新形態を発見しようとすることになる。この機能は常に社会構造により調整されて、技術介入はこの〔社会構造と技術介入の〕一致が尊重される場合だけに有効である。このことは、一定の経済発展段階では、調整された科学用語と調整された施設・制度の現実は一致することを意味している。先進科学による検討は、実践－理論の議論を越えた現実的可能性を見出せない社会構造を危機に曝す。また、この科学的検討は、続く発展段階にむけて調整された次の現実を待つ間の停滞の口実となり、純粋イデオロギーの用語として社会構造に吸収される。

こうして、私たちの精神医学の官僚機構は、〔多様性イデオロギーに基づく管理形態が必要なわが国の社会経済的発展段階の中で〕私たちが暮らし、活動する現実に直接貼りついている自分たちの保守的地位を防衛しつづけるだろう。同時に、彼らは実践活動におけるある種の経験の意味を考慮せざるをえない。実践上の現実に応じて生じる矛盾としての用語を受容するよりも先に、簡単に抽象的理論予測から生じる新たな用語にこの官僚機構は対応するだろう。技術介入が有効であることで技術機能と社会組織が一致すべきならば、精神科医は自分の仕事を行う中で、簡単に秩序の保護、規範の防衛を委託され、それを受け入れる。こうした一致が本来必要とされるものに実践的に応じようとする介入によって砕かれる場合には、この介入はこうした一致と委託の中の暗黙の意味を明らかにするか、または技術介入が防止しようとしていた現象を必然的に増大させるだろう。

資本の論理の中で精神疾患の治療に新たなサービスが作られるとき、精神疾患自体が拡大することが、こうしたことから明らかになる。統計的に認められる病人数の増加は、多くの病人たちに準備できる新サービスの存在によってもたらされた文化変容のためである。しかし、保健政策上は、新サービスは技術機能の不足によって生じていた現象を減らすサービスであるべきだろう。しかし逆に、生産サイクルに挿入された多くの新施設と同様に、新サービスが組織存続を図るとき、その目的は成果を生むことになり、そのサイクルの中で、病人はその新たに作られたサービス運営の主体としてではなく、新たな対象として吸収される。

もし精神疾患がどのような社会でも起こりうる人間の矛盾の一つであると考えられるならば、すべての社会は精神疾患をより必要なものとして扱い、そして構築される社会の外観は社会の継続的発展の中で意味を持つものになると言えるだろう。精神医学と政策・政治の直接関係を話題にできるのはこうした用語法の中である。なぜなら精神医学は政治社会組織によって定義された規範の境界を守っているからである。政治自体は精神を病む人《マラート・メンターレ》たちを治療できないにもかかわらず、厳密に政治的特徴を持った定義の下で私たちが病気とされることは矛盾する対応でしかない。この場合、疾患の定義が意味するところは、ここで議論した規範価値をそのまま維持しているということである。規範の境界を越えたことによって厳密な定義による制裁の中に取り込まれていく人間の暮らしは、規範からのずれ・逸脱を安全に表現できる私的空間を常に持っていない。このことは、私たちが生きる社会組織の暗黙の前提によって生じる論理的帰結である。

私たちの社会規範の保護を委託した施設の機能も意味も現実であるということを流布させる用意周到な要請は、常に、異常と正常の区分を維持し、精神医学と公共秩序との直接的結合の確証を維持する要請でもある。客観的価値を持たず、かつ持てていない規範の限界を防衛するために技術が使われるのであれば、精神保健福祉の課題は技術上の問題だけではありえないだろう。

精神科医は常に科学者と秩序保護者の両者の結びつきの中で活動している。しかし、この二つの役割は明らかに矛盾している。それは、科学者としては病人の権利保護と治療を行うべきであるが、一方で秩序保護者としては健康な人の権利保護と防衛を行う傾向があるからである。精神科医の役割の中でこの対立する二つの極のうちどちらが優勢なのだろうか？　私たちの主な心配の種が規範への適応とその境界の保持であるならば、どうして規範を踏み外した人を治療することが想定できるだろうか？

精神疾患が存在しないと思う人は誰もいない。だが、その真の抽象化は症状として現れる疾患の中にあるのではなく、実際の事実に触れることのない科学概念の中にある。ただ、商品、レッテル、名称、相違を確認するだけの価値判断にしかならない、矛盾への私たちの理解力不足の絶対化でないのならば、統合失調症、精神病質、逸脱とは何を意味しているのだろうか？

私たちの諸技術に関する議論は、対立の激化が発展途上の経済拡大を防衛し保護することに役に立ってきた多様性イデオロギーから、すでに明らかに統治の分野に移ってきている。

多様性イデオロギーと等価性イデオロギーは、概念と実践との異なる二つの契機に一致して、社会経済的発展の異なった段階に結びつく場合に同調するだろう。こうした二つの異なった合理化の下で、科学の発展はその基盤を築かれ、その効果は社会経済構造と専門施設機能が一致することに直接依存している。すなわち、活動している現実を議論する新たな仮説としての科学技術の介入は、全般的社会経済発展の次の段階で機能を持つときにのみ実践的に検証されるのであり、最初の仮説を絶対化するのでは自らの死を迎えることになるだろう。

具体的に逸脱の場合には、新たな社会科学の中に逸脱を導入することは、既存の管理形態に一致させる中で、既存の理論と実践を問題および一貫した研究治療分野の拡張とに置き換えることになる。そして、これまでの管理形態は時代遅れでありこれ以上必要がないと考えられるようになった。実際のところ、拘禁的・懲罰的な古いイデオロギーは資本の発展段階に一致した総合的な管理には不十分である。こうして、今日では、社会学や社会精神医学的分析によってこれ以上隠す必要がないことを明るみに出すことが可能になっている。

北アメリカの文献では、アメリカ合衆国の社会生活における矛盾の多い諸側面を告発する分析が特に多い。それらは、黒人ゲットー〔スラム街〕の社会学的研究、（たとえ有色人種たちが白人文明における自分の地位を理解し受け入れても）人種差別撤回キャンペーンを行う現代人の社会学的研究、（特にE・ゴッフマンの分析で知られるように）精神科避難所《アジール》における精神を病む人々の状態に関する社会学的分析、逸脱者管理のための新たな精神保健センター関連施設における逸脱問題の研究、新理論を生み出す旧理論によって侵害される人間の「客体化」への批判などである。

合衆国における逸脱者の役割の分析は、彼らが社会状況の内部に再吸収されないとき、彼らの存在がどのようにして脅威になるのかを私たちに理解させてくれる。それは社会内部に敵対者を持つ、社会の能力に反比例する危険性を表現している。「資本主義的民主主義」の中で、実際に権力は対立する力を管理することに成功して、状況を操作することが可能になっている。敵対者の力に対する寛容は、社会の治安と管理力に直接正比例するのである。

逸脱者の居住地域が拡大し、正常と異常の「距離」が資本の総体的権力によって減少していくとき、逸脱者を定義し、同時に管理すべき（すなわち、彼らを厳密で必要な形態に中に生み出させつづける）イデオロギーのカテゴリーに組み入れて吸収していくことが必要になる。（彼らの価値は否定され、挫折の表現になっていることから、彼らは資本主義の敗者の様相を示しているが）現実の問題としての逸脱者は、（特に、精神分析、社会精神医学等によって実施されて、実際の要求への反応として生じて、操作の道具になっている）適切で迅速な技術的解決のために技術の問題として科学技術者に委託されるとき、逸脱者問題は資本主義の一局面として勝者の問題になる。

先進資本主義ダイナミズムの内部問題としての逸脱イデオロギーは、こうした場合、矛盾の合理化を通じて、この矛盾が持つ機能の確認をもたらしている。

パーソンズは、[3] その著書『社会体系論』で、（支配階級と被支配階級の関係のような）「文化と対抗文化《カウンターカルチャー》」の関係の中にイデオロギー機能があることを支持して、社会組織の重要な点に焦点を当てているものの、彼は厳密な解釈は与えてはいない——

逸脱した集団の文化が〔…〕単に「対抗文化 counterculture」にとどまるのならば、それはより広い範囲の人びとにたいする影響力をもちうる懸橋を見いだすのは困難なのである。この懸橋は、とりわけ第三の要素、すなわち主要な制度化されたイデオロギーの少なくとも若干のシンボルによって正当性への要求を首尾よく主張できるイデオロギー——または一組の宗教的信念——の発達によって提供されているのである。

しかしながら、この問題は、だれによって促進されるのか、どのような使用法でこうしたイデオロギーが生み出されるのかということである。それは、対抗文化が文化に認められることが、この二つの文化間の「懸橋」によってもたらされることは、現実にはいつもあることではないからである。

この現象はアメリカの生活の他の側面でも明らかである。たとえば、一つの逸脱問題の多様な側面と考えられる貧困と黒人の問題もそうである。これらの問題は、実のところイデオロギー化して本質を変える合理化を通じてイデオロギーになった現実問題である。

こうした議論に関連する、アメリカの膨大な最新文献には、印象深いものがある。それは「豊かな社会」における急激な意識化であり、急所を突いた鋭い分析になっている。現実の中でアメリカ社会のこうした傾向は拡大し、問題として明らかに意識されていくとき、問題は現れていた脅威としての特徴を失い、その特徴の解決を研究するためのイデオロギーになっていく。

ニューヨークで、地下鉄の宣伝広告の中に次のような記事を読むことができた――

どれが人間的悲劇といえるのでしょう？　ベトナム、ビアフラ、アラブ・イスラエル紛争、黒人ゲットー、インドの女性たち……？　あなた方の選択で援助を！

提供　赤十字社

表現のレベルで模擬的現実を作るイデオロギーに現実問題を移行させることは、生産と管理の中に包括しようとする資本の力の現れである。

合衆国では、たとえば逸脱者問題に直面した場合に社会精神医学分野において採用された実践評価のように、このような仮説が絶えず認められる。新「地域精神保健センター」は、予防とリハビリの問題を拡大することによって、すべての形態の逸脱に対する管理機能を持っており、逸脱に社会精神医学的特徴がある定義を与えている。これまでに仮説化された視点から見て、こうした社会への導入は、社会経済的な直接の原因による現象に学際的に合理化して定式化させていくだけだろう。「地域精神保健センター」が担当した逸脱者たちは、黒人、プエルトリコ人、ユダヤ人、イタリア人であり、生産の辺縁にあって、「福祉 welfare」の援助を受け、福祉組織による固定された生存から抜け出る手段が奪われていることから、この精神保健センターは生産施設に吸収されていない辺縁者たちの地域管理の役割を結局果たしていることは明らかである。まさに、私たちのところ〔イタリア〕では、いまだに管理が精神病院に任されている。逸脱者という社会精神医学的問題を創造し、この問題を学際的イデオロギーの内部装置として承認することによって、その行為の限界と形態を設定して、逸脱行動のどのような暗黙的意味も、縮小し、削除されるようになる。

アメリカ文化の中で、一方で処遇の客観性の多くを保障し、他方ですべての人間的問題の社会的特質の特定に責任を負うべき学際的イデオロギーの領域に、こうして逸脱者は吸収される。しかし、もし私たちがこの社会問題を心理学と精神力動レベルの相互作用の総体とだけ考えるのならば、問題の拡大と深化は、境界内にある閉じた系の循環を越える展開にはならないだろう。逸脱者というイデオロギーが持つ機能は、社会経済的発展段階の違いによって、医療技術と医療施設によって管理可能な精神病質人格として利用されるイデオロギーの機能を完全に補完していくだろう。この変化は、二種類の修正が起こることで形成される管理の組織化である。それは、一方ではいわゆる精神病質者の数が増大して純粋に医学的な管理では管理不可能になるほどになることであり、他方では健康と疾患との距離が縮小することである。両者共に、統治を保障してくれる社会組織の新たな形態を必要としている。アルトー[訳注4]は『演劇とその分身』を紹介する中で次のように語っている。

いまだかつて、生そのものが失われようとしている今ほど、文明と文化について語られたことはない。今日の退廃の根底には生の全般的な崩壊があるが、それと、ある文化についての関心との間には奇妙な平行が見られる。ところが、その文化とはこれまで一度も生と合致したことがなく、むしろ生を支配するために作られたものなのである。文化というものについて考え直してみる前に私が思うのは、現在の世界は飢えていて、文化などに関心を払いはしないということである。飢えにしか向けられていない人びとの考えを文化に引き戻そうというのは、まったく人為的だということである。[4]

この奇妙な平行関係は、至るところで現れて存続する。資本が、そのダイナミズム内部で生まれていく矛盾を変換することに成功するプロセスを分析してみよう。そうしてみると、(矛盾のさらなる証拠になる)資本の自動修復の対象として、現実を継続的に変換することでより適応する特徴を創造して、二重の現実を生むイデオロギー

‐現実関係の中の、現実の実践的な変換を資本が発展させていることを人々は理解し出すだろう。

この「二重性」が理解を可能にさせるのだ。常に活動しているこの過程の一時点における実践分野を研究すること、および人間的経験から絶えず非人間的一般行動に変化していく経過を究明することは、この「二重性」が矛盾の特徴を保ち、人間の弁証法によって生活を可能にする現実の中に人間がいる、その兆候を私たちに示すことになるだろう。

しかし、こうした理解が困難なのは、常に先進的技術が素早く応じて葛藤が刺激され、生み出されていく経験を通じて、社会操作の新たな形態によって葛藤が変化していく事実があるからである。すなわち、葛藤は一般行動の水準になると経験を壊してしまうイデオロギー‐実践の変数になっている。この一般行動は、豊かさの共有化という外観の下で、単にこの「二重性」、すなわち、私たちが暮らすシステムの発展と保存に一層適応した形態のイデオロギー‐現実になっている。人々は現実として作られた現実に生きている。そして、科学とは作られたものの非現実の正当化と検証をもたらすことしかしない。

このような主題における「人間科学」の役割ははっきりしている。関連した治療の中で、戦争を生み出した無意識の葛藤を精神力動のレベルで分析することを試みて、「戦争の科学」（戦争学）を基礎づけることになる。また、死を死の単純な組織化に還元することを試みて、「死の科学」（死生学）も基礎づけることになる。それらの本質の「二重性」を創造し、限定し、定義して、葛藤や死のような現実的矛盾をイデオロギー的に操作していることは、明らかである。疾患、逸脱、飢え、死は、こうしたものではない。なぜならば、これらが表現する矛盾は、これらがそこに組み入れられるシステム論理の証拠をもたらすことができるからである。こうして、死は死の科学に対応し、飢えは飢餓組織に対応する。だが、死は死であり、飢えは飢えである。こうした人間科学には欠乏に対する答えが存在しない。試みられるのは常に組織化と合理化である。国連食糧農業機関（FAO）は、飢餓の現実に対するイデオロギー的な対応をしていて、飢餓の現実をそのままにして、飢えと放棄を生み出すプロセスを常に放置している。このように、病気の組織は病人への対応ではない。この意味で、直接初めの欠乏に対応しようとしている人（すなわち病気に対応しようとしているのであって、その定義や組織化に対応するのではない人）は、欠乏そのものの存在を否定したと非難され、作られた「二重性」の中で認識しないときには、疾患の存在を否定したと非難される。

個人が、自分自身（自分の現実、自分の身体、自分の病気）を保持する可能性を奪われることは、欠乏に対するこうした合理化と組織化の過程によって行われる。こうしたことから、保持することは自動的に保持されることに姿を変える。なぜならば、それは矛盾の克服ではなく、生産に関する用語法上の合理化であり、生産の客体になること、その対象になることである。こうしたダイナミズムの中で、個人は自分の疾患も保持できず、世界の中に病人として配置される中で生きる。すなわち、自分自身と自分の経験の不一致を強化し、課せられた受動的役割の中で生きる。

疾患は病んだ行動になり、存在しない関係を支える代理関係すなわち支配の機会と証拠になる。イデオロギー－現実関係は、疾患ばかりか、原初的経験と矛盾としての逸脱も誘発するが、一方で、逸脱は、操作を委託された疾患、葛藤、逸脱、死の科学としての戦争学、死生学、社会医学の対象である。

病人と逸脱者は疾患と逸脱が存在するのと同じように存在している。しかし、すべての介入の目的が、支配の道具として管理することであり、多様性イデオロギーが矛盾の定義と限定には不十分であることが示されたのだから、生産システムに異常性を組み入れる他の方法が存在するべきである。すなわち、過剰と不足、内部と外部、肯定と否定、健康と疾病、正常と逸脱、これらの平衡関係は、多様性の生産的組織化でしかないのだ。

第16章　平和時の犯罪

知識人たちは、社会的ヘゲモニー（egemonia sociale）と政治的統治（governo politico）、すなわち、（一）支配的な基本的社会集団が社会生活に刻印する指針にたいして住民大衆のあたえる「自発的な」同意――この同意は支配的社会集団が生産の世界において占めている位置と機能とから支配的社会集団にもたらされる威信（とひいては信用）から「歴史的に」生じる――と（二）能動的にも受動的にも「同意」しようとしないもろもろの社会集団の統制を「合法的に」保証するものであると同時にしかしまた命令と指導に危機が生じて自発的な同意が失われる瞬間を予想して社会全体にわたって構築される国家的強制装置の下位的諸機能を遂行するための支配的社会集団の「代理人（commesso）」なのである。

――A・グラムシ『獄中ノート――知識人と文化組織』（一九三〇）

1　実践知識の技術者

知識人とその生産世界における機能、および支配集団との関係に関するこのグラムシの定義を以前読んだとき、中産階級である知識人の歴史分析として理解することは容易なことだった。しかし、この分析の理解では私たちが生活し、また生活する準備をしている場に直接私たちは巻き込まれなかった。第二次世界大戦が終わって、人々はそれぞれの立場で、争い対立していた世界とは違う世界が作れると信じた。私たちは新しい社会の建設にどんなものであれ肯定的に役割を発展させる用意をした。

しかし、こうした期待は短期的なものだった。ほどなく、自分の役割にすべてが囚われていることを私たちは見出した。すなわち、すべてが自分の地位に、すなわち自分の階級の中に再確認されたということだ。労働者《プロレタリアート》と下層労働者は抑圧された階級という彼らの立場の中にあって、彼らの成果を実現するには戦うしかなかった。中産階級＝ブルジョアジーは自分たちの財産と経済法制と価値観を再認識した。技術者と知識人は専門家のキャリアの軌道にのって、彼らの出身の地である中産階級に戻っていた。私たちが市民全体の要望と権利への配慮を構築しようと準備し出したとき、私たちは階級闘争の現実に直面し、これまでの競争の役割と規則をそのまま維持していた労働の分断を確認することになった。民衆運動だったイタリア・レジスタンス運動は、民衆の参加と合意という当初のレジスタンスの意義は次第に新しい指導階層によって奪われて、中立化された。そして、レジスタンスはその名の下に自らの支配を再提案する支配者集団によって商品化された抽象的価値になった。

　こうした曖昧な状況では、今あることとありたいと思うこととの距離も埋められず、現実を変革し行動することは不可能に思われたが、ブルジョアジーの息子である知識人は、彼らの専門性や職業に自動的に張りついている価値についての論議を要求されずに、抑圧された階級を支持することも可能だった。科学的客観性の承認の下で支配階級が託した価値とイデオロギーが完全に張りついていた専門家、または知識人としての生活はこうした中で認められているので、彼らが意識しようとしまいと「代理人《コメッソ》」や「管理職《フンツィオナーリオ》」でありつづけた。

　今日ではこの曖昧さは明らかだが、以前から同じように明確だったわけではなかった。左翼政党の活動家の知識人と技術者は、彼らの政治的活動とは対立するサインであった専門的実践を同時に発展させた。すなわち、工場のエンジニア、病院の医師、裁判官、精神病院《マニコミオ》の精神科医、教師たちは、彼ら自身の労働現場で支配的イデオロギーの「管理職」であることがもたらすことを意識することなく、別の場面では否定したことに対して各専門分野ではその地位が維持されていた。技術者たちが自分の立場を意識化することなく支配的イデオロギーの熟練者に落ち着いたように、知識人たちは支配的イデオロギーの理論家であることに落ち着くことになった。そして彼らの意識と政治活動が彼らの理論と実践におけるイデオロギー的特徴を侵食することはなかった。

労働現場で支配者グループの「代理人」や「管理職」であることの自覚は、社会参加〔アンガージュマン〕する知識人の機能とその政治参加の本質に関する何年もの理論論争の後に、実践側から始まったイデオロギーと実践との直接論争の中で現れるようになった。これはサルトルが、実践知識の技術者を、イデオロギーの実質的遂行者、合法化され正当化されたイデオロギーによる平和時の犯罪の遂行者、C級知識人、また、自分の専門分野における実践の運搬人または代理人になって、専門的役割を負って科学イデオロギーについて議論する科学の会計係と呼んだことに相当する。すなわち、彼らは実践－理論間の問題に立ち向かい、理論の抽象性を施設《イスティトゥツィオーネ》・制度化された実践の中で解釈している人間である。

専門技術者（またはグラムシの引用の中に示されている知識人）が積極的にも消極的にも「同意」しない集団の指導を合法的に請け負う役割を日常的に担う領域で、こうした意識が生まれてきた。たとえ実施する措置を正当化する科学理論によってこうした役割が隠されていても、そこでは技術者が、同意しない集団を規律に従わせる社会的要請と公共秩序の問題に対処することがより切迫して必要になっている。こうした現場の中で、すなわち精神病院、その他の治療、管理、リハビリテーション、隔離の施設では、管理と隔離への同意は、治療とリハビリテーションの欺瞞を通じて無前提に得られている。

私たちが直接担っているこうした現場では、（病院は治療施設であるという）イデオロギーと（病院は隔離と暴力の空間であるという）実践上の現実との距離は明白である。その上、収容者の所属する階級は病院収容機能の普遍性とは明らかに対照的である。精神病院は精神的混乱のために悩む人たちのための病院ではなく、従属《スバルテルナ》階級のメンバーの行動である逸脱を閉じ込めるための空間である。

長年科学的に準備され訓練に充てられている場所である、大学病院の診察室、相談室、私立病院で出会う逸脱と比較すると、こうした収容者の逸脱は何なのだろうか？　前者の病人と後者の人との共通分母は何なのだろうか？　そして本質的違いがあるのだろうか？　入ってくれば誰でも破壊できるなら、精神病院にはどんな治療機能があると言えるのか？　こうした破壊を提供する精神科医とは何なのか？　不幸にもその対象となってしまった人々を排除するだけの科学理論を応用することは、どのような根拠によって行われるのだろうか？　どのような人によってこうした犯罪行為が用意されるのだろうか？　精神科医の理解から日常的に抜け落ちている社会機能は精神病院をどのように展開させるのだろうか？　すなわち、この施設の敷居を跨いだ人間の必要にはまったく応じることがないこの病院組織の目的は何なのだろうか？　そして、応じるべき要請とは何なのだろうか？　ブルジョアジーの価値と真理への観点を代表し、こうした要請を認識し突き止めることを自分でまたは第三者として代理するのは精神科医という立場のためだろうか？　わけのわからない「暴力」を抑制するために実施されている権力と暴力の行使でないならば、受益者に提供する仕事は何に由来しているのだろうか？　しかし、こうした権力と暴力は、科学としての精神医学が暴力の対象になる人々の「同意」と管理に責任を負っている装置そのものの中に暗示されているのではないか？　それでは、精神医学とは何なのか？　そして精神病院で出会う「疾患」とは何なのか？　「混乱している」階級に従って、また国家経済の発展や後退に従って、規範の境界が拡大したり狭まったりする中で、リハビリテーションを受けている人々を受容するかしないかが、そして科学的定義の不可逆的特徴を時に応じて変更する科学判断の相対性を受け入れるかどうかが、わからないのはどういうことだろうか？[1]

精神病院の現実における実践的対立から生まれるこうした疑問から始まったことは、「科学的真実」を侵食するゆっくりした作業の開始と、自動的に代理人になるべきだとされた人たちの側から、社会構造と支配的価値の直接関係の議論を開始させることだった。こうしてこの実践知識の技術者たちは、彼らが遭遇した現実に直面して、合意の管理職の役割を拒否しはじめて、彼らの保証（それは科学の保証であった）によって承認された階級差別と暴力を容認することを拒否し出した。実のところ、この差別と暴力は技術者の介入と労働が転換されたものだった。

利用者に応じるためにサービス利用者の要求を再浮上させる条件を作っていくことは、それ自体、技術者に逆の委託をしている側の要請が危機に曝されることである。収容と隔離は、精神疾患に対する対応ではなく、問題を排除し、収容空間に押し込める社会の要請への対応である。この収容された対象者の監視人であることを拒否することは、対象者のすべての生命力と混乱し、まどろんでしまった彼らの主体性を刺激しようとして、技術者が、抑圧を受けてきた人々の立場をとる選択をすることであった。この選択は両義性をもたらした。すなわち、サービス提供者は（中産階級出身であり、その役割から暗黙の権威と特権を持っている）技術者であり、サービス受益者が（こうした権威や特権の言いなりになる人であり対象物である）労働者や下層労働者階級の出身であることと同じことであった。

しかし、技術者の立場からの拒否は、いわゆる両義性、すなわちある種の基本的なこと――科学の委託と社会の委託の一致――に切り込んだ。一方で、精神疾患は了解不能で訂正不能であるから、収容すべき空間に収容するしかない、他方、「自由」社会は、社会の混乱要因を排除し分離することを必要としていて、「科学者」に収容の管理を委任している。この一致を壊すことは、科学が社会的利益に実践的に従属していることを明らかにした。この社会的利益は市民すべての利益を代表するものではない。「自由な社会」を標榜する社会が公然とは宣言できない目的を正当化することを、科学が各々の分野で度を越さないようにしながら行っていることが明らかになった。すなわち、ブルジョア国家はブルジョアジーの利益を擁護するのであり、それ以外の者は、正常であれ病的であれ、人々が従属するために作られた規範に反するなら常に社会を混乱させる構成員ということだ。人々の権利が価値を持つようになるのは闘いを通じてだけである。工場が健康に有害であること、病院が疾病を作っていること、学校が疎外者や読み書きができない者を生み出していること、精神病院は狂気《パッツィア》を作っていること、刑務所が犯罪者を作っていること、こうした「劣った」所産は従属階級の中に蓄積されること、こうしたことの真相を実践的に明らかにすることは、技術者たちが科学理論に基づいて狂人《パッツィ》、病人、知的障害者、犯罪者は生まれつきの者であると確認し、科学も社会も人間の生まれつきの過程は変えられないと確認する役割が委託されている、この暗黙の了解を技術者たちが壊していくことである。サービス利用者の現実的要求を、従属階級の管理に変えてしまった人工的な要請から自由になることは、こうしたメカニズムを壊して、実践の中で、支配イデオロギーの誤った中立化の支柱である科学イデオロギーの機能を明確化することである。

利用者の現実的要求の圧力の下で、それらを表面化させることを目指して可能な状況を明確化しようとする運動は、明らかに支援も理解も得られなかった。同意の管理職の役割を拒否した技術者たちが排除されることは明らかだった（排除の形態はより光が当たる人々によるへつらいから、告発や、より反動的な立場からの裁判まであった）が、こうした合意を実現するメカニズムはサービス利用者にはなお一層明らかなことであった。[訳注1]

しかしながら、一方からみれば、法的秩序の保証人が魔弾の射手〔すなわち社会に潜むゲリラ〕から社会を守ることは〔必要とされる〕管理の論理であり、他方からみれば、反抗する技術者とともに自分たちの自由の装置と道筋を求める利用者には明らかだったのだろうが、こうした過程を理解することは〔理性信仰が強い〕利用者が所属する階級の政治代表に不公平感と混乱をもたらした。こうして、科学イデオロギーの階級差別的機能を実践的に明らかにして、ブルジョアである技術者と抑圧された階級の共通の目的を作ることには成功したものの、この寓意的な行為にはここに限界があって、それは自由を手に入れようとする場と空間で行われただけであった。しかし近年、サービス利用者の政治代表は抑圧された階級の権利を要求して闘い、一般的論点として科学の疑わしい中立性について議論しようと提案したが、それは、この議論は労働者階級と資本家の間の主要な矛盾の解決策に従うべきだと考えることにもつながった。こうしたことは科学イデオロギーの実践的危機の中から始まったが、この矛盾自体に作用する科学批判が持つ政治的鮮明度も価値も認識されなかった。これは同時に、この主要な矛盾が解決されることを待つ間に、科学が操作手段と従属階級の管理手段になっていることに気づくことなく、ある分野における科学的客観性、すなわち技術装置と解釈理論の客観性を受け入れることを意味した。

こうした過程とメカニズムを理解するメンバーは、当時、実践の中でこうした状況を判断できる技術者しかいなかった。従属階級の政治指導者にとっては、技術者が拒否することを学びつつあったこともまた客観的科学としての価値を持った。しかし、その用語は〔技術者以外には〕わからないものだったし、実際に使っている者の解釈によってしか理解できないものだった。技術者にとっては他の人々がわかる用語で検討することで自律性を捨てることはできなかった（こうした場合、それは知識人が要求した自由になることではなかった）。また、技術者が労働の場で無批判な立場に置かれて、施設・制度の類型である政治的側面の下に置かれることもあった。専門分野における技術者の行為が持つ政治性は、こうして施設・制度の類型という政治のゲームに戻された。これは技術者の立場が、被抑圧階級の立場を選ぶことを自制し、それぞれの分野で支配的価値の保証人として活動しつづけた知識人の立場に戻ったということである。しかし、こうした研究自律性の回復は、とにかくブルジョアに属しつづけた技術者の自律性の回復であると容易に解釈できることであり、彼らの行為は誤解と間違いのただ中で孤立していた。実際、闘いの分野は拡張したのだ。そこでは、技術者は支配階級の「代理人」であることの拒否を通じて、個別的科学イデオロギーの意味と機能を自分たちの分野で研究することを提案した。すなわち、他の分野に闘いを拡大して、新しい内容と活動家を増やしていくことであった。

こうした経験の考察が、（精神病は存在しない、精神病はブルジョアの発明品であるなどの）誤解や誤りを抱えながら宣伝され出した一九六八年、将来の「合意の管理職」としての学生の将来を包括的に拒否した学生の反乱が爆発していた。六〇年代から七〇年代にかけての期間、タンブローニ[訳注2]のネオファシズムの企てに対抗した労働運動が何年も続いた。これが後に六九年秋の闘争〔暑い秋〕を導いた。そのころ技術者は知識の領域で、彼らへの権力からの暗黙の委任を実践の上でも拒否しはじめていて、学生はその委託を引き受けることを拒否していた。

しかし、ブルジョア運動すべてが典型的な曖昧さを持っているにもかかわらず、私たち技術者はこのような場合、

「知識を持って」民衆を指導する知識人の立場にあるわけではない。技術者、特に人間科学分野の技術者の社会システムにおける役割は、彼ら自身が作り運営してきたイデオロギーを通じて同意を操作することだと理解するならば、危険な状況は今日、民衆を客体化する実践と技術者と科学との関係の中に存在していると言える。

ブルジョア社会の知識人と技術者が社会の諸施設・諸制度と同様に支配階級の利益の存続とその価値観を守るために存在していることは明らかである。しかし、各分野で操作・管理する機能を一定に維持している新しいイデオロギーを、知識人と技術者が作りつづけている過程である日常的実践の中で、認識して区別していくことは、同じように明らかになっているとは言えない。さらに、従属階級、特に政治的意識を持ったその階級の人々が、科学とイデオロギーの中で自分たちが対象化される管理と操作を認識しうることも、明らかだとは言えない。そしてこのことは、認識と理解の可能性を越えるために、そして認識も理解もできない方法で操作されるために、彼らに受け入れられている絶対的価値でもありえない。こうした操作の対象となる人を同時に知ること（けれども、技術者は委託されたことについて操作して拒否する主体であるという両義性の中にいる）、および、外見上は従属階級の要請に応じるが実は彼らに損害を与える（そこにイデオロギーが生まれる）評価を従属階級に受容させることに科学イデオロギーが成功する過程を明らかにすること、これらは政治的には有効だろう。たとえ、私たちとは違う労働者に見せかけることや、労働者から闘争の動機づけを借りるなどの冒険をしなくともそれは有効だろう。またこれは、私たちが活動する分野で、科学とイデオロギーに従うままでいる人には容易には知りえない性質である一連の共犯関係に、私たちが巻き込まれているためでもある。

役割とその委任の拒否は、技術者が保証人を続けることを拒否した科学とイデオロギーへの批判を通じて、役割、委任の弁証法的な利用をもたらす。イデオロギーとしての（すなわち、合意という観点から操作装置としての）科学に対する理論的・実践的批判は、委託者のイデオロギーとその利用目的と、（支配層という）委託者と（イデオロギーを作る知識人理論家と、理論を実践に変換していく技術者である）管理職との直接関係を意識することをもたらす。委託する側が科学的イデオロギーにしてきた委託と利用のメカニズムは明確ではないし、疑いを挟まないものでもない。たとえば医学のような科学の一分野の操作と管理の対象になる人間には、その人が憔悴していない場合であっても、操作と管理の形態としての診断と治療を同定することは困難である。そのとき、その医学の対応は最善を尽くしていたとしても自らの要求への不十分な対応だと考えられることになる。しかし、これらの要求も彼らに与えるべき対応を考慮して操作され、条件づけされている。精神科病院の収容者は、悩み混乱していることへの対応として収容するしかないほどに、極端に精神的に病んでいると伝統的に考えられてきた（今日の精神病院の全体状況から考えれば、道理があるのは混乱している人間の方だろう）。この操作と処置の対象である人間を判別して同時にその過程を明らかにすることは、科学批判を行うことであり、さらに、従属階級すなわちこうした操作の被対象者が、処置を拒否しうる過程の知識を得ることができるという意味で、これは政治的活動である。

こうした闘いの場では、ブルジョア技術者は仲介や代理を頼む方策をまったく持ち合わせていない。すなわち彼らが提供するサービスの利用者と同じ状態にある。なぜなら、精神医学や医学が伝統的に認識してきた要請ではない要請への対応を見出すのは利用者だからである。技術者は彼らの得てきた知識形態と所属階級のために、イデオロギーで形成され条件づけられた既存の要請だけを認識している。もし、技術者がこの要請を利用者と共に表現する活動をしないならば、技術者が組み入れられた文化内部の対応を再度提示するしかないだろう。そしてそれは、技術者がサービスを提供すべき人々に出会ったときに行う抑圧的評価を解釈し直した対応になるだろう。技術者がこの欠如を認識して特徴づけること、そして現実を条件づけ、決定しているイデオロギーの外にあることに習熟できるのは、利用者と共にあることによってである。このサービス対象であるという事実によって日常的に個人史を奪われている収容者や保健サービス利用者を、技術者が個人史の中で理解することと同様に、技術者自身も彼らの所属階級の歴史にはない新しい歴史の中に自分自身を置くことになる。こうした状況で、技術者は需要と供給の論理の外に身を置いていて（そこでは需要は提供されまた提供されるべきある種の供給に常に従属している）、対応するべき要求の拡大で繁栄する組織の中に要求への対応はすべて移されるという経済論理を壊そうとした。技術者は探求の対象者を個人史の中で理解し、そして主体化することで、技術者は自分を歴史的に理解して、中産階級の論理の外に出ていく。そして抑圧された人の自由を獲得する探索の中で、彼ら自身が同時にその主体であり客体である抑圧からの自由も見出していく。

ブルジョア技術者は疎外状況の中で過ごしている。彼らはそこから出発して、被抑圧者として過ごす客体化された人々の状態を壊そうとする。資本の論理の中で技術者が自動的に代理してきたモデルは、抑圧から疎外に向かう推移をとる。すなわち、彼らが表現し保護してきた価値観の中で、抑圧された階級の方向に技術者が同一化していくことである。そして、要求が湧き上がり、同時にこれへの供給が湧き上がることができる、主体間の相互的空間を探索することを通じてだけ、このモデルは可能である。それは、技術者が彼らの依頼人に背くという実践的解除を共同で探索することである。このような場合、背かれた委託者からみると、役割や所属階級や特権が技術者を相対的に保護している。なぜなら、技術者は操作と管理を受ける階級に対してもイデオロギーが操作と管理の装置になるメカニズムの正体を、一括して暴いているからである。すなわち、家族の秘密、通常父だけが知る秘密、子どもたちは知るべきではない秘密の公開が意味することは、父や家族にとって少しも尊敬されることではないからである。

人間科学の誕生は初め、人間解放への闘いの新たな開始と新たな展望をもたらすものだと考えられた。精神医学、心理学、精神分析は、人間的苦悩の緩和のための研究と介入の新しい装置として提供されたと考えられた。犯罪学は社会と同時に異常な傾向を持つ犯罪者も保護したいと宣言した。社会学は社会現象の分析と知識の装置を提供したと考えられた。それは現実の改革と、研究し区分してきた矛盾の乗り越えを認めることだった。しかし、一度このような新しい科学を階級分断の論理に導入する、すなわち一つの階級が他の階級を抑圧する論理の中に導入すると、それは実践する上で別の装置に変換されて、こうした抑圧の根拠として有益なものになった。

このような過程は一連の文化的実体を生み出した。それは行動を分類し、定義し、主要な要求には沈黙し、人工物を創造して、人間についてその誕生の意味を教え、人間の暮らしとは、生きるとはどうあるべきか、他の人と作る関係はどうあるのか、存在するとは何なのか、人間の死はどのような状態と想定できるのかを教える。宗教が、善と悪、ほうびと懲らしめ、罪と罰、これらを区別することを通じて、操作と管理の機能を持つように、人間科学は、病理性に対する正常性、逸脱や犯罪行動に対する正しい行動に焦点を与えることで専門化したと考えられる。別の観点からではあるが、「罪」への責任と死を前にして人間が共有する絶対的価値と、すべてが関連しているとは言えないものの、委託する側の利益とが関連していることは確かである。人間とその解放の名の下で生まれたこうした教義は、「正常な」行動を定義して、規範の範囲を確定し管理して、治療と隔離によって逸脱を管理する機能を持った。これらは人間の必要に基盤を持つことではない（すなわち、逸脱した人間も含んだすべての人間の必要性ということでない）が、経済原理からの要求への対応であり、自分たちの存続をより一層保障するために、管理を重視している支配層の要求への対応でもある。人間科学の知識人と技術者は、こうした管理の中で正当な権利保有者であった。

おそらく歴史の一時期のこととして、また大変劇的で寓意的な事例として、資本主義社会の専門技術者の役割は描かれてきた。詩人、画家、音楽家が主人の注文に応じて作品を作った貴族の館における文化人の役割を、技術者は数世紀に渡って引き受けてきたように思われる。しかし、当時は主人と使用人の距離は大きなもので、主人は自分の悪行を隠すための仲介を必要としないほどだった。「芸術家」に注文することは、主人の特権と権力を確認するべき作品を作らせることであった。この注文は明確だった。使用人が主人への反抗を組織し出し、社会の現実が平等と民主主義の概念によって改革されて主人たちが害され出したときになって、イデオロギーは、この現実的で明白な原理を宣言して主人に同意させる役割を果たしたが、同時に主人は自分たちの階級の悪行を守りつづけた。歴史の議論は誤りが多いものだが、形式上支持するしかない人権原理に反する可能性があることを押し通す必要がある場合、この議論の象徴的図式の中に、合意の管理職としての技術者と知識人のある種類の利用法が生まれることを理解することができるだろう。

現代までのこの二百年間、「市民」国家の国家原理では、拷問《トルトゥーラ》〔虐待〕は公式には姿を消した。このことの意味は失われてはいない。すなわちイデオロギーの委託、発注、管理、作製を通じて行われる有効な管理の形態は、秩序を保障するのに明らかに十分であった。工業発展に象徴され、誤った自由が必要であることがまだ認識されていない国家、すなわち社会管理の方法として人間科学とイデオロギーを利用することで提供される優位性を認識していない国家だけで、拷問は非合法で「野蛮な」特徴を持って実施されている。

しかし、この二百年の間に、「市民たちの困惑」は、至るところで少しずつ再び拷問が出現しているように思われることに向けられている。さらに驚くことにはこれは予防的な拷問であり、白白するしかなかった人は悩み、自殺し、拒否すれば傷つき、破壊され、殺されることだった。無条件の同意、受け身の受容、服従するべき人の必要を満たすことはほとんどない常に硬直した規範への適応を得るために、拷問は行われる。国家理性は最低限のヒューマニズムよりも勝っていて、暴力はそれが明らかになることを恐れることはない。合法化する立場からの管理が量的に不十分なのだろうか？　また、国家強制権の装置になることを始めることになるのか？　……社会すべてのために、合意が少数しか得られない指示や命令を出す危機状況を想定した装置を作るのだろうか？

社会闘争の大波の中で、平等と反差別を要求する運動圧力が生まれ、こうした階級から自発的合意を得ることは常に困難である。危機状況は明白で、諸矛盾はより一層はっきりしている。国家の強制装置が必要とされて、政治的インフラは公然と抑圧できる諸施設（司法施設、軍事施設）を通じて直接運営することができ、人間科学それ自体の権威と諸技術は、虐待と刑罰に「科学性」と「合法性」を保障することを通じて利用されるだろう。この一例としてラテンアメリカ諸国で起き、今も続いている出来事がある。そこでは心理師と精神科医は被虐待者への技術的援助を委託されている。[2]

国の発展段階と国内の対立状況に従って、国家は強制装置と「合意の管理職」の拡大を求めるだろう。工業技術が発展した国であるアメリカ合衆国では、高等教育で専門技術トレーニングが多くの人に門戸を開いていること、新しい専門的権限と一体化できる中間的役割が生み出されていること、これらが広範中産階級を作っていくことを通じて、概して支配階級の価値観と倫理観に同調していた民衆の力を壊していくことになった。これらすべてはアメリカの下層労働者、労働者、そして発展途上国の下層労働者には不利であった。

イタリアでは、まだ教育機構が高度に差別的特徴を抱えていたが、この同じプロセス自体は動き出した。しかし、（社会学者、心理学者、ソーシャルワーカーなど）人間科学の新しい技術者たちをトレーニングする新しい役割はすぐには用意できず、すでに若者たちの失望が始まっていた。この位相のずれは社会全体に満ちあふれている。なぜならば私たちの国の社会的現実は、臨時的で、雑で、でっち上げ的で、仮説的だからだ。さらに、評価すべきことは、基本的に重要なことであるが、「死のキッス」をまだ受け取っていない労働者階級が存在しているとデディジエ[訳注3]が述べていることである。[3]すなわち、自分自身を感じ、守ることによってブルジョアジーの価値観にまだ同一化していないということだ。

しかし、こうした場合、ブルジョア社会における技術者の機能を分析し明らかにすることは有用なことだろう。それは、役割の否定と新しいイデオロギー作成者としての再統合の恐れという抽象的議論を越えて、技術者にとって可能な評価は何なのかを理解するために有用だろう。技術者が従属階級の欠如を彼らとともに分析することによってこうした知識を手に入れるように、この過程を意識する技術者が活動するためにも有用だろう。（ルローが定義した）否定の労働者が、新しいイデオロギー作成者として再度吸収される危険性は現実に存在している。私たちが割り出すべき欠如から引き離されるほど、その危険は強まるだろう。だが私たちはこのような恐れによって立ち止まっているわけにはいかない。矛盾が明らかにされることは、それを定義し割り出そうとしたイデオロギーの終焉をもたらす。だが、その終焉はそれ自身の中に将来の矛盾を孕む。この矛盾を割り出すことに成功するかどうかは私たち次第である。また、私たちについて、私たちがすることについて、「合意の管理職」であることが意味することについて、これを拒否することが意味することについて、これらを批判的に分析することで、検討を続けることも私たち次第である。どのような拒否の在り方が可能なのかを実践の場で区別し、「自発的同意」を行う傾向にあり、支配的価値観に傾きがちである階級、すなわち私たちの技術的介入によって日常的に私たちが裏づけをする中で過ごしている階級との関係では、こうした拒否の在り方は重圧と価値を引き受けることになるだろう。

ここで私たちは、長年に渡りそれ自体が目的のように議論されている政治的・文化的問題に入り込んでいることを意識する必要がある。しかし、私たちがこうした議論で興味を引かれるのは、実践の場で議論を考える視点からの試みである。合意の管理職はイデオロギーを作る古典的知識人であるだけではない。今日、普通の技術者は、労働者か労働者に近いプチブルジョアの出身で、ブルジョア文化に最大限接近できる優位性を持っている。そして、役割上の地位と自己防衛から、技術者は支配者の価値観を代表し、押しつける。支配階級がその価値観とその領域に被支配階級の一部を組み込んでいくその経過を、人々はこうした視点から分析すべきだろう。そこでは、サービス業の役割にも接近できるこうした管理職の範囲を増やし、権力に参加できるという幻想を与え、暗黙の忠誠心が保障されているだろう。

私たちの分析の目的は、実践的告発の後に私たちがどのような立場に立つのかという疑問への回答を得ることである。自由が実現するためにその回答が階級から離れることはないと考えられるからである。

依頼者からの委託を受ける技術者の立場から拒否することと共に、操作の対象になる人々の研究、代替《オルタナティブ》的な関係の研究は、操作される立場からこうした操作過程を認識し、理解することを助けるだろうか？　たとえば精神医療では、疾病に対して主体的になるように病人を刺激するために、象徴的価値を持つような現実を創造することのさらに先に進むことが、こうした実践上の拒否にできるのだろうか？　それは社会の全般的危機状況の中で、自らの社会的役割の意識を変える装置になるのだろうか？　知識人と専門技術者は、この目的のためにその在り方を放棄すべきか、それとも維持すべきか？　所属する階級の中にいるのか、他の階級を選ぶためにその階級を放棄するしかないのか？　しかし、その介入の中で暗黙に示される操作と管理の過程を実践的に明るみに出す装置を私たちは使いこなせるのか？　その過程を明るみに出すことの限界は何なのか？　どのようにして、この過程の知識は操作される階級の所有物になることができるのだろうか？　意識していてもいなくても、専門技術者は平和時の犯罪の管理職である。福祉、治療、病人や弱者保護というイデオロギーの名の下で、また、刑罰やリハビリテーションのイデオロギーの名の下で、平和時の犯罪が私たちの諸施設の中で永続するのならば、いまだに現実でありまた同じような状況が続く暴力や後進性ばかりではなく、（精神病院、刑務所、青少年施設など）私たちの抑圧的諸施設を公開して、科学がこうした諸施設をどのように正当化したのかを明らかにすることは有用ではないだろうか？　こうした知識は従属階級の資産になりうるのだろうか？　彼らの必要に応じないままであるブルジョア科学の機構と様式を意識しながらも、従属階級の管理された立場から彼らの権利回復とその要求に応じる科学を、従属階級が本当に求めるものとして必要とするようになるのだろうか？

　私たちの社会的現実では、科学の異なる分野各々が何らかの普遍的対応を公式に計画すること（すなわちすべての市民のためにプログラムすること）はできない。その対応は、支配者集団の要請への対応および被支配集団の要求の閉じ込めに事実上還元されている。すべての計画されたサービスは利用者以上に組織運営者と組織それ自体に役立ち、他方で、たとえば、提供された援助の質について語る場合に、その保健サービスを強調することでは説明にはならないだろう。資本の論理からは、すべての諸施設は生産関連組織体になる。そこでは、存在目的やこれらを正当化するもの（病院では受益者）は生産組織体の中では辺縁的存在である。逆説的ではあるが、病院は医師や職員のために機能していて、病人たちのためではない。その上、技術介入は中立的外観の下にあり、サービス提供者の社会的イメージとサービスを強く要求する利用者のイメージとの間の分断は存在しないと想定されているのだ。

2　現実のユートピア

公衆衛生サービスが日常的にプログラムされる（すなわち、そこには利用者は存在せず、本質的に組織の要請に対応している科学論理の表現である）やり方のはっきりした事例は、一九七二年に送られてきた「将来の精神医療組織のユートピアと現実」をテーマにしたあるアンケートだろう。

その質問書は、スイス・ローザンヌのシュリィ精神病院の院長であるクリスチャン・ミュラー教授から、私たちを含む、この分野の「科学」研究の最先端を代表する少数の精神科医に送られたものである。その紹介となる冒頭の文章だけをここで引用し、その後に書かれた私たちの回答は後で記そう。

あなた方がヨーロッパやアメリカのような西欧社会に暮らしていて、そこはあなた方の政治的見解や概念に従って組織されていると想定してください。あなた方は、地理上、人口が一〇万人いる都市地区で、精神保健と精神医療サービスを企画・組織するように要請されています。この人口に見合った所得と均衡を図った財政の枠内で方法は自由に選べるものとします。

「一般的前提を明確にしたい」、と私たちは回答した。（一〇万人の抽象的人口における精神科サービス組織などの）理論的仮説が明示されることが必要であり、同時にその仮説の限界と境界を明らかにすべきである。（欧米諸国における）限界を描いている理論が意味するのは、初めからずっと現実を変える代わりに仮説が定義され、中立化された純抽象的議論を持ち込むことである、と回答した。深く考えなくとも、また意味や重要性を十分考えなくとも、どのような仮定のサービスも抽象的段階にならざるを得ないという、数多くの一次的、二次的な矛盾を西欧世界は抱えている。それはこのことがわからなければ、サービスが応じるべきなのはどんな要求に対してなのかを判別することが不可能だからである。これらに触れることがなければ、「技術的」仮説は技術者の要求に応じるしかなく、それは利用者の要求に応じることではない、必要な具体的領域に直面することがないまさに抽象作用の結果になるだろう。

今日の精神医療組織は、管理の役割を担っている技術者の科学技術イデオロギーに再度戻る閉じた世界だと考えられるのだろうか？　常に欠如が即座に応じられてより適応的形態で定義され、創造されるなら、どこでどうして応じるべき具体的欠如を突き止められるのだろうか？　私たちの社会の文脈では、質問書に記された現実とユートピアという用語は矛盾の表現ではなく、ユートピアの一部に実現され、組み込まれる新しい連続的現実を作り出しがちである。これらの用語は、一方を他方の矛盾がない状態に還元する方法によって、分断された行為を企画する補足的用語になっている。現実とユートピアは両方とも、支配階級の利益だけを実現する偽のユートピアとしての、イデオロギーである見かけ上の外観を示している。私たちが暮らす現実も、具体的事実とは一致しないという意味ではそれ自体イデオロギーであるが、この現実は、定義、分類、規範と処置の産物であり、自らのイメージによって、すなわち自分の必要に応じて実行するために支配階級が生み出す産物である。こうした規範と処置が地域社会の要求に応じる度合いが少ないほど、より一層、こうした規範や処置は支配される階級への支配装置として機能する。そして、すべてのユートピア仮説は、現実を変えないために矛盾を明らかにしない現実の矛盾した要素であるので、それは支配装置として使われて実現される形態変化のイデオロギーになるだろう。

私たちの社会構造では、生活の諸関係、諸規則すべては経済論理によって決定されて、（すなわち、欠乏に対する現実的対応になる諸仮説を検証する実践の真理としての）現実も、変革のために現実を越える仮説的要素としてのユートピアも存在しない。ユートピアは人間がイデオロギーの束縛から自由になったときにだけ存在できる。それは矛盾を常に明らかにする現実の中にあって、自分の必要なものを表現すること、そして矛盾を克服し変革することに合意するメンバーたちと共同することを通じてである。そして実践の真理としての現実について、そしてこの現実変革の予測可能な要素としてのユートピアについて語り合うしかないだろう。しかし、この場合には、もはやユートピアではなくなり、それは必要に応じることの継続的な追求になり、すべての人間に可能な暮らしを作ることにより適した対応の追求になるだろう。

その上、もし仮定の地域がその場に矛盾を残さない固定された政治経済状態の中に置かれて、イデオロギーに変換されていなくても、自分たちの政治的・技術的哲学に従って仮定の地域を組織することが想定できるのだろうか？　現実に現れる特殊な要求への対応ではない精神保健福祉サービスはどのように想定できるのだろうか？　抽象的地域で私たちが抱くイデオロギー意識を変えていくことをしないなら、応じるべき要求をどのように想定することができるのだろうか？　こうした仮説的要求が前提にされ、答えようとする回答の質との関係で明らかになるべき様式を決める論理と文化の結果になっている場合、この仮説の要求について何を私たちが知りうるのだろうか？

保健サービス（私たちの場合は精神保健サービス）を私たちが組織することを決めようとするとき、暮らしている現実から生じる問いに対する具体的回答を見出すことは困難なことである。しかし、現実に即した回答は、現実を変えるために同時に現実を越えなければならない。この意味で、保健組織を仮定すると対立する二つの誤りに陥る危険が生じる。一つは、要求が生じる現実の水準をこえた回答をすることであり、それに適した計測によって即座に回答を導き出す新しい現実－イデオロギー（realtà-ideologie）を作って、別の現実を創造してしまう。もう一つの誤りは、現実に密着した状態のまま留まっている誤りで、立ち向かうべき問題を作り出す論理そのものの中に埋没した回答を作り出すことになる。両方の場合とも、実践は変わらないままになる。こうして現実－イデオロギーが残り、両者の回答は、この分野すべての諸問題の境界のうちに限定された定義を与えるだけになる。

保健福祉の分野における前者の例は、新しいサービスを創造することに相当する。すなわち、治療のために疾患に向き合う代わりに、まだ分類されていない新しい病態を指摘して、このために計画するサービスが現実－イデオロギー的に適切な回答になるような新しいサービスを生み出すことである。示された仮説は突き止められた要求に直接の回答を生み出すわけではないが、科学論理に従い同時にその活動領域の経済論理にも従う科学思考の発展にはなっている。このようにして回答を与える現実はイデオロギー的に予測できる。それは人工的要求を創造し、その現実を隠すことになる。予防精神保健サービスは、今日あるように計画され実施されるが、精神疾患に対して隔離することで応じてきた科学論理と経済論理の中に加えられた。すなわち、精神病は治らない、了解不能である、その主要な症状は危険性とわいせつ性である、したがって、唯一の科学的対応は精神疾患と病人たちを拘禁し管理する精神病院である、という論理である。このような原理は次のような暗黙の原理と同じことだ。規範は効率性と生産性を象徴しており、こうした要請に応じない人々は社会のリズムを妨害しない空間におかれるべきであるとすることだ。科学と政治経済は足並みをそろえていて、科学は政治経済により適した方法を示し、政治経済の有効性を確認する。こうして科学は、公共秩序と経済発展の要求に従って利用される病理的多様性を承認して、これらを科学の社会管理機能の中に吸収していく。こうした前提条件の下では、予防サービスは、疾患の排除と道具化の論理の変革をもたらすことはなく、治療によって異常性の領域が縮小するよりも拡大することの臨床的表現になる。実際、予防サービスは、精神疾患の問題やその形成過程に対応することはなく、あらかじめ正常として寛容に受け入れられる行動分野（たとえば初めは受容可能な逸脱であったが現在は病的異常性とされている形態を参照）に吸収することにその活動を限定している。このような場合、ユートピア－イデオロギーは別のレベルに多様性の体系を移行させるしかない。そして多様性に「不平等な」特質を認め、健康と疾病の分離の論理と、さらに一定の社会的水準における一貫した排除の論理を承認していく。

逆に、現実に完全に密着した後者の例の場合、これはより効率的で技術的な保健機構の構築に相当している。この機構は、疾病とその定義、分類がその中に含まれた論理を明らかにそのまま維持していて、さらにこれに対応するために適した評価方法も維持している。これは過度の現実主義であり、「避難所《アジール》」構造の中で暗示される問題に出会ったときに懐疑主義に忠実な対応を行いつづけるだけになる。すなわち、「ユートピア仮説」は彼らが根拠にしている論理を変更しないし魅力もない、そして、こうした仮説を含む現実の否定を受け入れない拒否的・制約的対応を行いつづけるだけになる。

実際に精神科の諸施設や諸サービス（とは言え、それは社会全体の施設の一つである）を変えるために変更すべきことは、市民と社会の間の関係であり、その中には健康と疾患の関係が含まれている。つまり、こうした要求とすべての人々の生命と暮らしと要求を満たすことの実現のために変わろうとする集団内部で、全活動の主な目的と戦略は（抽象的人間ではなく、人間すべてを指す）人間であり、その要求であり、その生命であるとまず初めに認識することである。これは正常《サーノ》であっても病んで《マラート》いても人間の価値は、健康《サリュート》と疾病《マラッティア》の価値を越えていると理解することを意味している。つまり、疾患は、他のすべての人間的矛盾と同様に人間の自己充当と自己疎外の装置として、すなわち自由と自己統治の装置として活用されるべきことを、理解することである。すべての活動の意義と発展を決めるものは、人間であることを自覚する勇気と人間であろうとする可能性（uso）であり、それらは健康になったり疾病になったりする可能性を想定し、理解することだ。人間の多様な価値と可能性に基づいて、健康と疾病は進展し、また正常な状態は含みこみ、規範からみて病んだ状態は排除する（一方は肯定的であり、他方は否定的な）絶対的価値も生じる、そして出来事や経験、健康と疾病の間に拡がる暮らしの諸矛盾は、相対的価値になっていく、ということを理解することだ。価値が人間におかれるとき、人間の状況は常に健康と疾病の間にあるのだから、健康だけが基準ではありえないのだ。

これに反して、生産に関する社会関係が資本主義社会の人と人のすべての関係の基礎になっているとき、どのような性質であっても、この論理の内部で疾病が排除の確証に利用できる諸要素の一つになりうることも理解できる。この論理の不可逆的特徴は、患者が所属するカテゴリーと、患者の経済的・文化的能力によって与えられている。しばしば誤解されているが、このことは精神疾患が存在しない、精神医学、すなわち医学では人間の基本的過程を考慮しないということを意味するのではない。人間的矛盾の一つのサインとしての精神疾患は、経済開発と特権的論理の中で利用されて、当初とは異なったものになって次第にその社会的外観を変えるようになるのである。

こうして示された政治経済的前提から離れて、この社会機構を不変のままにしている保健サービス計画は、疾患そのものには何もせずに疾患の領域に入り込むことを意味する。計画されたサービスは、現実的要求に応じる代わりに、疾患領域を拡大して、そこに重なる社会的要素を疾患に吸収して疾患として同定することによって、社会的要素を消滅させるだろう。こうした技術的仮説が、現実－イデオロギー間の自動的変換のように、治療構造が疾患に応じることができないならば、この仮説は生産と消費の要求への対応として構成される二重性の中に置かれるだろう。[4]

しかし、現実の要求に応じようとすれば、計画されるサービスが疾患領域を縮小するよりも拡大することがないようにして、特定の社会水準で明確に疾患になる可能性の在り方を自覚することが必要である。

このような前提に立てば、抽象的仮想人口のためのサービスを計画することが不可能であり、無益だと推論することは容易なことだろう。私たちが応じるべき多数者の要求を認識することができないために、もし少数者の利益だけを実現するユートピアの（イデオロギー的な）領域に対応を限定するならば、それは無益なことだろう。他方で、（イデオロギー的現実である）今日の現実の中で、これを変えるために乗り越えようとすることなく閉じこもってしまえば、これも無益なことである。医師や学際的集団は人間の要求に対して単純な技術的回答を与える保健サービスを組織しない。彼らは役割への暗黙の委託を発展させることに自己限定している。この委託は彼らが支配階級に属しており、支配される階級への権力と支配の装置として技術的知識を利用することに同意していて、このために疾患や障害になったときに酷使されることに対する代替策は排除と隔離であり、そしてそれは人間のトータルな破壊に連なっていることを表している。

もしこの支配関係が人間と人間の関係に基礎をおくのなら、医師と患者の治療関係は、すべての社会関係の中に暗に含まれている階級の構成要素であることを免除されていると、どうして想定できるだろうか？　私たちの社会構造の中で隠然とした権力濫用の関係が現在も数多く続いているのが（病院、救急医療施設、診療所などの）医療保健施設であり、それは市民の健康により有害な空間の一つであるにもかかわらず、その中で精神医学の予防についてどのように語ればいいのだろうか？　（一次、二次、三次の）予防のために作り出され計画された諸施設は、それ自身が疾患を製造する施設なのであって、疾患に対する管理装置としての機能は認め難く、疾患は治療される代わりに煽り立てられるだろう。技術者と援助される者との関係に見られる支配関係を前提にしてみれば、こうした諸施設は意味がない。こうした保健機構が生まれるとき、私たちはこの機構における役割を意識すべきである。技術者は被援助者に彼らの知識を自由に使うことによって、彼らの社会的立場、所属する階級、彼らの立場から生じる特権から生まれる権力的役割を自動的に果たしている。もし技術者が属する階級の被援助者に接したならばこの権力の均衡が保たれるのだが、従属階級に所属する被援助者との関係ではこの権力は支配と距離の形態だけでしかなく、この被援助者が権利を持つ人間として社会的立場を持つことは妨害されている。

医師の役割に自動的かつ不可分に結びついている知識と権力の二項関係の破棄が、こうした距離と支配の永続化に対する唯一の対案《オルタナティブ》である。これはこのような過程を自覚している技術者たちが行おうとしていることである。なぜならば、医師の権限の破棄を通じて、被援助者は彼らの保持すべき権利や、技術者が提供すべき援助を要求できるからである。しかし、この権限が階級分断の産物として存在するかぎり、（医学においては、健康な暮らしと疾病が同時に存在するような）自然の諸矛盾として現れる人間の諸矛盾に直面することはできないだろう。なぜならば、従属階級の疾病は絶対的・否定的価値になり、すべての意味で道具化されて、生産サイクル内部にあるための不可欠の条件である健康が象徴する絶対的・肯定的価値と対立的な存在になっているからである。すべての人の要求に応じるべき新しい保健サービスを計画するのが支配階級であるかぎり、[5]新しい諸構造はこれを計画した階級の要求に応じつづけることだろう。このために、たとえ医師が適切に治療して被援助者が回復しても、この組織は被援助者の要求に応じるよりも技術者の要求により多く応じることになる。

ここまでが質問票への私たちの回答である。そしてここで、このメカニズムにおける自分たちの専門的実践を意識している技術者の役割について再び論じよう。彼ら技術者は、抑圧対象者を区分するとともに、従属階級に被害を与えるブルジョア科学によって日常化されてきた慣習を割り出すべきである。なぜならば、こうした検討によって従属階級は、抑圧が生じるこのメカニズムのすべてを知ることができるようになり、彼らの闘いの内容として吸収できるからである。そして、技術者の介入が、抑圧された人に自由への道を教育する知識人の介入とは異なったものになるほど、このメカニズムを運用し、正当化する代理人として技術者自身が同じメカニズムの対象者であることを自己認識するようになるだろう。

3　ジャン－ポール・サルトルとの対話

実践知識の技術者の主題と立場について、一九七二年の冬、私たちはジャン－ポール・サルトルと対談を行った。[訳注4]

フランコ・バザーリア　ブルジョアである技術者は、多様な専門領域の運営を委託されて、グラムシが言う意味で知識人であると考えられます。技術者は、働いている施設の維持と自分たちの階級と社会システムの存続を反映したテーマと理念の受託者であり同時にその生産者です。

また、こうした観点から技術者たちの側から暗黙に社会から委託された彼らの役割を拒否した最近の運動に照らしてみて、知識人と専門技術者の実践施設との関係における諸問題をどのように考えるべきでしょうか？　これは施設・制度一般における活動であると見なされるかもしれませんが、精神医療施設では私たちはより直接そこに巻き込まれているのです。

ジャン゠ポール・サルトル　私は精神医学に精通しているわけではありません。あなたの仕事に賛同していますし、あなたが今語ったことについて完全に同意見です。その上で、私が知識人について考えることについて語りましょう。

私にとって、知識人はただ単に技術者ではありません。私は彼らを「実践知識の技術者」と呼びます。たとえば、原子爆弾開発に従事するアメリカ人研究者は知識人ではありません。原子爆弾の意義を問い直しはじめ、彼らが行う研究に抗議するようになるとき、彼らは知識人になります。すなわち、特殊な目的や特定集団に所属するために普遍性に基づく技術を利用するという彼自身の矛盾を認めたときにです。そのとき彼らは自分の矛盾に気づくのです。普遍的技術のために創造しながら、たとえばブルジョアや自分の利益のために彼らを利用する特殊集団の目的に奉仕するわけです。したがって、彼らは彼ら自身の中に全面的な矛盾を見出すのです。

それは私が古い知識人と呼ぶ一九三〇年から六〇年にかけて見られた知識人です。この著名人〔＝知識人〕には二つの欠点があります。一番目は、それが個別の特殊なことに利用されることが明らかであっても、普遍性を確立すべきだと考えたことです。その上で、普遍的真理を象徴している民衆と民衆の要求に接近すべきだとは考えたものの、同時に彼らは知識人であるべきだと考えたのでした。すなわち、普遍と個別の関係として、指導者的な地位を維持することに同意することになった、いわゆる「不幸意識」を構築することに満足しつづけたのです。つまり、抗議を受けて、論議が巻き起こり、ある種の政治的立場をとった知識人としてありつづけたのです。結局、彼らはボス《カーポ》だったのです。彼らがこうした素質を元々持っていると考えたのではありませんが、彼らは、自らに見出した内的矛盾と獲得した知識から彼らの権力は生まれると考えたのです。その上、それは二番目の欠点なのですが、知識人は特定の人間に限定した集団を作りました。だから、彼らは、従事する労働に不満を持つ技術者だったのです。彼らは知識人集団による独裁政治を想定した革命を考えることにもなりました。

私たちのフランスでは、六八年の後では、多くの若者にとって知識人であることは完全に矛盾した人物であることだと思えたのは明らかでした。知識人は普遍的目的の運動同調者であるのに、同時に、国家や特権階級のレベルでその目的に疑問を示すことによって個性を表現できると考え、この矛盾に悩んでいても、その悩みを高級な悩みにしていると、若者たちは思ったのです。すなわち知識人は自分自身に満足していたと思われたのです。なぜなら、彼らは、こうした矛盾が普遍的だと主張した運動すべてを裸にすることを許されていたのですが、その知識人の活動は実践的には政府や一つの階級によって実施される活動であることを見出すことになったからです。

今日では、若者にとって、知識人の矛盾が真実であり全面的であるなら、彼らが知識人であることを辞めるべきであったことは明らかでしょう。市民社会と政治が形作った階級と施設・制度が象徴していることを理解するために、不必要であるこうした矛盾を維持・継続することを拒否すべきだったのです。正しい展望を見出すために民衆を獲得する、すなわち民衆に結びつくことが必要でした。指導者階級を批判することに運動を限定すべきではなく、民衆が暮らしている日常の現実生活の中に入るべきなのでした。

六八年以降の今日、知識人は自分の矛盾を意識して知識人としてあることを辞めるべきだということを、これは意味しています。しかし技術者としてあることはこれと違います。技術者とは、医師やエンジニアがこれに当たりますが、民衆を獲得するための知識人であることは彼らも辞めるべきです。民衆の上を滑る苦悩意識（一九六八年以前には、すべてがこうだったのです）であってはなりませんが、自分の職業を持ち、「普遍的窮乏」すなわち民衆の全般的要求の視点から問題を検討する、多くの民衆の一人であるべきです。私たち現在の知識人は、こうした知識人の役割を辞める必要があることを理解しています。以前のような知識人を今私たちは知りません。私がここで語った人々、自分を否定しようとする人々は、異議申し立てが普遍的なものであり、同時に個別的であるべきであることを認識しています。

これは重要なことであり、今日のフランスの私たちに起こっている変化です。多くの若者は、実践的知識の技術者になるための教育を受けますが、あるときそうであることを放棄しました。彼らはたとえば工場に就職しましたが、これをフランスでは定着（les établis）と呼びます。こうした知識人は今日労働者であり、同時に政治活動もしています。彼らは彼らの勉強の中で獲得した上質な能力を持ち、同時に仕事に従事しているのですが、その能力を民衆の上にもたらす以外のことはしません。このことが彼らに真の自分の職業を与えるのです。彼らは民衆団体からの要請でよりうまい文を寄稿することができるでしょうが、活動の場面では同等なのです。

さて、そこで困難な問題が生じます。なぜならば、当然ながら社会はこうした人々を許容しないからです。この人々が自動的に社会から外れた存在になることは明らかです。これはすべての施設・制度への抗議を意味します。なぜならこの施設・制度はまさに私たちが知っている個別的諸要素を含んでいるからです。こうしてこの若者たちは非合法な状態になっていきます。なぜなら、彼らは施設・制度の類型に対して抗議するばかりでなく同時に、個別的必要を満足させる手段として普遍性を利用した社会によって形成された諸施設・制度そのものに抗議したからです。そして彼らは知識人であることを自己否定したのです。

元々、知識人はブルジョア的施設・制度の産物です。しかし、彼らが力を込めて彼らの諸矛盾を摘発することになったとき、残された解決法は、非合法の中に飛び込むこと、すなわち他の人々すべてと彼らを形作った社会総体への拒否と抗議の中に飛び込むことでした。これらは彼らは知識人がもう存在しない社会、たとえば農民と共に働きそして自分の仕事も行う中国のように、実践知識と手工芸の技術者になる社会のために活動することを想定させます。私にとって、これが民衆の元に戻ることを望む知識人の状況であり、彼らの憧れることです。

こうして、すべては社会が辺縁の人々《マルジナーリ》とみなしたことへの異議申し立てになります。他のものを取り上げるべきかもしれませんが、一例を挙げれば、自らを善良と考え、辺縁の人を拒否している社会にとって通常狂人と呼ばれた人々が辺縁の人々に含まれます。

もし拒否されると何が起こるでしょうか？　彼ら辺縁の人々は短期でも長期でも監獄に収容されます。私たちが実現したいと思う社会は、辺縁の人々が疎外されない社会です。辺縁の人が疎外されないというのは、現実の中でこういう辺縁の人々は知識人たちのように社会に適応できず現実的に振る舞えない人々だからです。したがって現代では、孤立した様式で行動する人たちであり、その人たちを狂人と呼ぶことは明らかなことです。しかし、彼ら狂人は孤立状況に置かれていたこと、理性そのものも含んだ社会総体に孤立した状況で抗議したのだということは容易に言えます。

だからこそ、問題は（狂人を作った）精神科施設・制度ではありません。問題はわかりにくく、錯綜し、混乱した様式で孤立して異議申し立てを行う人間的抗議を、いかに援助するのかという知識《サペーレ》であり、これらをいかにより明確な様式で抗議できるように援助するかという知識が課題なのです。これは可能でしょうか？　これはとても困難なことです。ただでさえ精神医学は、こうした人々を援助すべき何ものかとは実に反対のものになっています。私には治癒の理念それ自体が不合理なものに思われます。この社会における治療とは人々が拒否していた目的に彼らを適応させることを意味しており、そしてこれ以上抗議しないように人々を教育して社会に適応させることを意味します。これが精神分析の大きな誤りの一つでした。精神分析の目的が、多かれ少なかれ辺縁的な個人を引き受けて、彼らを適応させることであるのははっきりしています。もしその個人が立派な経営陣になり、また他の何かになると、彼は治癒するのです。しかし今日ではそれで完全ではありません、彼らは衰弱しきっていたのです。しかし、重要な点はこれではありません。その人の抗議を知ること、語りたかったことを知ろうとすることが必要なのです。

私たちはここまで見直してきましたが、私たちが知識人を否定したことと同様に、すべての精神医療施設の廃止について、より重要な課題として取り上げましょう。精神医療施設は基盤をおくべき原理とまったく反対の原理によって始まっていると言えましょう。そこでは人々はその人自身が個人として考慮されることがありません。それが扱うのは図式における関係であり、これは正常であり、これは病的である、といった図式です。こうしたことすべては私たちには意味がありません。すべての形態の監獄と私たちは戦っていますが（監獄情報グループG・I・Pは監獄に勤務し、将来監獄の実質的廃止を可能にするために監獄体制の変革を検討している知識人集団です）、その一方で、フランスには「反精神医学派」と呼ばれる人々がいます。彼らの目的はようやく示されたところですが、それは普遍性を持った形態で個人を扱うこと（彼らを批判する人々が彼らは個人主義であると批判しますが、実際には普遍主義的です）であり、彼らは、個人の在り方を変更することなく異議申し立てがより社会的形態になるように人々に働きかけます。

バザーリア　とるに足らないことであり、その内容を再度問うこともないものであり、彼らの技術介入の保証を行う定義は彼らでは決められないものだとして、施設運用をブルジョア技術者は自動的に受け入れています。あなたの立場から、現実を前にした技術者の理論的・実践的課題は何なのでしょうか？　私たちが生きるこの現実はイデオロギーではないと考えられるでしょうか？

サルトル　技術者は有効な実践的能力を持ちます。とは言え、実質は矛盾に満ちたイデオロギーに囲まれています。たとえば、精神科医は経験を積むと、社会が狂人と呼ぶ辺縁の人々に直接接します。彼らはイデオロギーばかりか、たとえば精神科病院のような施設によっても取り巻かれます。それが狂人を定義しています（施設とイデオロギーが狂人を定義しているのです）。実践的技術者は他の技術者との関係をまったく持ちません。知識を持ち、実際治療に当たっている人間は、理論家の技術者とはほとんど関係を持ちません。こうした形態の施設を辞職するときまでそこに適応することを強いられるのは、精神病院の医師や、実際にやるべきことを行う今ここで語った人々です。イデオロギーは施設・制度の異なった水準における解釈以外の何ものでもないのですから、イデオロギーと施設は同時にイデオロギーになり、施設となるのです。

こうした点から、実践家としての技術者は、単純に支配階級のものである着想《コンセッチオーネ》との葛藤の中に置かれます。しかし、この着想は反抗する階級のものにも変わります、なぜなら、ここで話してきたことすべては理解を得るために民衆にも説明する必要が生じるからです。そして民衆は「狂人は狂人」と考えることに慣れていたのです。支配階級は民衆に彼らのイデオロギーをこうして提案として与えていたのです。

同じように、別の例として監獄における実践上の事実は、同様の困難に出会います。（罰を科すという）イデオロギーがあり、次いで（囚人が科せられた罰とは違った罰に耐えている）真実があります。それがどのような様式であれ、裁判官は処罰する権限を持っているのですから、問題になりようがありません。しかし、四年間の懲役を一人の人に宣告するなら、裁判官の心の中でそれは食事とお仕着せつきの四年間の独房生活のことなのです。しかし現実にはそれは地獄に落ちることを意味します。なぜなら、彼を恐れる人々がおり、人々は彼を打ち、虐待するのです。だから、彼は持続的に自殺を試みるのです（私たちのフランスでは一日に一、二人の自殺者が監獄内で生まれていることが現実であるのをご存じでしょうか?）。これが真実です。被告に四年間の懲役刑を与えた裁判官が、四年間打たれ、虐待され、自殺を考える状況にすることを判決したとは人々は想定できないでしょう。これは深刻な矛盾です。一方は権力を持つ人間であり、他方は権力を行使する人間です。彼らは監獄の所長や看守であり、彼らは実際には判決とは違っていることを知っています。彼らは技術者側の立場で配属されていますが、このことが自殺、暴動そして虐待を引き起こすのです。

その上、実践上の真実はイデオロギーの真実とは違っていることは明らかです。イデオロギーは実践から生じます。そしてこれが、私たちがまさに今日指摘すべきことでした。しかし、これを行うべきであるのは知識人ではなく、人々すべてなのです。

バザーリア　これこそが問題なのです。それは施設を作った人々の要求にはこれ以上応じずに、公式に作り出された要求に対する代替的な実践を構築することなのです。応じるべき要求の理解に至るために、状況によって直接行動することが必要なのです。こうして、他者、病人、囚人、日常的に支配階級の抑圧と操作の対象となっている人たちと共に構築することが必要なのです。そしてまた、階級抑圧の手段の一つになっている科学を変革して人間を手段化することに反対して、実際の要求に応じられる装置を科学と技術を通じて作る必要があります。

サルトル　ブルジョア世界では科学もまたイデオロギーになる、と私は思います。科学は普遍的要素を持っていますが、普遍性を示す個別的主張を含むように方向づけられています。しかし、普遍性は科学分野の所有物であるという誤った主張を生みます。その上に理論科学は技術科学、実践科学になるという主張が起こります。たとえば、ある特殊な論点では、精神医学は他の科学と同様に民衆に多様な科学的着想を主張するようになります。人間科学はブルジョア科学です。それはインディアンの虐殺を正当化するまでになります。そして私たちはこのすべてが何を意味するか知っているのです。

私たちは人類学についての特集を雑誌『現代 *Temps Modernes*』に何号かに渡り掲載しました。民俗学者たちはこの問題を知り、そして理解していて、「私たちは常に帝国主義に結びついているのだから、こうした人々を未開人と見なすだろう、もし兵隊がいなかったら彼らは私たちを受け入れなかっただろう」と言っています。それでは何をしたらいいのでしょうか？　こうした問題の議論が長くなってしまいました。

科学と帝国主義が混じり合う大変明確な一点があるのです。実践概念そのものにおける科学的ブルジョア・イデオロギーとは何なのかをはっきりさせる必要があります。たとえば、私の意見ですが、精神分析は完全にブルジョア的です。精神分析は民衆の中で発展する方法を持っていないし、何一つ手段がないのです。集団精神分析がありますが、フロイトの観点からみても、それはまさに狂気の沙汰でしょう。他方で、精神分析を実施している人はブルジョア的であり、現実状況を理解できません。左翼的異議申し立て運動に関わっていた二七歳の私の友人のことを私は覚えています。彼は多くの苦境を抱えて、一人で暮らし、幻覚剤ＬＳＤを常用して、ある精神分析家を訪れたのです。だが、この男はこうした活動家の若者の暮らしと欲動の在り方を見抜くことができなかった。たとえば、この分析家は、この若者は父親の役割を演じようとしていたので、仲間にある種の影響力を持っていたと主張しました。馬鹿げた話です。この若者が父を象徴しようとすることはありません。まったく違います。この精神分析家は、六八年に衝撃を受けた若者に起こっていることを納得することができないのです。

実際、彼は完全に理性的です。ブルジョア的概念に伴われてきた科学概念があるのです。

バザーリア　施設・制度と（学校、病院、監獄など）の基盤になるイデオロギーを共に逆転する役割を負うとき、技術者には二つの選択肢があります。継続的管理モデルを提案することを制限していくイデオロギー的転覆と、もう一つはブルジョア科学と技術が方向づけた標的を逆転するために関係の可能性を示唆するユートピア的要素を持った実践的転覆です。しかし、私たちはブルジョア的イデオロギー－現実の地雷原の中で動きつづけているわけですから、この実践的転覆には、連続するイデオロギーの穴に堕ち込む危険があります。

サルトル　これはまだ実現できていない新たな変化の提案になるでしょう。私はあなたの視点を理解しますが、すべてに同意するわけではありません。もし、私たちが既存施設・制度に対する民衆が持っている否定感を検討することを制限して、この否定を研究して補強することに留まるならば、ユートピアを通して考える必要はないだろうと思います。私たちは未来を表現することなく、実践的科学と施設に執着しているのです。簡単に言えば、私が欲しいものは与えられない、欲しいものは将来与えられるものではないのです。少しはよくなるでしょう。私はユートピアだけを言うことがおわかりでしょうか？　あなた方から大きく離れているわけではないのです。

好まないのです。あなた方は持っているものを拒み、それは包括的でありかつ個人的です。そしてそれを壊していくことを検討しています。私から見ると、これが何ものかに到る道なのです。

バザーリア　しかしながら、こうした私たちの現実では、現実の利用者と潜在的利用者の両者のために作られる科学を求めることは、すでにユートピアです（この用語の使い方が哲学的に厳密ではないと私にはわかっていますが）。これは私たちが実践的現実から離れることを意味するのではなく、諸個人の現実的要求への対応を見出そうとすることを意味します。この対応は望まれる治療を行い、望まれる科学が求めるものです。このことを実現することは私たちの現実では「ユートピア的」になるのです。

サルトル　今の議論のほとんどは承諾できるのです。しかし、みなさんが思われるように、私にとってはユートピアの議論とは存在しない積荷、すなわち想像の世界への過剰な充塡なのです。他方で、深い意味で、諸施設の否定のように、すでにユートピアはこれまでシステムから生じてきています。私から見るとこういった種類の問題は、私たちが望む破壊から必然的に発している肯定の問題です。なぜなら、それは否定ではない、すなわち現在のシステムの全体への拒否ではないからです。それは現在のシステムなのであり、少しずつシステムに対して闘い出すことが必要なのです。

近い将来イデオロギー的に新しいサインになりうる諸要素を見出すことが、実践の中で生じるでしょう。しかし、私たちがイデオロギーすべてを排除できるのなら、それは可能でしょう。しかしこれもまた問題です。総合的イデオロギーが科学ではないのならば、価値あるイデオロギーは存在するのでしょうか？　これは哲学上の問題をもたらします。これは私が今日ここで取り扱おうとは思わない問題です。とりわけ私にとってこれらは複数の問題になります。すなわち、私たちにとって、科学と異なった偉大な哲学となるべき普遍的イデオロギーがありうるのか？　または、すべてのイデオロギーは消滅すべきなのか？　困難な問題です。こうしたことは、新しい科学がどうなるかによって決まることでしょう。$y = f(x)$ という因果律を構成してきた古い分析方法とは異なった展開方法が取られるのならば、この科学は哲学に取って代わるでしょう。別の事態すなわち、弁証法から別の科学が生まれるのならば、そのときおそらく哲学はいらなくなるでしょう。しかしこうしたことはすべて否定を通じてのみ可能なことです。これは考える必要があることです。たとえば、精神科医や病人の役割を否定することを通じて生じた事態を人間が受け入れる、新しい人間や社会的現実の着想が生まれていく、こうしたことが実現するなら、おそらく私たちには哲学はこれ以上必要なくなるでしょう。そうではない場合、$y = f(x)$ という因果律として科学が残る場合は、弁証法的着想が存在することが必要になるでしょう。それは哲学であり、イデオロギーの唯一の可能性でしょう。しかし、当然ながら私にはすべてがわかるわけではありません。

バザーリア　何年も前に、あなたは私の心を打つあるフレーズを書きました。それは「イデオロギーはそれがそれ自身を作るときには自由であり、それが他から作られるときには抑圧である」です。それが私の投影なのかはわかりませんが、この叙述の中に、口を広げた諸矛盾と一歩一歩一緒に暮らす必要性が示されているように私には思えます。たとえ、そのことが元々拒否と否定から生まれたイデオロギーに結びつき、存在しつづけるためのイデオロギーに執着しないとしてもです。しかし、問題はこの社会で私たちが防衛装置に頼ることなく存続しつづけていて、闘いの対象であった論理に陥ることを避けることです。

サルトル　私が言うべきだったことが、およそわかりました。それはすべてのイデオロギー、特にブルジョア・イデオロギーにおける創造性の問題の一つです。しかし、実行されるとそれは疎外になります。新しい創造があるのならば、この創造的イデオロギーは疎外にはならないでしょう。私たち自身がイデオロギーなのです。これらすべてが問題です。

バザーリア　ご存じのゴリツィアの問題に戻ります。精神医学イデオロギーの機能に対する初期の実践的告発の後に、（新たな「善い」施設管理や新たな治療技術に基づく新たなモデルである）新たなイデオロギーに固定化する危機が急激に生じました。それは私たちが闘ってきた抑圧論理そのものを別の水準で再提案するものでした。次は施設の諸問題を継続的に提起する段階でしたが、医師たちのセンセーショナルな辞任に至るゆっくりとした歩みの中で、徐々に実現された計画として保健ケアの問題点を実践的に提案することは可能でした。それは結局福祉の問題であることははっきりしていました。行政責任を持つべき機関は精神医学と精神科医療施設の複合体とともに常にこの問題を回避していました。このような行為は一つの断念と理解されるでしょうか？　それとも施設に対する闘いの戦略に価値ある介入なのでしょうか？

サルトル　これを考えることは困難なことです。私はフランス政府が行うと思われることを少し予測してみたいと思いますが、イタリアのことはあまりわかりません。イタリアの政治家と行政はフランスよりもより柔軟であるように私は思います。おそらくイタリアでは医師の辞任によって引き起こされた全般的崩壊を避けようと試みるでしょう。おそらく……単により柔軟な対応をするように思われるからです。フランスならば現政府によって医師たちの辞任は認められて、ファシストの他の医師たちに入れ替えるのではないでしょうか。これが状況だったのであり、同じように重要視されなかったのです。事態はまさにこうした状況だったのです。

バザーリア　したがって、重要なことは「勝利」と「敗北」という用語に示される対立の中の暗黙の論理から離れることだと結論づけられるでしょう。唯一の可能性はやはり闘いを続けることなのです。なぜならば、闘いの中で矛盾と同時に他人に向き合う可能性が開かれるからです。

サルトル　それは、今私も考えていることです。ここで革命をもたらすものは何なのか考えてみたいと思います。なぜなら、私たちもそうですが、革命は常に権力を手に入れようとすることであり、それは異議申し立てのある種の様式だからです。それは他人の手から権力を単に奪うことではないでしょう？　それはまったく有利なことではないのです。またはすべてに反して私たちのためのより大きな可能性になるのでしょうか？　とにかく、私は革命的闘いを通じて権力を取ろうと願う人々の立場に立つし、別の立場からであっても実質的現実の中にいます。そして科学や至るところに備わっているイデオロギーと施設の撤廃を私は念願しています。人間の間の多様な関係を構築する研究をすることを私は願っています。そして、この在り方の中にすべてが残されているのですから私たちは挫折すべきでありません。私は今行われたことすべては残っていくと考えています。

4　看護者たちの闘い

ここで行われた対話によれば、サルトルにとって知識人とは、自分自身の矛盾と、生きている現実の矛盾とを意識して、包括的で同時に個別的な異議申し立てを通じて拒否する人々のことである。これに反して、私たちイタリアにおける議論では、「知識人」という用語は、グラムシの「合意の管理職」の意味で使われた。このことはサルトルとの議論の位相にずれを生んだ。しかし、社会における自らの権力的役割を意識して、その中で活動している実践知識の技術者についてサルトルが語るとき、知識人と技術者の両者が自分と現実の矛盾に向けた活動を目指すならば、私たちと理解の違いはない。同様にサルトルは別のところで、伝統的文化の委託者として揺るぎなく維持されていた知識と権力の二つの項を分離する必要性について語っている。これは、（技術者の権力である）自分の社会的役割を拒否することと、（支配者の価値観の保護である）個別利益の名の下にこれ以上知識を使用しないで被支配階級の利益のために知識を使うことと同様である。だが、こうして深めようとしている問題は、実践的にはこうした場合の知識人の否定の根拠と、自分の権力を否定しながらも暗に権力を保持している技術者の知識と権力の分離の根拠は何なのかということから成っている。

たとえば、一人の医学生が、政治的選択として医師になることを放棄して労働者になろうとすることは、おそらく労働者たちよりも医学生である彼自身に役立つだろう。その上でもなお、「他者の立場に立とう」とする選択の中で医師であることには曖昧さが伴いつづけるものの、労働者の利益を擁護する医師がいることは有用なことではないだろうか？　それは「不幸意識」から抜け出すための個人的解決法として純粋な選択なのだろうか？

労働者になることを選択できる事実、また、他のものになることが不可能ではなく必然性を持てないという事実のために、労働者になったとしてもブルジョアはブルジョアなのだろうか？　労働者のボスになるための装置を使わなくても、ブルジョアは常に「違った」労働者であると考える、一体化した伝統文化装置がありつづけるのだろうか？　これらが最近明らかになり、今後私たちが立ち戻ることになる問題であり課題である。今、私たちはサルトルの回答が示唆したあるテーマに立ち戻ろうとしている。それは私たちの分析の原理的方向に焦点を当てることのように思われる。すなわち、合意の管理職であることを拒否する技術者の意識を民衆がふさわしいと考えて受け入れられる必要性のことである。なぜならば、「民衆は「狂人は狂人」と考えることに慣れていたからである。それは、この話題を通して支配階級が民衆に与えたイデオロギーである」のだから。

こうした意味で、私たちの分析が向かう方向は、抑圧された階級を割り出し、同時にその実態を明らかにすることに焦点を当てようとすることである。現実的窮乏、操作されていく過程、搾取と抑圧を重ねる過程を表現しやすくしていき、暗黙の中で破壊的な価値観に無意識にかつ自発的に融合することを要求する過程をはっきりと表現することである。

精神病院の論理を破棄するための中核的問題の一つが、(収容者と同じ階級に属する)看護師と職員の態度であるという事実は意味を失っていない。私たちすべては、生物学的変化だから隔離し収容するしか方法がないという精神疾患への実証主義的概念に、これまで同化していた。このことは言わば私たちすべてが、もし一人が馬鹿げたことをすればその人は気違いだから精神病院へ行けと考えることだ。しかし、その場所こそ、働く場でありかつ私たちの闘いの場所である。

だから、科学としての精神医学は何に使われているのか、私たちの社会システムにおける精神病院や矯正施設は何に利用されるのか、そして、こうした排除施設が看護師、看守、医師、介護者、ソーシャルワーカー等の労働の源泉としていかに存続しているかを実践的に明らかにすることが絶えず課題である。私たちがその中で決められていく経済論理の中で、すべての要求に対する表面上の対応は、実のところ、支配者集団の要求に応じるものである。それは一方では社会の混乱要因になる者を隔離することによって、他方では自分の役割にアイデンティティを与えてくれて自発的同意を保証している労働の場としての施設であることで実現している。（常に労働者や下層労働者である）社会の辺縁にある人、狂人、病人、そして、労働者であっても、自分と自分の生活を防衛する生産回路（すなわち、病院組織）の中における肯定的役割を果たしている看護師、雑用係、パラメディカル職員等という同じ階級の、内部の分断の下で過ごしている。

この分断にすべての改革活動が遭遇する。なぜなら、看護職員や補助職員が階級意識を持つことが困難でありつづけたのはこの曖昧さのためだったからである。

精神病院の論理は二つの側面を持っている。それは疾病概念にすべての部門が併合されていること、そして職員と収容者が分断されるということだ。[6]

精神医学の分野では、実証主義学派は自分たちをロンブローゾの追随者であると見なしている。彼らは自分たちの仮説が抱える問題を否定してしまった。すなわち、彼らは科学イデオロギーの中に究明を絶対化して、犯罪者と同様に精神を病む人《マラート・メンターレ》に対して実践上の絶対化、すなわち拘禁によってしか対処できない仮説的な生来性の変質を認めた。こうした生物学的異質性による拘禁は医学イデオロギーにおける科学的正当性を持つと見なされた。一九〇四年の最初の精神衛生法によれば、一方では受益者の治療の必要性を認めると同時に、他方で社会を狂人の危険から防衛すべきであるとされていた。すなわち、矛盾の上でこの法律は成り立っている。それは、拘禁と治療概念の間の抜き差しならない矛盾、そして（収容された病人である）個人の利益と（疾患に代表される危険性から防衛される集団の）社会的安全の間の解消しがたい矛盾である。結局、拘禁が治療より完全に優越するようになり、収容者への明らかな損害と社会への恩恵をもたらした。こうして、この論理の受容は二〇世紀の初めから今日に至るまで継続し、生物学的異質性によって定義される行動と不可逆的特徴を持つ人の行動を社会的に管理し、同時に「市民」社会の安泰に保険をかけてきた。

しかし、近年の精神医療施設における改革運動は、こうした疾患というラベルによって分類されたこうした異質性を頻繁に明らかにして、それがまったく別の特質を持っていることを示した。それは原罪的存在であり本来被支配階級に属することであって、社会集団におけるその存在は服従のために制度的秩序に適応する場合にのみ、受け入れられたということである。

二〇世紀における労働者階級の権利回復運動の今日までの経過を検討してみると、運動が健康問題を無視してきたことが今日に至るまでの混乱を招いていることがわかる。これまでは労働現場の有害性の関連だけの調査だった。そこでは健康問題はより直接的で明確な関係の中で目に見える形で存在していた。しかし、この事実は、すべての人について疾病に対する実証主義概念に一体化するということによって容易に説明可能になる。この概念化によって健康問題は「客観的」で「科学的」問題になり、完全に政治運動自体から引き離された。

このことは、私たちすべてが提示された疾病の定義と、それに類似したものを同時に容認し、受容したことを意味する。すなわち、それは医師と医学の資格権限および疾病の分野と、政治闘争の争いに巻き込まれた健康の分野との厳密な分割である。しかし、精神疾患の経過が病人たちの階級によって異なることが明らかになったときから、疾病分類それ自体と同様に、異なる資格権限分野に分割することはより受け入れ難くなる。それは、拘禁してこの分割の保証人になるように医師と看護師に与えられた委託が受け入れ難いことと同じである。

これはその目的と機能がまさに政治的である医療施設の内部で、政治闘争の形態を取った改革問題に繋がることである。しかし、それにもかかわらず、精神科施設の場合には、収容者の管理と支配の基本的委託を受け入れていた看護団体の闘争は、同業組合運動の形態を取った労働組合の純粋な権利要求運動につき従うのではなく、その第一歩を歩み出している。（一般的にも医学すべてにとっても非常に重要な議論なのだが）精神科施設における看護師と収容者との間に存在する支配関係の質をこの闘争のテーマの一つとして取り上げることを回避するならば、医師と看護師の間の支配関係の質を労働闘争の水準で確認することはできないだろう。自分たちの労働の対象（すなわち収容者）との別の関係を探求することと、病院で支配的イデオロギーの維持を代表している医師団体との別の関係を探求することとを通じて行われた看護労働の再評価要求は、賃金要求（特に最近の医師給与増額法の成立後には大きな賃金格差はなおさら合法化されたのだが）と分離することはできない。しかしまた、こうした分野の闘争目標の範囲には、著しい曖昧さがある。病院看護師の専門職としての新たな尊厳を求める要求、すなわち彼らに技術処置の資格を与える研修の要求は、医学モデルに適合したものとして、また看護職としてより質が高い新たな様式として検討された。しかし、看護師の医師への従属関係（新しい資格の下で看護師に提案された新たな地位の下であってもこの従属はそのまま維持保持されるだろう）は、以前の支配モデルを踏襲したものである。医師－看護師関係における価値観をそのまま保持したこのモデルでは、収容者は看護師や治療スタッフへの依存によって健康が損なわれることになり、看護師－収容者関係が再確認されることになる。まさにこれが現実の精神病院の論理である。

看護団体の立場から自分たちの労働の場を防衛し、回復するための闘いの中で、病院施設で管理を代表する医師の権力への従属から解放を求める（同じ階級に所属する）看護師と収容者の共同した運動、基本的構成員を総合していく運動様式は現れなかった。近年の精神科施設において行われている闘争は、技術的介入と政治的介入との識別を正確な用語で行う立場を取った。このことは、病院組織におけるすべての役割は、収容者の管理と排除に私たちすべてが加担している一連の委託によって、厳格な管理機能は罰されることなく行われてきたということを意味している。しかし、この委託の拒否は必然的なものではない。それは一連の調停仲介を通じて検討された。なぜならば、施設は、分断して与えられて辞退困難な権力の役割によって、存続する形態を取ることに成功しているからである。それらは、強化された特権、特権を強化する官僚ヒエラルキー、支配と脅迫を行う取り巻きである。そこでは、攻撃が絶えず施設ヒエラルキー連鎖の最後の存在、収容者に降りかかる。

精神科施設の変革を求める闘いは、看護団体の観点に留意したとしても、このような権力委託の連鎖を転覆することがいかに困難かを明らかにしてきた。看護団体は管理された人々すべてのように、支配者（ここでは医師のことである）の攻撃性に同化していて、収容者の攻撃性の〔管理の〕中に支配関係を移していった。精神病院施設と拘禁の論理の維持は常に行われ、いまだに収容者に直接接している看護師にこの攻撃の管理を委託することを通じてこの維持は行われている。精神病院は簡単に存続しつづけられる。収容者に向き合って治療的職務を果たす代わりに、権力作用は医師から官僚や行政上の下位職員に至るまで彼らの攻撃性を発散させる状況を作るからである。こうして、精神病院の管理機能はすべての水準およびすべての役割を保証していた。

今日、いくつかの精神科施設における実際の解放化《リベラツィオーネ》は、治療集団の役割に別の闘いの展望を与えた。この展望はそれ自体の政治的労働組合組織に一体化され、近年の労働の中に現れる実践上の指示にも特色を与えている。工場や労働者階級の搾取の場における闘いの様式ははっきりしていた。すなわち、労働の対象物は労働者に強いられた疎外を簡単に明らかにして、工場の有害性は労働者の健康への影響をはっきり示している、また労働者の権利回復運動は経営者側の論理による直接の損害への展望を示している、ということである。しかし、彼らの労働の対象が人間であるとき、問題は複雑化する。なぜなら、精神科施設や医療施設の労働者は、これまで被ってきて本来経営者に向けるべき攻撃を彼らの権力的支配権限の下で耐えている人間である彼らの労働対象者に向ける状態に置かれていたからである。闘う労働者が自らの鎖を断ち切らなければならないのなら、病院で闘う看護師は彼らに依存する人たちに鎖を課す可能性を破棄すべきである。この意味で、すべてを隠す（そしてすべて包み隠すことが職務である）拘禁と治療のイデオロギーは多大な役割を果たしていて、ついには攻撃している職員は自分たちがしていることをまったく意識しないまでになっている。収容者に害を与えるすべての介入を正当化する医学イデオロギーと、医師、看護師、精神科職員は対立すべきであるが、こうした論理を打破する闘いの言葉と用語は何なのかすぐに明らかにはならなかった。

一つの精神科施設〔ゴリツィア精神病院〕における改革作業が収容者を改革の第一の主人公としたとき、初めて治療者団体の役割は彼らの職務をより明確にするようになった。それは、一方が他方に向き合い、受益者が援助者と向き合って存在したときに初めて、(そこに施設が基盤をおき、対立的敵対的な二極を作り出していた) 二つの対立極を問題の矛盾する用語として考えること──すなわち健康と疾病、治療者が健康側で収容者が疾病側に各々象徴されていること──を、垣間見る可能性が生まれた。しかし、健康であることも疾病にかかっていることも、鮮明に区別されることではない。すなわち収容者は隔離の対象で暴力的な「病人」でもあり、看護師と治療者集団は隔離の主人公であるが隔離の運用を委託された暴力的な「病人」でもある。こうした目標を持った共同体、すなわち収容者にも管理人にも共通の苦悩への闘いを行う共同体の下で、労働者の立場からの経済要求を越えた新たな介入戦略を作ることができる。経済要求だけで、新たな主題と新たな目的によって豊かにならなければ、その合法性にもかかわらず、収容を維持・継続し暴力の鎖の下に閉鎖的収容を続けることになるだろう。

最近の実際の闘いは、精神病院の暴力を是認する科学イデオロギーを越えながらも、この暴力を管理運用する多様な関係を危機に陥れていた。ここで気づいたこと、分析の努力に価値を見出したこと、すなわちこの施設を保守するために私たちの社会システムが大きな役割を与える基盤は、直接の代表者であった医師ではなく、看護師たちである。彼らは拘禁されている収容者と同一の階級に属していたにもかかわらず、司法と医学の委託、失職の脅し、ヒエラルキーの階位と官僚が彼らに転嫁した責任によって、彼らは抑圧を受け、同時に、対象者を抑圧するという二律背反の中で看守の役割を生きることによって退廃していた。こうした状態にあって、ある状況では階級勢力が何によって構成されているかを理解できなくなるほどになり、強いられた役割に全面的に一体化するしかなくなる。その状況は、拘禁と治療の間の混乱、法的責任と個人的危険の間の混乱、そして、医師と同じように、看護師が健康な者としての医師に従うことと病院組織が多かれ少なかれ容認する行動の指標としてだけ理解していた病気との間の混乱の中にあった。

このような状況にあって、看護師の選択は容易ではなく、同時に成熟することも容易ではなかった。しかも、いくつかの精神科施設で実施された活動によって諸矛盾がはっきりしていくと、この現実化によって医師階層が危機に曝されていく中で自己防衛する医師階層によって、この諸矛盾は埋め合わされていった。よりましな場合でも、医師たちは拘禁イデオロギーの採用を言葉だけで取りやめて、別のイデオロギーである社会学イデオロギーを採用して、問題を合理化する啓発的な協調組合主義によって自己防衛していた。今日の実務的でより現代的キーワードは、予防医学、健康増進であり、しばしば実際上はアリバイ作りになっている地域活動である。そしてそれは修正不能な現実であり、その背後に隠れるためにしばしば使われる。なぜなら、このキーワードは施設構造とそれが基盤を置く委託モデルと権力モデルを修正しないままだからである。

このキーワードは施設の円環を壊すことに成功すれば意味を持つだろう。それにはまず、こうしたモデルがこれに適合し、看護師の権力がこれに従っている医師の権力を壊さなくてはならない。しかし、私たちは分断された状況に踏み込んでいる。ここでは技術と政治は別々に活動していて、同じ問題の補足的な二側面を形成することはない。自分の共犯性を自覚することは、労働を主体化すること（これはある立場を取ることの重荷すべてを自分自身で一個人として担うことである）をもたらし、一方では科学、他方では政治社会組織に意味と結果を委託しなくなることとである。精神病院のほとんどすべてを支持していた小市民的・同業組合的闘い方はこうした分裂の証拠である。自分自身の意識、自分の社会的地位、自分の役割に伴う暗黙の抑圧的委託への自覚を持つことが阻害されているために、看護師は自分の労働の改革、収容者と自分の関係の改革、一体化して自己防衛だと信じてきたイデオロギーからの解放を求める改革という組織的運動はほとんど闘わなかった。看護師は、自分の労働実践の意味を自覚することを、同業組合的権利要求の名の下でこの分野の外に拡がる政治的・労働組合的闘いから分離させつづけた。それはかつて精神病院の全体的統一体としての基盤を築いていた分断が永続化することだった。

病院組織の危機が明確になるとき、私たちには二つの可能性が残る。一つは、社会精神医学イデオロギーと、明確化した矛盾を別水準で再度閉じ込める新管理形態との中に、施設を合理化して組み入れることである。[7] もう一つは、労働者の立場からこの危機の重圧を受け止めることであり、もし自分の労働と役割に政治的意識を持って取り込むことを一貫して行うならば、労働者は収容者との関係とこれまで一体化していたイデオロギーの改革に直接実践的に関与することになるだろう。この場合には、こうした事態の最初の原因を見出した医師たちと危機の重圧を分け合うことができるだろう。しかし、この運動を決定する主体は看護師であるべきである。彼らは収容者と共存関係にあり、自分たちの階級性を政治的に活用して、「主人」の手からシステムの分断を取り除くことが可能になるだろう。

もし政治組織や労働組合組織がこうした活動にブレーキをかける装置を担うことがなければ、これらの組織が改革運動の主人公になりうるのである。それは保健領域に開かれた新しいタイプの闘いであり、健康な人と病人のための統一した闘いになるだろう。逆の場合には、請け負った立場の曖昧さは、同じ階級内部の分断を維持し（労働組合の力の下で政治的役割によって正当化されていた看護師は、収容者への虐待を行う訓練を受ける部分的権力を持つという幻想の中で過ごしている）、健康な労働者と、（このような権力の主題として扱われる収容者である）社会辺縁にいる疎外された労働者とに無意識に抑圧を与えつづける分断をもたらすだろう。

最近左翼勢力は、正当にもしばしばこの分野の多くの破壊運動が持つ曖昧さに気づき出した。しばしば病人の苦しみと看護師の不自由状態とを含んだ、知識人ゲームで競い合いをしていた孤立集団には、それは新たな権力ゲームに成功する機会になった。このように巻き込まれて闘いに対立する文化と彼らの所属階級のために、技術者は彼らの距離と支配を再度獲得できる古典的役割に簡単に戻ることができて、これが闘いに分断をもたらすことになった。このために、労働組合勢力と労働者に向き合うことは、調査としても支配としても必然的なことになる。しかし今日、このことは諸施設とそのイデオロギーの分野で闘いの共通の輪郭を明確化する最初の手段になっている。今日まで、こうした勢力の立場からすれば、収容者と看護者を締めつけて閉じ込めた施設の円環を明確に直接的に破壊する活動はこれまで存在しなかった。しばしば施設的関係を放棄することを切望するサービス利用者との直接の関係は、政治組織が利用者と直面化できたときだけに実現できる。すなわち、健康管理改革の主役が労働者であって、利用者の要求に応じ、直接関与するサービスを要求するときだけ実現するということである。しかし、こうした前提がすでに肯定されて存在しているとは宣言できたわけではない。これまで労働組合勢力からは正当にも疑惑の目で見られてきたが、反精神医療施設運動の限界は、先端医学から生じた限界であり、看護の先端技術の限界がここに続いている。これが、ライバルとの心理的緊張と知識人的成功の必要性を抱えた孤立集団における個人レベルの活動が維持されている理由である。これは、医師と看護師の同業組合主義（医師をモデルにした同一化によって裏打ちされた小市民イデオロギーに、看護の立場から同一化する危険性を、看護師はごまかしていた）の打破を計画する集団を作り、保健だけではなく、ましてや精神医療だけではない政治的要求を検証する実践を技術者がもたらすことができる統一的闘いの提案によって、乗り越えていこうと試みることである。[8]

5　青年問題

しかし、闘いの展望は容易なものではない。なぜなら、医師の権力と支配イデオロギーを同時に含み込んだ闘いの中にある暗黙の困難を越えても、闘う労働者自身の新たなイデオロギーに由来する諸問題が錯綜しているからだ。

施設に加わり出した青年技術者たちとの関係は、永続的危機の関係である。これはこの危機の本質を明らかにするために最良の条件だろう。学生の反乱からやっと抜けてきたばかりで、青年たちは私たちの社会システムが準備した彼らの将来像を全面的に拒否したことによって、彼らは運動で出会う状況の矛盾を明らかにできる経験を積んでいた。学生の時期にはこの拒否は全面的でありうるが、教育という枠組みの中で「受動的」な役割に限定されていたので彼らに直接的な危険は存在しなかった。彼らの気質を防衛する唯一の装置は拒否することであり、すべての学生に一般化するなら、学生が享受する唯一の権力装置が拒否することなのである。

しかし、学生勢力が力を持った経験を意識することによって、彼らは六八年から全能感を伴った状況を生きてきたという感覚を持っている。現実の後退局面では、こうした全面拒否の価値は縮小する。活動が不可能になる中で、こうした状況に強いられた限界を認識するしかなくなる。そして、闘いの中で慣行化された表現としてのスローガンと、闘いの検証と他集団と比べた自分の集団の政治議論の正当性を検証することに、活動は移された。言葉だけでの検証の結果、集団は分裂していった。また、彼らが切り込むべき現実を前にして不能感（これは全能感の非弁証法的な別の側面である）の徴候である皮肉を語った。「熱い」時代に湧き上がったこの全能感は、運動が可能だった歴史的時代に、私たちが勢力を持ち、社会的影響力を持っていた感覚に通じていた。しかし、後退局面ではこの勢力が具体的に存続するためには、闘おうとする世界に対して対抗するために闘争勢力が分裂するのではなく統一していくことが必要であり、私たちが壊していく論理のメカニズムを知ることが必要である。逆の場合は、すべてから逃げることは可能であり、すべて新たな形式の抑圧を創造することになるだろう。

労働者階級との職業上の絆であっても、この絆は実践的にはまれにしか本物にならない。労働運動の爆発を生み出す戦力について考えてみると、それは別の立場にいることを選びながらも闘争の様式とスケジュールについて指示を与えている知識人の在り方とは大きな違いはない。その上、一九六八年の学生運動は、学生自身の視点によって、〔第二次世界大戦中の〕イタリアレジスタンスに採用されたようなイデオロギー的な価値観を引き受けた。このことは、不一致や、分派行動、統一性の欠如を正当化した。そして、おそらくイタリアに起こりつつあった新しい形態のファシズムと抑圧の脅威への対応として、初期の逡巡の後に、運動の明確化に最大限協力していったのはこうした考え方によっている。

しかし、私たちの考えからすれば、基本的に重要な問題が残されている。これまで十分検討されなかったが、学生たちは闘争の中で専門分野を持っていたことである。したがって、教育の中で政治学の本質的様式に従うことを学んでいたことで、「政治的正当性」への合意が拡大するほど、政治化する方向に向かっていくことは容易だった。そしてこれは学生たちのゆっくりした崩壊だった。この段階で、それぞれの学生は孤立して、個人的・心理的に狭量な対応で反応するが、それは、多くの告発にもかかわらず学生に自分の分野に留まることを強いた教育イデオロギーに対する組織的行動ではなかった。

一例を挙げると、医学分野では、病院施設の医師ポストを獲るためには、三、四年の間の専門教育の研修を経なければならない。しかし、空いているポストよりも応募数の方が常に多い。こうした選考方法を拒否する組織的運動はないので、大半の人は内輪びいきの風習がある専門教育の中の数少ないポストを巡って、競って推薦を得ようとするようになる。(組織化された様式を遵守する人が採用されたので)そこには専門教育にすべての人が接近できることを要求する組織的拒否は存在しないし、専門施設への採用を大多数の人々が拒否することもなかった。ポストを得た者は自分をその地位にふさわしい者と見なすし、排除された者はそれを自分の宿命として受け入れた。すなわち、専門家になることとは三、四年間無批判に無数の概念を吸収し、そして無批判に毒を受け入れることだ。したがって、彼らの批判精神は科学イデオロギーと自分の関わる役割から離れて、別のところで展開されるようになる。こうした意味で、政治活動と自らの個別的専門領域の活動の不一致は、理論と臨床実践の不一致と同様に、同意の管理者という古典的形態を模倣することになる。

階級的教育への告発と拒否の時期が過ぎた今、こうした学生や新卒者の政治化した状態はどこで具体化するべきだろうか？　彼らがその対象にしている施設やイデオロギーの中でどのように彼らは道を切り開くのだろうか？　どのように彼らが意識化した力を活用するのだろうか？　「熱い」時代に経験された全能感は、活動空間が次第に狭まる今日の後退局面の中で、容易に実践上の不能感に変わりうる。特に自分たちの力が試される場面でそうだった。専門領域の仲介がない中では、一般的政治過程で、実践上の不能感を正当化し、隠していく新たなイデオロギーに逃げ込むようになるだろう。闘争の領域を拡大すればするほど闘争は限定され、労働者階級と資本の根本の矛盾に再び結びついていくだろう。こうした次元では、学生たちは労働者階級から闘いの主題とモチベーションを借りることに留まるしかない。かつては危機に直面する分野を拡大し、そこに切り込み、労働者の闘いと実践的連帯を創造できた現実状況から生まれた主題とモチベーションを、結局放棄していった。私たちが過ごしている現在を理解する鍵を与えてくれるのは、再度グラムシである。

青年問題。青年たちには多くの「問題」が存在する。二つの問題が私には特に重要に思われる。(1)「年長者」の世代はいつでも「青年」教育を済ませている。衝突や反目等がそこにはあるが、それは表面的現象であり、すべての教育事業に内在するものであって、それは階級的介入ではない限り自制を産み出す。すなわち、(経済的にだけではなく政治倫理的にも広い意味で) 指導階級に所属する「この青年たち」(またはその大部分) は、歴史的に権力を取る能力を持ってきた進歩的階級に反抗しつつもそれを受け入れる。しかし、この場合、ある階級の「年長者」の指導によって他の階級の「年長者」の指導に合格する「青年」になることであるが、すべてにおいて、記憶に残る気分と活発さの違いはあったが、世代として「青年」が「年長者」に現実に従属することは存続する。(2) この現象がいわゆる「国民的 nazionale」特徴を帯びるとき、すなわち階級的介入が明確でなくなるとき、この問題は複雑化し、混沌となる。「青年たち」は永続的反抗状態にある。なぜなら、反抗の深い諸原因が、(概念的でなく抽象的でもないが歴史的で現実的な) 分析も批判も克服も許さずに存続しているからである。「年長者」が事実上支配している、しかし……後は野となれ山となれ! 「年長者」が青年たちを教育すること、継続を準備することは成功しない。なぜか? 他の階級の「年長者」は政治的軍事的圧力による非本質的な理由のために行動をしないで、こうした青年たちを指導すべきだということをこれは意味しているからだ。外部の正常な表現が抑圧されてきた闘争では、古い階級体制の中に溶け出してはびこる腐敗のように互いに攻撃し合って、闘争は衰弱して、腐敗していく。そして闘争は病的様相を帯び、神秘主義、快楽主義、道徳的無関心、精神的身体的病的な退行変質等を帯びるようになる。旧体制が新たな需要に満足を与えることは続かないしまた成功もしない。いわゆる知識人の永久的または半永久的失業はこの不十分性の典型的現象の一つである。それは多くの青年たちにとって厳しい状況であり、「開かれた展望」は残されていない。だがしかし、こうした状況は封建的軍事的傾向の「閉じた場面」の中に起こるのであり、これ自体が未解決の諸問題を悪化させる。[9]

私たちは学生たちの反乱が実際にある特徴を持っているという事実を意識すべきだろう。

［…］「国民的」、すなわち階級的介入が明確化しなくなるとき、［…］「青年たち」は永続的反抗状態にある。なぜなら、反抗の深い諸原因が、分析も批判も克服も許さずに存続しているからである。

永続的反抗状態の本質と特徴を認識するだけで、私たちはこの状態が労働者の闘いへの現実的支援の運動に変わることができるように思われる。闘いに至るモチベーションは必然的に違っていても、階級間協調主義《インテルクラシズモ》の新様式の欺瞞的危険性を回避できるだろう。おそらく、グラムシが言う混沌状態を回避できるのは、このモチベーションの多様性を認識し、分析することを通じてである。そして、運動自体の非階級的な「国民的」特徴を認識し、学生の反乱の場合でも応用できる実践知識の技術者の反乱をここで素描した分析を活用できるだろう。実践知識の技術者は、社会構造との関係で専門分野（すなわち彼らの能力に関するイデオロギーの分野）における自分たちの地位の危機を通してのみ、抑圧された階級の闘いに実践上結びつくことができる。闘いの真のモチベーションを生む専門家の媒介が欠けていて、学生の反乱は他のモチベーションを借用した漠とした不満を帯びていて、自分たちの自覚は欠落している。

彼らの専門領域の諸矛盾（および彼らの闘いに至るモチベーション）を一度割り出してみると、その諸矛盾は外部に持ち出すことができて、抑圧された階級の財産になるのであり、その逆ではない。学校や大学や施設の財政を担うのは労働者階級の労働であり、これらは労働者階級に所属すべき施設である。しかし、こうした教育施設が分断を永続化させてきたプロセスの知識を自分たちのものにして、実践知識の技術者と同様に、一般政治闘争の中にこうした知識を持ちこめるのは学生である。

こうした曖昧さから逃れられないので、自分の専門領域に引き込もる危険が拡がる。彼ら学生は、一方では（政治闘争の中の特権的分野と自分の学習または労働の分野との分断を永続化させながら）抑圧された労働者の立場を唱えつつ、他方では、共に闘おうとしている被抑圧階級の立場からの反乱の知識と動機の対象になることがその解決策であり、唯一の意味になる内的矛盾を明らかにするために、しばしば自己目的化した自分の個別領域の不毛な議論の中に閉じこもってしまう。

抑圧された階級のためにまたその名の下に闘うことはできない、さもなければ、私たちは古典的知識人のように距離をとることをそのまま続けることになるだろう。私たちは抑圧された階級と共に闘うべきだ。だが、これが言葉だけの表面的発言にならないために共に闘うべきである。このことが闘いへの私たちのモチベーションを同時に実践的に生み出すと言えるだろう。それは、私たちブルジョアである技術者や学生が言葉だけで空虚に演じ、混乱させ、ブルジョア階級の疑わしい正義を活気づける他からの借り物をせずに、闘いを拡大しかつ深めることになるだろう。こうした方法で、学生の反乱は労働者の闘いとの現実的連結器となることができる。

卒業した学生が、理論上否定してきた専門的役割の現実に直面するとき、すなわち実践知識の技術者になるとき、彼らの曖昧さは明らかである。ここに隠されていた役割は、配置された最初の個人防衛装置であり、危機においてはこれを利用して、彼らが自分の活動でその改善に貢献するべき暮らしの諸矛盾の本質を混乱させることになる。

改革期の精神科病院における労働の事例は、こうした現象の部分的で図式的な例ではあっても、この現象の例証になるだろう。

施設によって強いられた単一的生活から収容者が抜け出るための解放と代替的な方法の創造によって生じる明らかな矛盾は、必然的に看護師を含む治療者団体に不安をもたらす。それは彼らが生み出した関与と参加の度合いに反比例して生じる不安である。この不安自体が、仕事上の議論や暗黙の彼らへの委託を意識する場合に破壊の要因になる危険がある。しかし、関与するすべての人々の役割硬直性が壊れていくときに組織が陥る危機は、恒常的な矛盾として対応されるべきであって、治療者集団は暴力的で隔離の場である精神病院の解放の責任だけを担っているのではなく、暴力と隔離によって前から失っていた収容者の自由をゆっくりと再獲得できるようにする責任もあるのだ。

入院患者が得た自由は、伝統的に治療者集団が享受し、技術者と法律が保証する社会の自由と同じ自由を暗黙の裡に制限したものである。収容者に対するすべての取り決めは彼らを対象物として扱うことのサインであり、収容者、看護師そして医師らすべての人の主観を服従させるまでになる。しかし、改革の共通意識に対する責任に暗に含まれたこうした制限は、しばしば若い技術者には、(共通目的に到達したいと思うときに暴かれる多義性と恐怖感とは別の権威である)権威的立場として経験されて、彼らの自主性と学生反乱に組み込まれていた全能感を制限されるように受け取られた。彼らには改革期の精神病院はまるで解放区のように経験され、社会や行政や官僚の組織と妥協することはなく、ここでは活動は特殊な専門性を媒介することなく直接全体的政治闘争に結びつくことができるように見えた。

施設の否定と管理の間の矛盾は第一に考慮すべきことである。しかし、権力との妥協として現れるこの矛盾を前にしたとき、学生反乱からの帰還者である新しい技術者たちは、しばしば矛盾の一方の極である否定だけに急進的特権を与えがちである。私たちの専門的役割がその論理となっている組織と科学イデオロギーの内部に入れ込まれている矛盾を考慮しないで、しばしば急進化に特権的地位を与えがちである。すなわち、彼らは一度矛盾が明らかになるとその中で活動する代わりに、一方の極だけで運動することで自滅し、矛盾に切り込み、矛盾に満ちている実践を行うことなしに、極端に過剰な左翼急進主義の取り違いの中に陥っていく。しかし、イデオロギーと官僚機構の内部規則によって規制された場所に参加しはじめて、その外見上危険を冒さなくてもよい状況に慣れると、すべての人々を常に飲み込んでいる不活発さが現れてくる劇的な現実の中で力を試すことは困難であることがわかってくる。

その上、全面的に闘うべき明らかな敵（社会システムや資本主義など）を自分たちの前に掲げる彼らの習慣は、伝統的施設論理の否定が同時に創造と発明による関係論理の構築になる運動の中では、闘いを区別することを困難にさせている。だが、内部の敵を選択することは容易であり、時と状況によってそれは変わる。こうした地雷を抱えた状況で、それと闘っていたはずの分断の論理を再度持ち込む反乱や対立集団の中で、共通目的の構築は砕け散る。

しかし、具体的に三年間働いた後になると、職員が次第に力を出し、現実の試みに参加できるようになっていく実践研修の結果として、こうした立場は消えていった。しかし、「改革中の精神病院の仕事はそれほど革命的ではない」という事実と、純粋な要求と全般的戦いへの憧れを受容できる程度を越えた妥協への代償である初期のフラストレーションの中で、分析する価値がある二つの解決策があった。

（a）　労働者階級に所属するために、運動の「厳密な政治路線」を保持しようとする革命エージェントの探究。この中で、政治意識拡大を目指す闘いとして、（純粋に労働者階級である）収容者から看護師へと政治的関心を移行させることが起こる。すなわち、二次的問題として収容者への関心を放棄し、その結果、収容者の自由のために闘っている看護師との関係への関心を放棄することになる。この関係は私たちの社会システムに基盤がある強権的関係に一致して生じる病院内の科学的・官僚的に施設化、制度化された関係である。すなわち、強権的関係への闘いであった施設論理への闘いの問題は放棄される。

このことは、看護師が収容者の階級に所属意識を持つ代わりに、すなわち自分たちの自由獲得を収容者の自由獲得の中に同一化して考える代わりに、医師とブルジョア階級の価値観に直接同一化する危険性をもたらす。労働者の闘いとは離れた関係になるモチベーションと価値観に同一化することによって反逆する医師が看護師に与える新たな委託を、看護師が容易に引き受けることになる。それは抽象的で全面的な「革命」に向けた委託であり、彼の階級の現実的動機づけから外れたところで、医師が提案するブルジョア革命的性格を看護師に与えるものだった。これによってもたらされた結果は、看護師自身の弱体化と、医師と医師の階級に特徴的な判断と用語を看護師が吸収することしかない。

(b) 改革中の施設で可能な自主的労働への過剰な防衛。矛盾の第二の軸である闘いの共通戦略に対する責任の在り方によって闘いが分裂すれば、たとえ現に克服してはいなくても、獲得した特権の防衛に走ることは容易にでき、これは反権威や反ヒエラルキー闘争のスローガンの下に隠された自分の権力の防衛になる。こうした方法で、レジスタンスか反レジスタンスかという集団力動ゲームを再開することができるだろう。そこでは、精神力動的解釈と妄想傾向の旋風に容易に巻き込まれる多義的な状況に置かれることによって、共通目的は姿を消してしまう。

その上、最近では、ヒッピーと言われる一般的イデオロギーや個人の解放が、反施設運動に専念している人々の文化の一部として存在している。私たちが暮らす社会の不活発性に一致した施設の不活発さと、この「今すぐ全部 tutto-subito」イデオロギーは対比的意味を持っている。もしこれを要求するのが、大衆や民衆であり労働者であるなら「今すぐ全部」イデオロギーは意味を持つが、(もし共通実践の中で関係がなければ、また闘いの動機の多様性意識が存在しなければ)学生たちと技術者たちによってこれが主張されると、空虚なスローガンになり、私たちの無能力の合理化になり、また私たちの特権のさらなる要求になる。それがいつになるかはわからないが、被抑圧階級が要求することすべてへの闘いの中に、学生と技術者が他人と自分のために欲しいと思うものすべても含まれるべきだろう。学生と技術者たちは彼らが作るものをイデオロギー化していく機構と過程の知識と認識を学んでいるのだから、それらが抑圧された階級が目指す全体の一部になるように、抑圧された階級の要求を仲介すべきだろう。

状況に直面して生じる混乱は深化されるべきである。なぜなら、永続的反抗状態は望ましい闘争の装置に変わりうるからである。しかし、生活の現実を理解する水準は私たちすべてがそこで行動している文化や経験に従って変動する。実践活動が可能でその意味が全員に明らかなときに闘いの目的が共有されて、その活動や意味が閉ざされたり復活したりするときに、多様化と個別化の要求が再提案される。だから、前進する困難性自体が、私たちが常に遭遇する障害物であり、生活の中の暴力的脅しの風土になる。これらは敗北の恐怖への防衛としての分断と心理的ゲームを再度もたらす。しかし、直接の犠牲者や責任者になることを受け入れずに、私たちは知るべきであり、分断の罠に陥るべきではない。

実践活動とは、実践を通じて自分を表現する新たな闘争形態を検討するという不安とためらいの中で活動することである。しかし、私たちすべてが一致したのは、この不安とためらいを支えるために、私たちが次第に明らかにした諸矛盾の一方の側面、すなわち要求に従って時により変動する矛盾の中で生きることが必要だということである。

現実を変えようとするならば、私たちが自由にできる現実はこれしかないのだが、常に私たち自身の変化という問題が同時に残される。この議論は明らかにすべての人々にとって重要である。しかし、私たちは個人的立場から、その一側面だけを強調し、考慮するイデオロギーの中に合理化して逃げ込むことを通じて、すべての矛盾を閉ざしてしまう文化に染まっているのだから、人間が変わるには困難が多い。

6　ロナルド・レインとの対話

最近、私たちはロナルド・レインと異なってはいるが類似したレベルで活動していることに気づいていた。両者は、様式や装置は異なってはいても、この改革に関する具体的闘いでは共に責任者として関与していた。

レインの実践と理論は、別のレベルの議論ではあったが、主体の改革の重要性に焦点を当てて、それに特権的意味を持たせようとしている。これに対して私たちは、異なったレベルの議論として、社会の改革の重要性に特権的意味を見出そうとしている。こうしてレインの実践と理論は、自分と他者との関係の中で人間の不活発性を内面から活性化しようとしているのである。同様に私たちは個別専門領域の中で私たちの活動を通じて社会生活世界の不活発性を活性化しようとしているのである。

しかし、特権的意味を持たせることは絶対化することであるべきではない。主体性と社会という二つのモーメントは唯一の現実における二つの側面にすぎないからであり、それらは人間の中で共存し、主体性と社会によって人間は同時に制限を受けるからである。

こうしたことや精神医学分野の活動における諸経験の共通点の検討のために、私たちは、一九七二年の終わりに、ロナルド・レインが講演でイタリアに来た折を利用して、彼と対談を行った。

フランカ・オンガロ[訳注5]　最近の政治文化運動は新たな形態と新たな闘いの展望を実践的に提唱しています。今日のような停滞状況の時期に、現行の価値観を拒否する方針の下で類似し、または異なる分野で作用してきた力の介入によって、社会、文化、政治的領域の中で改められてきたことが何なのか考えることは有用だと思われます。このような運動の場合、こうした力は彼らの能力が示される分野の中で人々の心を動かします。それはそこにおかれた状況から生じた要求に対する即答を与えるかのようです。要求に対する現実的対応の検討の中で、すなわち私たちが直接関与している精神医療の分野や、学生運動の立場から見た学校教育の分野や刑務所や労働運動の中で、活動が阻止されて合理化されたときに取って代わって生じた実践上の無能感は、他人に反対し反目する自分の介入様式や自分の活動分野を絶対的選択であるかのように特権として要求することに簡単に変わります。その上、一度ある時点で現実的要求に対する解決策が見つかると、それは活動集団の要求への解決策に代わります。活動の相対的可能性、すなわちありたいこと、かつてそれが生き方だったことを実際に実現する相対的可能性は、自分が負った立場と自分の活動分野をイデオロギー化して過ごすことに容易に変わっていき、これらを唯一の可能な方法として、さらには自分の存続を保証する防衛策として特権化します。しかし、このようなやり方が続く中では、私たちが活動する異なった分野間の補充し合う結びつきの創造は決して生まれません。元々権力と闘うために生まれたにもかかわらず、どんな権力の下でも常に生き返る永続的対立の条件を作る論理そのものに囚われた人々だけが残るのです。

こうした意味で、自分と他者の経験を他者の経験の中で明確化可能であることを理解するために、相互に余裕を持ちながら、自分の活動領域または類似した分野における異なった実践・理論の経験に近づくことは有用なことでしょう。

施設内部と外部、システム内部と外部で活動することに関する議論の問題点は、施設内部と外部、システム内部と外部は分裂し、対立した状態にあるという想定にあります。しかし、内部と外部の説明しがたい対立極は、分断にすべての基盤を置いている社会システム自体によって生み出されます。だから、こうした前提から見ると、私たちはすでにゲームの中に置かれているのです。おそらく、試みるべきことは内部と外部の結合に関するものでしょう。なぜなら、現実は継続的に接続した内部と外部であるからであり、ここでは内部のイデオロギーと外部のイデオロギーは、分断された現実－イデオロギーのように組み込まれているのです。

施設内部で働く人と外部で働く人がいます。しかし、それは運動領域や官僚的関係の性格や一方が他方より多く抱える法的責任を定義する形式的名称にすぎません。それに対して闘っている論理自体によって内部の全体を説明できる完全な外部は現実には存在しません。もし施設とシステムから完全に切り離された外部が存在すれば、逆に内部は完璧だということになるでしょう。重要なことは、何が内部で何が外部かを考えることであり、外部のアリバイとしての内部、内部のアリバイとしての外部を生み出す誤りを犯さないために、内部と外部はどんな関係なのかを考えることが重要です。

あなたは、長年精神科施設の内部で働き、そして外部でも長く働きました。内部と外部の労働形態の限界の在り方をあなたはどう考えますか？

ロナルド・レイン　あなたはやはり最初から施設で働くことの限界について語るのですね。それは施設化された役割であり、トップによる経済的管理であり、大変複雑な官僚組織です。それらはすべて政治的権力によって管理されています。トップとしての職務も政治的基盤によって管理されるのです。別の言い方をすれば、すべては医療は行わない権力によって管理されているのです。反動的な同業組合にすぎない医師監督官自体がこうした非医学的監督の中ではまだよいものなのです。

この限界はすべてのラディカルな活動が阻止されたときにその姿を現します。なぜなら、官僚たちが自ら実施したことを除いて官僚機構における管理の最低限の限界などありえないからです。システムをいろいろ調査してみても、この限界の向こうは空っぽなのです。イタリアではこのことをどのように評価しているのか知りませんが、各々がシステムとは何か知り、認識すべきで、それに基づいて残りの人生をそのシステムの中で過ごすかどうかを決めるべきだと思います。もしフランコ・バザーリアは彼が望む方向へ意味ある方法でこの事態を変えられると考えて、施設の内部にとどまって実行できると考えるのなら、私は彼の見解を尊重して、彼の決意が成功することを願っています。私は約一〇年前にシステム内部で決意して実行しようと大きな努力を払いましたが、そこは実行すべき場所ではありませんでした。このように望むことができない状態で、システム内部にとどまるのかそこを出るのかということになったのです。私はそこから出ました。当然そこから完全に出たわけではないのです。なぜなら、システムの外部からシステムに影響を与えようとしたのでした。スコットランド・インヴァーネス市のいくつかの精神科病院のコンサルタント〔顧問医〕や、スコットランド北西部地方の公立病院管理会議のコンサルタントならできたと思われる影響を、私は外部の立場から与えようと考えたのです。

オンガロ　現実にはシステムの外部は存在しません。だからこそ、内部と外部の関係は繋がっているのです。それは別の角度、すなわち異なった視点からの見解になると思います。

レイン　私たちは今、「システム内部」の人々とのある種の交渉の場にいるのですね。私たちの活動は無視された有名人のように完全に一掃されたわけではないのです。それは私たちが話し合う経路を開いたままにしてきたからです。システムは私たちの運動によってある面で浸食されたのです。行われる現実の代替案は実際に破壊され、分散されてはいないし、将来がないわけではありません。今はもう前進するしかないからです。体制側からの激しい圧迫に簡単に曝された初めの時期を克服した今、もうこれ以上破壊されることはないでしょう。体制側から見れば成功したものしか継続しないと、ジャック・サザランド（タヴィストック・クリニック所長）が常に語っていました。こうした人々が知っている「つまり社会的事実として存在する」という言葉の中に、私たちの活動は継続しているのです。

　精神科病院の中では何も変えることなく無限に続けることができます。なぜなら官僚機構は無限の資源を持っているからです。官僚組織は職員を簡単に停職にさせられますし、職員を配置転換できますし、スキャンダルを作ることもできます。他の分野に助成して、ある分野の調査を阻止したり、財政不足を理由に実施できなくさせたりすることもできます。どんなときでもあることが現実かそうではないのかを検証でき、苦情が届けばいつでも調査を廃止させることができました。

しかし、半ば内部であり、半ば外部であることは何らかの意味を持っています。病人たちと共に一つの家で暮らすことを否定する法律はないと思います。どうしてこれをしないのでしょうか？

オンガロ　患者と過ごしているときの責任に関しては、法律はないのでしょうか？　このような場合責任は誰にあるのでしょうか？

レイン　確かに、この点に関しても非常に厳格な法律があります。もし患者が他の医師の患者であるならば、医師が医師でないものと暮らす事態を否定する法律はないでしょう。彼らは統合失調症と結びついた人々がほとんどです。こうした問題に関する法律はありません。統合失調症と診断された人々がある場所で過ごしてはいけないという法律もありませんし、彼や彼女と医師が暮らしてはいけないという法律もありません。ある建物に住む人々がここに住む患者の誰かである必要はまったくありません。医師がいる必要もないのであって、医学生や他の誰でもいいのです。どんな医学的治療処置も行われないと宣言するなら、これ以上非難を受ける必要もないのです。その上でもしこの事態が頂点に達したら、それは興味深い多くの問題をもたらす特別の裁判事例になるでしょう。

私たちは市当局と接触を図るべきだったし、警察と話し、議会や保健大臣の臨時質問書に応じるべきでした。しかし、どんな法的活動も私たちに訴訟を始めませんでした。この共同体のどのメンバーも私の患者ではありません。ロンドンで私たちと働くためにやってきたアメリカのある医師が、英国医学協議会（GMC; General Medical Council）に医療施設としての許可証を請求しましたが、彼はここで何がなされたかを説明すべきだったでしょう。そこで行われていたことは次のように説明できます――それは医療ではない、処方もしない、医療処置はまったくない、と。私たちは医学的処置をしません。このことは英国医学協議会に説明されて、「ここで行われていることのために許可証は必要ない」という返答を得ました。ロンドンの「フィラデルフィア協会」の人々と一緒に運営しましたが、彼らは医学部の卒業生でなくてよかったのです。ここでは医学的形態の仕事は行わなかったからです。ブリストルの大学生たちが精神医学にうんざりしていました。実践的に経験したいと思うと同時に彼らは家を買って、患者たちと一緒に住むようになりました。彼らは一つの生活共同体《コミューネ》になったのです。アメリカでも、社会科学、人類学、社会学、心理学など多くの学生がスタッフを担っている共同体があります。そこのスタッフを医学部学生が独占することはなく、全員で運営されています。病んでひどく混乱した多くの人間と過ごすことは世の中で容易なことではありません。困難なことです。強い不安や苦しみに援助を与えることに成功することは簡単ではないからです。このとき、私はこうした種類の事態に準備ができていませんでしたが、これに準備ができている人々がいました。一〇年か二〇年前ならば私もすることができたでしょう。

オンガロ　しかし、施設の中ではいつも強い不安に直面しています。おそらくこれが「内部で」働くことを困難にしています。これも私たちが遭遇する困難性です。なぜならこの強い不安に耐えることは常にとても過酷だからです。

レイン　年をとって、何年もの間こうした活動を行ってきたら、年老いたボクサーのようになるのではないかと私は思ってしまいます。ある時期が来れば、引退して教育に貢献することが必要になるでしょう。今日こうした作業により適していた人々は何年かすると年老いてしまうでしょう。スポーツマンのようなものです。彼らは時折無理ができても、優れた時期は若い時期です。あなたはうんざりするかもしれませんが、年老いると、より年上の者がより若い人たちをトレーニングすることになります。若いうちはこのような仕事を行うことが可能でしょう。それはあなたが活力と抵抗力を持ち、夜続けて眠らず、完全に疲れ切ってから眠ることができる場合のことですが。この作業はとても拘束的で、物理的にも情緒的にも大変困難なことです。自分の家族を持つ前、または家族が成長した後か、子どもを持っていない時期の二〇代から三〇代にかけての人々や学生に、この作業が合うのです。

オンガロ　若者の研修の問題は施設の労働にとっても中心的問題です。しかし、この分野のイタリアの展望は、やはりとても混乱しています。

精神医療の分野では、一方では、大学におけるトレーニングは完全に現実の矛盾から分断されたままです。大学で診療されている病人たちは、教官の教育と研究のための解釈に従って教育研究の特別な関心に応じる特別な病人たちです。したがって、それはある人工的な様式における特殊な現実です。「真の精神医療」が実施されている精神病院の病人たちの現実は、〔大学の〕若い医師たちにはまったく未知の領域です。本来彼らは彼らが活動すべき場所で直接接する臨床トレーニングを受けるべきなのです。しかしながら、大学臨床各科の専門分野は学部卒業生が数多く集まることが必要です。大学の支配力はいまだに多くの可能性をへし折り、壊すことに成功しています。

他方で、（私はゴリツィアで続いたことを報告するのですが）次のようなことを明確に表現しようとした実践運動がありました。その一つは、社会的矛盾の遮蔽物としての精神医学イデオロギーの機能についてであり、他方は、精神医学の境界が外部に次第に拡大していき、精神医学がその根拠を与えている規範の境界の定義が持つ政治性の本質について明確化しようとするものでした。

今ある問題は学生運動出身の多くの若者たちがしばしば誤りに陥ることです。これは社会生活の中で多くの他の分野にも存在し、彼らの技術的介入が持つ「政治的」側面を特権化し、精神病院の中心的問題、すなわち収容者が常に残されていることを根本問題とは考えないのです。彼らはまさに政治的関心を「看護師」へと方向づけようとして、これを「政治的により正しい」選択であると考えるのです。臨床的には病人たちとの関係をイデオロギー的なヒューマニズムとして経験して、彼らのリハビリと治療への介入に制約を与えることは拒否して、若者たちは（労働者階級への所属を思い起こしている）看護師との関係を「政治家」として体験して、施設論理への闘いを超えた方向に向かっていったと考えられます。

こうした意味で、専門臨床分野におけるイデオロギーの維持・発展様式の理解を目指す運動だったことは、そこから私たちの社会システムにおけるイデオロギー機能の実践的理解に拡大しました。そして施設における専門的実践すべての可能性を失って、全般的政治イデオロギーの領域で思考する恐れを生みました。すなわち、「施設政治」の段階への退行としての、特殊から普遍への回帰でした。この退行の中ではすべての個別的技術介入が暗黙に抱えていた政治的意味による横取りが優先したのでした。

これがイタリアにおける医師研修の中で起こっている状況です。それはイタリアだけの問題ではないと思います。しかし、これは精神医療施設だけではなく、すべての分野で明らかな現象になっています。専門的役割を持った現実の若者たちはこうだろうと私は予測します。出発点から動くことなく、状況を変えつづけることを危険に曝さずに、ここで何が生じているのか知ろうとする苦労には価値があると思います。

レイン　フランコ・バザーリアと彼のグループはこれから何をするのですか？　自分からここにやってきた人々についてどのような議論をしているのですか？　他の国でも読むことができるイタリアの状況の政治的解釈をバザーリアたちは提示しているのでしょうか？　もし看護師と何かしたいと思うなら、若者たちは看護師や患者たちと活動に没頭するべきです。若者は看護師よりも不安は少ないでしょう。そうでなければ彼らの行動は彼らが患者に直面できないことの弁解でしょう。若者たちの役割は彼らの患者と「接する」やり方を通じて看護師に事例を示すことです。

オンガロ　そうしたことがゴリツィアでは続きました。しかし、政治化した若者たちの中にはゴリツィアが象徴になったイデオロギーの罠に落ち込む恐れがありました。

レイン　私たちは、私たちの不幸、無能、絶望を思い起こさせる他者の苦悩からのこうした逃走とこの恐怖を克服できる人間であるべきです。そして援助が完全ではないことも自覚して、できないことに挫折感を持たない人間であるべきです。[訳注6]こうした負の能力は大変重要で分析の基盤です。どこから来たのか、どこにいるのかわからなくなり、疑心暗鬼になること、このような事態に出会って完全に方向性を失ってしまうことは、ここで話した負の能力を訓練することからの防衛的逃走であり、完全な非弁証法的立場であり、誤ったポジティヴなイデオロギーの立場です。新しい表現法を身につけていると思われ、イデオロギーと一体化した若手精神科医たちは、ある種の政治キャンペーン症候群を発展させました。彼らは、罪の意識を持ち、個人的不安を抱えていて、自分自身に誠実ではないことが可能であり、頻繁に純粋で優越的な態度を身につけるようになりました。彼らは新左翼《ニューレフト》またはポストニューレフトに参加しており、ファシストではなかったからです。しかし、臨床の中では彼らはよいところはなく、自分の患者に診察時間を買わせてそれがまじめな仕事だと考えている、ブルジョア理想主義的精神療法家よりも悪くなりうるのです。

経験を積んでいてこうした誤った解消法には応じない精神科医たちが、若手たちに言葉やセミナーなどではなく事例を通じて教育するなら、無数の解決法があると私は思います。

オンガロ　それは私がしてみたいと思っていたことでした。施設がこれに成功すれば、すべてのレベルで治療的になったでしょう。また治療者にとってもそうでした。研修もまたこのことに根拠を持ちます。私たちが行動している現実の制約を実践的に理解するようになることが必要なのです。

他の多くのヨーロッパ諸国でも同じ現象があるようですが、英国では研修における若手たちとの関係では似た問題があるでしょうか?

レイン　私たちにとってはそれは問題ではありませんでした。私たちとトレーニングしていた人たちは、病人と共に暮らしたからです。生活の一部を病人と過ごすのではなくすべてを共に過ごしたのですから。

オンガロ　たとえば、精神科施設では千人の入院患者と七百人の看護師がいます。そこが働く場であり、そして病院組織が従属している秩序総体でもあるために活動は複雑化します。

レイン　確かに。しかし、一〇人から一五人が暮らせる家に半分が医学生、後の半分が「統合失調症患者」の人たちが過ごすことを何かが妨げるでしょうか？　こうした「家」は全員に対する研修の一部になりうるでしょう。

そしてある一定期間は、すべての精神科病院の補完になりうるでしょう。これを行うことは簡単なことです。ここでは看護師は必要ありません。すべての人が規則を必要とせずに自らの危機に関与するのです。すべての人が共に暮らすことを成功させるためにできることを行うのです。みなさんが施設問題の中にいるのならば、それをしたらいいのです。

オンガロ　施設の中で活動しつづけることは、全部ではないにしても施設に抵抗することが可能であることを証明する現実的かつ象徴的価値観をもたらすことになります。さらに施設が持っている役割の中でそこで暮らしている多くの人々の見る眼にもこうした価値観を与えます。施設の外部で活動することは、すべての人が利用するわけにはいかない代替的な提案になるでしょう。施設より外部に特権を与える状況になるとき、それは模範的価値を失っていくでしょう。その上、すべてが「施設化される」問題と、ある点であなたが語られるようにより大勢の人が「外に出ること」ができないという問題は常に未解決のままになるでしょう。

いずれにしても、あなたの国における精神疾患の定義と概念について、あなたの活動はどのように切り込んだのでしょうか？　この点についてどう思われますか？

レイン　もし、図書館で精神医学書のコーナーに行き、世界で出版された主要な書籍を読んでみるなら、その中に私の名前や、私たちのような精神疾患へのアプローチが存在することもまったく認められないでしょう。その上、最近再編された「王立精神医学会」（Royal College of Psychiatrists）の設立総会講演のページをめくってみると、当初から精神疾患に対する私のような異なったアプローチはまったく認められなかったのに、システムがその存在の無視を装った私たちの立場を批判したシステム擁護の二つのパラグラフがそこに見られます。またある精神科教授が私と会ったときに私に少し皮肉っぽく「私のいくつかのあなたへの攻撃は、学生たちに逆の効果をもたらしたようです。学生たちと私のスタッフがあなたに話したいと要請しているのですから」と話しました。しかしながら、私はその教授の学生たちと会いたいとは思いません。彼のスタッフの年長メンバーと協議のために密かに会えば、それで十分でしょう。

それは愚痴を言う場になるでしょう。とりわけ若い精神科医の意識変化の状況から身を引いている高齢の精神科医たちにとってはそうです。このことが何をもたらすかは私にはわかりません。アメリカでもこうしたことが続いている印象があります。多くの若者たちは、私たちの多くが二五年前に信頼したようには精神医学文献を信頼しているとは思えません。彼ら自身が試験するべきですし、用語を自分たちのものにすべきです。しかし、多くの若者は心の底からは満たされていません。多くの若者はすべてが激しく施設化され、制度化されることを理解していました。職業ポストは管理されて、キャリアを管理され、お金がどこから生まれるか知っています。そしてこれが彼らの展望を非常に制限したものにしました。世界中で検証され、精神科専門職に継続していることは本物の意識変化です。それは大変弱々しいものですが、あるところでは他よりとても強力です。一方、それが弱っていても、存続しています。

オンガロ　今後の具体的予定は何なのですか？

レイン　「フィラデルフィア協会」の財政資金を獲得しようと調査しています。ロンドンの不動産価格は急激に上昇しています。家を買い、安定した場所を得て、家賃を払えなくなる不安や、住居を他へ移らなければならない不安を持たずにすむチャンスが今だと思われます。すでに事務局と図書館とセミナー用の会議室は持っています。全員のための場所がほしいし、奨学金を提供できたらと思います。言ってみれば、すべてはお金があることで可能になることであり、購入資金があればよりよいのです。都市部との直接の結びつきを持てる自然がある田園地帯にも場所が必要でしょう。ただ田園地帯から特別な利益を得ることを話題にする必要はありません。類似した場所がニューヨークにまもなくできることに期待しています。そこは私たちと直接連携するでしょう。そこには田園地区ではない都市中心部に治療者の研修のための場所がまもなくできるということです。別の晩に話そうとしたように、私たちは精神科学に身体的、感情的、心理的そして社会的諸要素を関係づけるでしょう。他の言い方をすれば、それはこうした現象を分断させない研修の形態であり、今も行われているように、臨床の空白を言葉で満たすことに制限を与えない研修の形態のことです。このような活動が、二人、三人で、また家族システムやネットワークなどで行われる、いわゆる精神療法と共に自らの身体や感覚と感情について実習する、治療者研修センターがどのようなものになるか私はまったくわかりません。すべての分野を含み、誰も排除せず、他者排除的研究に貢献することがない治療を望みます。そして理論と実践を共に結合させたいと私たちは思います。理論研究会や研究集団、さらに私たちへの委託に暗黙で示されている分析研究を越えて、家族と働き、コミュニティで暮らしながら、これができるでしょう。こうしたセンターが成功することを期待しています。それは世界中の人間が参加できる研修センターになるでしょう。このために、このセンターはイギリスやアメリカにある必要はないでしょう。どこにあってもいいのです。

当然ながらレインは、デイビッド・クーパーの反精神医学《アンティプシキアトリア》だけで混乱したわけではなかった。彼は今「避難所」の構築を提案している。施設と組織のすべての官僚主義を越えて、「異なった」経験に生きる人々の保護、擁護、治療の必要に応じるためのものである。そこは少数派の人々が制限されることなく表現できる場所であり、彼らと暮らすことを学ぶ場所である。しかし、レインが私たちに施設の内部で闘うことに抵抗するように望んだように、私たちは彼に彼の「避難所」が施設にならないことを望む。たとえ官僚的に条件づけられ決定されることが起こらなくても、今もそして将来も、それは必然的にそれが立ち上がった地域の社会経済論理に結びつかざるを得ない。より深く「主体的」であるためには、主体が客体化される政治社会段階へのより深い明察性を持たざるを得なくなる。だからこそこうした活動には制約があるのだ。

しかし、私たちも学ぶべきこと、そして異なった理論的・実践的経験をこうして収集する試みが証明していることは、他者の活動を補い合い、対立的ではない様式で経験することの必要性である。それは、分断の論理から離れ、自分の小さな活動分野に各々が孤立せず、自分の理論と小さな自分の発見に固執する古典的知識人ゲームを再提案しないようにするためである。[訳注7]

第17章 混乱した行為[1]

——社会的諸関係におけるその機能

1 混乱した行為

「混乱した行為」[2]を考えるとき、私たちは「規範《ノルマ》」に基づいて行為を定義する固定的指標を自動的に参照している。すなわち「混乱した行為」を評価可能で分類できるものと認める規範からの逸脱と、この行為の規範との関係とで評価している。

この議論は当然のことである。しかしそれは、この議論が表している明白化が機能する範囲内でのことである。こうした「異常性」を定義するために、「規範」に基づく行為への参照があまりに自動的に行われるので、しばしば分断して調査された「本来的」に分離された二つの現実があるかのような自動的特徴づけを定義が抱えることさえ、同じように自動的に生じた。しかし、規範であること、意味、そして生きた現実の中で請け負った機能、これらから分断されて採用された「混乱した行為」は、その機能が逸脱した関係を表す矛盾をよりうまく表現しているわけではない。この矛盾に対処する方法は、第一の目的が曖昧さを排除して矛盾の一方の極だけを絶対化することである、学術団体のどれかの原理の中に出会った現象が挿入される方法によって変動する、「科学的」

合理化ではありえない。

「科学的」関心が行動の諸要素の一つ、またそれ以上の別の行動の要素に焦点化することに応じて、また、人々に応じようとする度合いに応じて、行動の要素は医学の各分野、精神医学、精神分析、社会学に含まれる犯罪学などの分野に次第に分けられていくだろう。「何ものか」に関する矛盾を表す暗黙の曖昧さは、絶えず多義的であるにもかかわらず、多様な学説に含まれた「客観性」を表す事実に実際簡単に還元されるだろう。この多様な学説の共通分母は行動と現実の断裂であり、こうした学説のいくつかが「混乱した行為」という現象が現れ、表現される現実の根源まで進んで検討することは起こらないだろう。「混乱した行為」の問題は、いくつかの科学的視点に対峙して考えると、すべての学説が各々のイメージを作り出す現象に対するステレオタイプなスタンスを越えられるとは私たちには思えない。実践上、「科学者」は、こうした問題に対する多数の専門分野で、その行為が規範の中に戻せればそれを〔異常性から〕除き、また異常が異常のための組織である施設の中に分離されているならそのまま「見守って」、異常を区別することに貢献している。規範を保護し、同時に異常も保護して、両者の相互的共存の直接の関係を保持する機能がある法制度も技術介入も存在しない。法制度と技術介入はこうした具体的・現在的な存在の曖昧さを解消させて、逆の解明を提供する。それは、私たちを取り巻く「現実」の矛盾を構築し、保証する諸要素を分断して扱うことができるためである。

しかしながら、人間科学全般に言えることだが、こうした現象について、諸学説の実践上の失敗を考えてみると、こうした学説が与える定義と解釈を放棄することは合法的で正しいことのように思われる。それは、状況を悪化させて矛盾の一つの極を絶対化させながらすべての人間的矛盾の中立化を生む過程を分析するためであり、分断されて施設化され、そしてイデオロギー化された専門家集団にこうした放棄が受け入れられるためである。

さらに「混乱した行為」との関係で正常と異常の概念を再度取り上げるのならば、こうした行為を自分の分野に組み込み定義している科学的合理化の一つ、すなわち医学から離れることはより有効で実証的だと思われる。

そして、健康、疾病の概念の曖昧さと、この曖昧さが「科学的に」対処されて、決着がつけられてきた方法を検討していこう。

2　健康と疾病

健康と疾病について語るとき、「雨だ」とか「日光が差している」などというのと同じ自然さで、この対立する二つの明らかで厳密な分離を受け入れることが文化の中で決められている。水が流れ、太陽が温めることが察知可能で明白であるように、またある人が他人とは異なるように、この定義は明らかに察知可能で明白な現実を参考にしているように見える。しかし、もし健康とは何か、疾病とは何かと私たちが問えば、私たちの暮らしとの関係で具体的現実として、その問い自身を矛盾に満ちたものにする一つの明らかな定義を見出すことになる。すなわち、疾病は健康ではないものであり、健康は疾病でないものという定義である。このことは、健康や疾病については何も言わないままであり、一方を他方から分離する境界が何なのかを私たちが知る助けになることもありえない。さらに議論を深めるなら、そして、私たちの文化と文化の支柱である社会組織構造の価値全体を担う意味と機能との関係で、健康と疾病を語るならば、一方では疾病は医師と病院の世話になることであり、結果的には、「正常な暮らし」すなわち日常活動と労働を中止することである。他方で健康は自分の役割、特に労働の場で要求される能率で自分を保持できることのサインである。

このような場合、健康と疾病は、主観的特徴と同時に厳密な客観性に基礎をおいた定義可能な自然状態を表現しているわけではない。すなわち、人間が担っている機能と意味について自律的でも（肯定的であっても否定的であっても）具体的現実でもない。健康と労働の間の客観的で主観的な直接の均衡が存在するかのように、生産生活に関与する用語の中に明確に定義された「規範」に対してこの二つ〔健康と疾病〕は相対的である。しかし、人間の具体的要求にアプリオリに一体化できないことに対して相対的である健康状態は（私たちの社会では生産はそれ自体で価値があり、生産は、生産したりしなかったりする人間のためには行われない。生産は偶発的または周期的に一定の労働者《プロレタリアート》の数すなわち人間の数を必要としており、その数が減る場合はしばしば経済的後退の場合であり、オートメーション生産が発展するときには労働者は排除される）、規範が暮らしとは違っていたかのように、健康の絶対化に転換される。すなわち、健康は常に疾病によって浸食されて、疾病は常に健康の中に存在する。こうした意味で、疾病は規範を停止させる役割を担うことになる。もし素早く健康（すなわち生産への参加と生産能力のことである）になれなければ、死（それは生活からの排除である）として絶対化される規範の停止が起こる。

（一方はポジティブで、他方はネガティブな）対立するものの絶対化は、二つのものの関係のすべての意味を壊し、疾病経験を克服して身体を自分のものにする意識を持つときが健康になるのだという弁証法的関係を否定し、自分自身や身体や自分の疾病経験すなわち（それが死に至らない場合に）健康を取り戻すチャンスになる暮らしの一時点を疾病と考えるという弁証法的関係を否定している。生きることは死を前提とした事実であるために、健康と疾病は、同時に対立と一体化の関係になっている人間現象と言うべきだろう。この反対の関係の均衡と不均衡はまさに生と死の間で揺れ動く現実の弁証法的関係の二つの対極だろう。こうした場合の医学の機能は、疾病と向き合うにもかかわらず、他方を不利にして一方だけを絶対化することなく、人間的基本経験としての（死を含めた）暮らしに暗黙に含まれる矛盾を存在させつづける仲介役であるべきだろう。

しかし、（生産という特定の生活類型として、暮らしが機能している社会で認識された唯一の価値である生産能力との均衡をもたらす）健康が絶対的価値を担う場合、規範の中で健康と疾病が同じように理解されることがないように、疾病は暮らしの正常な発展を妨げる偶発事としての役割を担うことになる。こうしたあり方では、病人は人生の外部のものとしての疾病と生きることになる。それは「科学」を信頼して、すべてを病んでいるとすることである。これは暮らしの「継続性」を中断させない経験として疾病と生きることを妨げることであり、主体的に関与して「科学」の援助を受けていこうとすることである。

唯一のポジティブな価値として健康を絶対化することが避けられない医学イデオロギーは、自ら疾病の主体的経験を引き取り、その権限の純粋な対象に疾病を還元して、ついには中立化して否定する。矛盾することに、医学イデオロギーは治療しようとするときに病人を破壊する。そして、自分の疾病との関係（自分や他人との暮らしの主体的様式を持った自分の身体、生活史との関係）を裏切り、疾病を受動的で依存的なあり方にさせる。こうして、医学イデオロギーは、人間とその経験の具体的関係に対立する責任を負うことになった。そして、個人的体験としてではなく、科学が対象にできる単なる偶発事としての疾病と病人が生きることに誘導した。医師が自分と患者の間に置いた距離は（それは対象物から主体を分離する距離である）、単なる身体さらに単に病んだ器官にまで還元された。そしてこの距離は、病人が自分と疾病との間に置く距離として体得する距離感であり、彼が医師を自分の身体経験の合法的で正統な唯一の主体として信頼するようになるモデルになるだろう。こうした経過の中で病人が強いられる自己体験の放棄は、自分の身体との同一化を喪失したサインであり、回復不能な不可逆的疎外およびこの同一化の内部断絶のサインである。それはこのような同一化の連結手段になるだろうが、分離した二つの実体間の実際の関連が阻害された外在的身体にしているのが、医学イデオロギーだろう。

通常、治療として強調されることは、経験としての疾病、すなわち身体と弁証法的に生きる可能性を常に剝奪され、失望させられることを病人が受容していることを常に表現することである。イデオロギーと臨床医学はこの分断を助長し、自己疎外に価値を与え、健康であることの前にある第一の条件としてのこの分断を技術的に強調している。（ここでは健康と疾病のような）本来的矛盾が、内的葛藤を克服することなく、この葛藤の積極的・主体的解決を促進する医学の関与もなく経過するとき、これらを構成する二極〔健康と疾病〕を分離して認識するしかなくなる。疾病であると認められることは、すぐに治癒（すなわち健康になる）しなければすぐに死ぬことを意味していて、生きることの一部としては受け入れられない。

こうした視点からは、疾病の経過が現れる領域すなわち施設が暮らしの領域から自動的に分離される。このことは常に早期識別〔診断〕が要請され、健康の中で疾病の存在を疑わせる契機と現象を即時に絶対視することが要請される。しかし、疾病のために作られた病院は、死に至るまで絶えず暮らしの一部である疾病と同時に健康の保持者である病人のためには作られてはいない。それは、（技術者と労働者に適した労働の場である事実を越えて）病院が病人を病んだ状態にするだけの組織であることであり、純粋に疾病のための組織であって、無菌的で絶対的で、病人の現実から分離された実体になっている病院の能力とその無能力の中から、病人を生き生きとさせることはありえない。

3　人間と社会組織

衰弱する、一度に元気になるなどの行動に繋がる分野は、厳密に対立するものが区分され、分離されている。すなわち、善いことと悪いこと、健康と疾病、美しさと醜さ、真実と誤り、正常と異常などだ。分離されたイデオロギーと施設《イスティトゥツィオーネ》・制度の領域すべては、（肯定的か否定的かの）絶対化された価値を持っている。実際に、一方が他方との弁証法的関係に介在することはまったくありえない。

中立的で形而上学的水準を実現しているように見えるこうした厳密な区分の効用は、私たちの社会組織が基盤を置く具体的・現実的な他の区分――本来的区別として想定されて歴史的に作られた、階級における分断、生産における分断――に繰り返されていく。私たちの社会組織では、すべての人間的表現は、一見、抽象的で形而上学的で倫理的な基本的二分法の変数によって評価されている。しかし、この人間的表現は実践上は二次的台帳に登録されてその機能と意義をそこから取り出している。人間の本来の諸矛盾（飢餓、疾病、逸脱）を解決することがそこで形式上は完了して、社会経済的構造を支えている非自然的分断を事実上維持して承認している一連の価値観、すなわち規範、秩序、イデオロギー、制度・施設は、こうした前提から出来ている。善《ベーネ》とは支配階級によって（より正確には、ある階級が形作る経済的法制度によって）定められることであり、悪《マーレ》とは、支配階級と経済的法制度に一致した善と善の正当性を否定することである。美《ベーロ》とは美の規準と支配的価値に一致することであり、醜《ブルット》とはその規準と価値に一致しないことである。善人《ブオーノ》とは権力濫用と支配とをもたらす者であり、悪人《カッティーボ》とは権力濫用と支配に反抗してゲームの秩序を受け入れない者である。真実《ヴェーロ》とはこうした支配の有効性と必要性とを承認することであり、虚偽《ファルソ》とは、被支配者の要求に対処するが立法者の要求には応じないおきてに従って、自分の暮らしを支配し決めようとする被支配者が要求するものである。

こうした意味で、正常または病んだ状態にある人の外見上の状態、すなわち自己を弁えること、自分の身体であること、自分の暮らしを支配することが、まるで病気であるかのように妨げられた完全な疎外状態になっているのならば、健康とは何なのだろうか？

さて、正常‐異常という領域に踏み込んでみると、この区別と定義は明白ではなく一層曖昧である。正常‐異常は何と比較すべきなのだろうか？　正常な行動とは、支配階級の価値と一貫性を保つ行動であり、自分自身の要求にも直接一致するように作られた指標に一致している。したがって異常または混乱した行動とは、定義としては、自分の要求への対応をもたらす価値を持てない人の行動である。行動の規則は支配階級の価値と要求の一貫性の中で制定されるからである。こうした価値の中で、従属階級は自分たちの要求に応じられることはないだろう。なぜならば、支配階級の価値には、支配階級が準備し組織した分、または従属階級が要求する力を持った分だけしか、従属階級の要求は含まれていないからである。

もし、一例として、初めには社会変革の装置と考えられていたブルジョア社会における行動の最初の定式化、いわゆる秩序にまで遡って考えるなら、それが支配階級の要求と価値の合理化であることは明白である。継続できる秩序とはブルジョアジーの暮らし方の体系化であり、それは社会全体が適応すべき総体的秩序として提案されたものである。しかし、行為の規範が（支配階級の必要と価値という）特定の現実のイメージに従って作られるということが現実化したとき、それが普遍性を持たされたある特定の欠乏と要求の表現であることが明らかになる。すなわち、多数の人々の欠乏と要求に一致することではない。この意味で、一つの要求にしか応じない一つの秩序は、強要された人間集団への管理と支配の装置でしかなく、また、順応しない人への命令およびその人たちの暗黙の了承が得られる以外は正当化しない抽象的カテゴリーとして提案される。現実の要求に応じないのなら、規範は常に人工物に適応する秩序にしかならない。この人工物は、人々に共通する行動を一つの態度に変換して、予測不能で分類不能な経験すべてを壊してしまう。重要なことは、暗黙の規範の中で、制定された規範と価値を越える代替《オルタナティブ》的な可能性が生じることが阻害されていることである。しかし、被支配階級をその論理の中に吸収することに成功するのは、常に支配階級の価値である。被支配階級は、彼らの欠乏が満たされなくても、彼らの欠乏と攻撃の緊急度を満足に変換する外的規範と行動規範に適応することによって弱体化していく。

「中産階級」を政治ゲームに引き入れた影響は、（経済文化的可能性からみて）彼らの具体的所属階級から労働者階層への移行を生み出す。同時に、労働者以上だという幻想を与える支配階級の価値観に完全に同一化して、この幻想によって労働者が闘って獲得すること、および獲得そのものが彼らに不可能であることを埋め合わせている。知識人と技術者が作った多様性イデオロギーによって支配階級の価値観を暗に保護し保証する知識人と技術者が実施する「同意」、すなわちグラムシが語るところの「同意」の研究は意味があるのである。

資本主義の論理では、（満足のための秩序を自分で作る支配階級の要求は除いてだが）人間の要求に対する直接の対応はありえない。そして、応じられることはない当初の要求の多様な範疇に従って、満足を与えうる多くの人工的要求を生み出して、さらに制度化された組織を通じて、その支配は存続している。こうした方法では、この経済論理内部で対抗できない要求の可能性は縮小していく。

行動規範は、大多数の人の現実の暮らしに応じることがない抽象的な法体系の総体としてあり、違反者制裁の脅しと経験の均一化と標準化を通じて、ついには抑制と管理として作用する。その目的は広範な中産階級という幻想を創造することであるが、そこでは階級分断が継続し、強いられた共通行動規範に適応していく被支配階級は、価値に一体化した支配階級を装い演じている。この飢えた「道化師たち」は（その言葉がもたらす急進的な奴隷の要求という別の意味も伴って）彼らの飢えと奴隷的地位を保持するが、同時に彼らがイデオロギーをそこから吸収している主人に対する闘う力である絶望の力を失うことになる。被支配階級は彼らに適合していない価値を獲得することでさらに分断され、一方、支配階級は自分自身の価値を強化することによって力を得ていく。行動規範がすべての人間の具体的必要に応じることがない中で、欠乏の充足と要求の間の距離は元のままである。この場合、この距離は、押しつけられたことを正当化して、違反する者への支配と管理の装置になる。

違反する者の多くは、彼らの要求に規範が応じてくれない範疇に入る人々であり、自分たちと同一化することを強いる他人の要求へ対応しているのがこの規範である。（他の経過の理解にも役に立つより簡単な例として）飢えた者にとって正しい食べ方など存在しない。食卓における正しいマナーというエチケットは、他のことを考える贅沢が許されるほどに、常に食べられて、飢えの問題を抱えていない人にのみ意味を持っている。大多数の人の必要から規範まで距離があるほど、その違反者を制裁することは効果的になるだろうし、違反者が所属する階級は、違反を定めた規範がその要求を満たされることがない階級であることはよりはっきりしているだろう。

事実、行為の秩序からの逸脱に対して暗黙の制裁を受ける人は、自分の要求への答えを規範の中に見出せないことに加えて、社会的評価からの避難所として自分の異常な行動と過ごせる私的空間を常に持たない。こうして、秩序、法体系、そして定義と分類は、防衛する手段を持たない人に対してだけ必然的な異常行動への制裁を与えるという暗黙の意味を持つ。これは、公衆の場の中で全活動と全行動を行っている人についても言えることである。それは、（たとえこうした配慮の欠落に正当な動機があったにしても）彼らの社会的倫理状態が他の人より不十分であるからだとばかりは言えないが、一度公衆の眼に曝されると自動的に醜悪で反社会的で挑発的になる悪徳、貧困、異常、放棄などの不作法な状態を他人の悪意に満ちた介入から守るべき場所に、彼らは実質的にいられないのは確かだ。

こうして私的空間にいることは、生じる制裁と烙印への直接的防衛手段になる。同じように、自己コントロールと「面目を保つこと」を教える教育、しつけを受けていることが、違反者を社会に曝すことを減らす。そして、違反を吸収可能な境界内に納めて彼らの仲間が耐えるようにでき、対立しても、また似たような環境でも寛容の限界内にうまく収められる違反者は社会に曝されることが少なくなる。しかし、私的空間を持ち、自己コントロールの教育を受けられることは、私的財産を持ち、プライバシーと蓄えを持ち、壁と鉄格子が財産と特権を守っている場所に近づくことは禁じる階級に属することである。これによって、不可避的な反社会的烙印と懲罰を受けることにならずに、奇行や突飛さの段階で容易に留まっていられるように異常性を保護しているということである。（財産を保護し、公共的に正しい行動、権限の階層構造、権力の重層性、搾取の範囲と程度を定義している）法律の中に具体化した規範を作った支配階級に対して、異常性と逸脱と混乱した行為は、多様な意味を持っていて、自分の諸矛盾を自分の所有物で管理できる人に生じる運命に付随的な影響を与える。

その上、諸施設（この用語、施設で私たちは文化や科学を含んだ私たちの社会組織の施設・制度のすべてを指している）の機能は、多様な水準があるにもかかわらず、常に定められた「規範」の保護と防衛であり、施設は準拠する彼らの法典《コーディチェ》によって支配階級によって運営・管理されている。この法典には、共有でき、理解できる人だけに手が届く。なぜならばそれは彼らの一部であり、彼らの生活になっているからだ。これは表現法の問題ではなく、法典を作り、それを代表し、それを使う人の価値と完全に一致した価値の総体が法典である。こうした法典にはこの価値から排除されている人々の要求とそれへの対応は初めから含まれていない。そして法典自体が操作と隔たりと支配と差別の装置となる。しかしながら、より政治的な分野にいる被抑圧階級の人々でも「科学」を彼らが対象になっている管理装置の一つとして認識することが自動的に生じるわけではない。彼らはその装置を「客観的」すなわち「科学的」価値として認識する。このことは理解と認識を遠のかせる結果をもたらして、こうした価値の受動的な受容を容易にしている。それは認識や理解をしないようにさせる操作が働くからである。

したがって、行動の「正常性」は、支配集団の価値に一致した表現を行う人の行動の中に不可分な形で構成されている。また、自分の価値（すなわち自分の必要、価値、所属する階級の要求）とは一致しないのに、自分の必要とする世界とこのすり込まれた価値の世界の不一致を感じることがないままに操作されるために、彼らは自分の行動としてこうした支配集団の価値を表現する。したがって、「市民生活」の秩序として定義された規範、すなわち現実には法律を制定する権限を持つ人とそれに従うべき人の距離を定めた秩序と同等の規範を受け入れているかぎり、一人の個人は正常だとされる。権限を持つ階級はこうした秩序に一体化している。なぜならば、その規則は、彼らの要求と暮らしの価値とともに生まれたときから生活しているのであり、費用を払うことで規則の無効化できる階級を考慮しても、自分たちを暗黙のうちに保護できているからである。

したがって、異常な人とは、熟慮しないでこうした秩序を議論して、それが彼らの要求に応じないために、秩序に違反する人のことである。だから異常な行為または混乱した行為は、普遍的に与えられた秩序をはじめから法体系にして体系化された違反である。すなわち、法体系を設立した階級の必要と利益にしか応じていないにもかかわらず、法規則は普遍性を持ち、すべての人の必要と利益を満たすものとして扱われる。だから、違反に対する「対応」を絶対的なものにするしかない社会内部において、違反とは、絶対なものとして課される諸価値に対して相対的な現象である。懲罰、処罰、罪、疾病、反社会性は、科学的権威の純粋な対象として、付託された科学の諸分野の中で絶対化され固定されて、「違反」現象は違反それ自体が一部を構成して意味を持ちえた社会的背景から分離されてしまう。

こうした現象は特に人間科学の各分野ではっきりしている。人間科学は学問として発足したころには人間解放の新たな展望を拓くことができると期待された。精神医学、心理学、精神分析は人間の苦悩を鎮めるための調査と介入の新しい装置として出現した。犯罪学は社会と共に犯罪者をその異常傾向からリハビリテーション＝復権過程を使って保護したいと宣言していた。社会学は、社会変化への合意形成や調査によって割り出された矛盾の克服など、社会現象を理解する認識・分析装置を提供するように見られた。しかし、こうした新しい科学が階級の分断の論理、すなわち一つの階級が別の階級を蹂躙する論理の中に導入されると、その科学は、可能な表現の一つでしかなかった初めの原型から、現象を分離することによって、必然的にこうした分断と抑圧を認める不可欠な装置に変わっていく。

この過程は行動を体系に組み込んで定義し、元来の要求には沈黙し、人工物を創造し、人間の誕生の意味を教育し、人間の暮らしと役割は何なのか、人間同士の間にできる関係は何なのか、人間のあるべき姿は何か、どのような在り方で人間の死を受け入れるべきかなどを調査する一連の文化体系を生み出した。宗教が善悪、賞罰、罪と罰などの区別を通じて操作と管理の機能を持ってきたわけだが、人間科学は病理学との関係で正常性に焦点を当て、そして逸脱した行動に対する正しい行動に焦点を当てて専門化しているように思われる。人間科学は、すべての人々の「罪」の責任を多様な水準で共有しているにしても、絶対的価値に関与しているというよりは、依頼者の利益により関係しているというべきだろう。人間的要求（すなわちすべての人間の要求）を基盤におかずに、経済法規の要求に応じて、支配者自らの遊びと権限を保証するために大衆管理を行っている支配集団を代表して、こうした原理は、人間および人間解放の名の下で生まれたにしても、正常な行動の体系化を行い、規範と管理の境界の定義と、治療と拘禁によって逸脱を管理する機能を持ってきた。

多くの共通要素がありながらも、こうした過程を実現する結節点は異なっている。それは、現象を分離する傾向である。これは一連の相互関係の連続上には存在しないし、生じえないように見えるが、それはその現象が諸要素の一つであった社会組織から現象を分離して、切り離された現象に取り組むためである。こうして現象に絶対的で先天的で不動の特徴をもたらす。どのような現象でも、一度絶対化されると、取り組み、解決するよりも、現象を一層悪化させ、固定させることになる細分化された権威の中に置かれる。

現象の分離と絶対化のこのプロセスは、直接結びついた他のプロセスを前提にしている。すなわち、社会の水準から、個人の中に体現されて、自動的に脱歴史化され、現象そのものにされている個人（すなわち関係、原因、効果が社会組織の中に織り込まれたすべての現象として現れる個人）に、すべての問題を移行させることである。こうした袋小路を克服するために、諸現象に含まれる社会的関連に訴えるにしても、研究領域の拡大は諸個人の主体的分離・孤立を壊すことなく、諸個人は社会的混乱の分離した原因として機能する。

逸脱の領域では、反社会性という用語に含まれる異常な行動（または混乱した行為）は、これを行う個人がその現象自体になって分離されるのであり、関係の表現、すなわち、すべての個人的生活が含まれている個人史、環境、価値観、社会的人間関係が含まれる過程の契機としての関係表現になることはない。「否定的」現象、不適切で不作法な行動、混乱した行為は、一方では個人の生活の継続性を示し、他方混乱した行為による反抗が生まれる現実への「否定性」も常に含んだ生物学的、心理学的、社会的諸要因の複合体の相対的契機である。このような「継続性」は細分され、その諸要素は異常な行動を行う個人の主体としての特徴を強調するために分離され、孤立化され、区分される。こうして異常な行動が現れた文脈すべての繋がりは否定される。異常な行動を「了解不能」にするのはこうした断片化であり、これへの唯一の対応が拘禁と管理になることを肯定するのもこの断片化である。しかし、「正常な人」の眼に異常な行動が「了解不能」に映る主体的・客観的現実と行動の間の断片化は、すべての表現が分断化している現実の中で、逸脱の意味を見出すことが困難な「逸脱した人」自体を非難するように働く。経験としてそれ以上表現できず、常同化されて、対立の一方の極を失って育成され、発展する可能性を失った行動の中に、この断片化は逸脱の意味を固定する。一度断片化されて異常な行動が常同化として把握されると、「常同症《ステレオティピア》」として現象を把握する以外の方法はなくなる。なぜなら、現実では現象はこうしたあり方をしていて、現象に取り組む科学がこれに対処するのに常同的な評価尺度で応じるからである。

しかし、異常な行動と混乱し逸脱した行為は、多かれ少なかれ意識され、組織化され、象徴化されて、各人の生活が強いられている現実（規範からの排除に苦しみつつも同意を与えるべき社会条件の中で、暗黙の常同化に経験が適応している現実）への反応でありうるだろう。そして、「症状」が異常行動以上のものを意味するかのように、混乱した行為はその「症状」以上のものを意味している。

こうして、逸脱した人または混乱した行為をする人は、精神医学との関連を自動的に持つようになる。この科学は、研究の対象として心理的逸脱を把握することが慣習化しているのであり、逸脱者がそこから逸れた社会的価値を組み入れた全体性とこの全体性を持った人間を対象にするのではない。すなわちこうした場合、科学イデオロギーは、絶対的な専門用語の中に専門的権限の諸要素を固定し、（相対的・反応的存在である）現実との関係を排除してそれを自然な偶発事にしてしまい、これを行う個人の特質に結びつけ、またはせいぜい混乱した特殊な心理状態に関連させる。疾病と逸脱が単なる自然現象であって歴史的・社会的産物ではないとするならば、すべての個人は病人か逸脱した人になるだろう。こうした否定の全体性が、（人間行動の補完的部分にもなる他の諸要素すべてを括弧に入れて）人工的に分解した諸要素のうちの一つだけを絶対化することによって人間を人工的に構成するとしても、社会的排除に作用するのはこうした否定の全体性になるだろう。現実、社会的世界、条件設定、疎外、抑圧、歴史、期待、関係、暴力は、逸脱や異常行動や混乱した行為とまったく関連はないかのように除外されている。この分離と分断は全体的であり、症状は分断それ自体の表現にしかすぎない。

したがって科学的に実施することとは、人間を細分化することである。これによって多様性が分離されて、多くの相違が増大して確定される。しかし、いったい何のために？　結論としてはこのプロセスは逸脱した人、混乱した人、異常な人の復権《リハビリテーション》と回復をもたらすと言えるのかもしれない。そうであるならば、私たちのリハビリ施設や矯正施設に入所している大部分の人は、復権を果たし、幸福に社会組織に戻り、回復しているべきだろう。しかし、二〇年、三〇年以上隔離されてきた人々によってこれらの施設が混雑しているという事実に、科学は答えてはいない。復権と回復を目的とした諸施設のこの全般的破綻を説明するために、この領域の科学の限界を認識するだけでは不十分だろう。

私たちが初めからこだわっている要素はこのプロセスで、このプロセスは決定的役割を持っている。それは、すべての現象が実践上登録されている原簿であるにもかかわらず、私たちの社会組織の中で、精神医学と犯罪学の「科学者たち」がまったく考慮しない原簿である。すなわち、それはこの施設利用者が所属する階級のことである。彼らのほとんどが労働者または下層労働者であり、矯正施設利用者や孤児院、感化院〔現在の児童自立支援施設〕の入院者、刑務所入所者、それに先進工業発展国の社会福祉受益者などが同様にすべてこの階級に所属していることは偶然ではありえない。（とにかく自分の犯罪への懲罰を回避し減らすために手段と方法を常に見つけられるまれな事例である裕福なブルジョア犯罪者を除けば、犯罪者、逸脱者、不治の狂気の人などの形態はこの階級だけの特性に思われる。さらに新しい理論がこの現象に社会学的新解釈を与えるならば、この科学は、逸脱、狂気、犯罪は本来的で自然な出来事であると私たちに確信を与えつづけることになる。しかし、こうした出来事が労働者と下層労働者の本質にだけ属するのであろうか？　またこの階級に属する人の逸脱と反社会性だけが、差異を絶対化する過程のために自然で不変になるのだろうか？

もし逸脱と反社会性が偶発事であり本来的な矛盾であるのなら、支配階級に属する人の逸脱と反社会性に対する施設がほとんど存在しない事実は、この施設以外のところに別の回復可能性の概念があり、さらに当然、別の不治の概念が存在することを明らかにしている。支配階級の逸脱と反社会性という現象は、たとえば監獄やリハビリテーション施設に存在するような本来的で必然的な特徴を失っているということである。回復可能性はそれが行われる装置と回復の意思に左右される。支配階級は、自分たちの仲間が行ったこうした現象については耐性限界を極端に下げて、自分たちのための装置と意思を用意している。

心理的逸脱については、精神療法と精神分析は、異常行動の無意識の動機づけを研究して、接近可能な病人の気持ちに身を置く科学の一分野である。この科学は本来的で自然的で不変なこととしてこの現象を受け入れているのではない。個人史や発達経過を調査してその過程の重要性を深化させるだろうということが、いくつかの事例で明らかになるだろう。すなわち、行動と現実の結びつきが維持される。しかし、コンプレックスと葛藤が生む無意識や心理的処理の分析は、労働者や下層労働者が触れることもできない価値体系や文化の中に移ってしまう。その上、知らない人にはわからない象徴的で暗号化した専門用語の権威が生じる。ブルジョアの価値に向き合って過ごす私たち小市民や小市民的労働者はしばしばその文化に浸食されはじめているが、彼ら自身やその要求とは関連がないこうした文化に一体化することは、支配の最後の要素であって、解放の装置ではありえないだろう。精神病院に収容されている下層労働者が不治のエディプス・コンプレックスを示している可能性があるという筋書きは世俗的で滑稽に響くだろう。この解釈の普遍性に疑問を持つ程度の状況下に私たちはいるというべきだろう。

さて、異常行動の動機づけの研究としては、どのような研究が私たちの治療的リハビリ施設にいる「逸脱者たち」に有効なのだろうか？　なぜブルジョア階級の逸脱症状は正当化されて弁明されるのだろうか？　労働者と下層労働者である私たちの治療施設の収容者たちにとって、「逸脱」は本来的な自然現象すなわち「疾病」でありつづけ、逸脱者たちは自動的に彼らの症状で区別されるにもかかわらず、どうしてこのブルジョアの患者についてはその無意識の動機を研究してそれを明確化しようとするのだろうか？　病院精神医学総体が（まさに犯罪学と同様に）個人を脱歴史化することに基盤を置いているならば、私たちは患者の深層の動機をどのように認識できるのだろうか？

反社会性と犯罪についてのこの議論には価値がある。裕福なブルジョアの犯罪者は社会復帰と回復について問題は生じない。犯された犯罪行為は、歴史－社会的な偶然事として受け入れられ、本来的で自然的な元々あったものとは見られない。それは〔意思を持って行われた〕犯罪行為として説明される。それは、罪を犯した人の将来の生育発達を決定することはない出来事になり、続く生活史ではあるときに犯した犯罪がその人生すべてを決めてしまうことはない。人生において、人が持つこの曖昧さと疑わしさの中にこそ復権の場があるのであり、それは属する階級がその人を認め保護する場でもある。こうした場合、復帰《リキューペロ》に問題は生じない。それは、同僚の目にもその犯罪を明らかにし、それ以上の罪を犯さないための文化的・経済的装置を用意できる経歴をこの犯罪者が持っているからである。さらに大規模な犯罪、すなわち権力を持つ政治家階層の腐敗と犯罪について考えれば、本人の名誉をそのまま残した付随的有罪宣告や減刑、特権待遇、免責などにしかならない。このような場合、政治腐敗については〔不可避な〕本来的自然という概念が再浮上してくるが、それは政治ゲームにおける暗黙の本来性であり（政治とは常に「汚れた」状況のことであり、そのゲームに加わるとき手をきれいなままにしておくことは困難である）、そしてこの抽象的ゲームでは、罪を明かした政治家を免責して利益を引き出すことは慣習化している。このような場合の個人的腐敗と犯罪は歴史‐社会的事実として再度取り出されるが、各人が条件づけられ、逃れることができない無数の社会的偶然事の一つとして正当化される。

実際のところ、こうしたことは罪を犯した従属階級の人にはまったく起こらない。彼らのような犯罪者は個人史〔自分の物語《ストーリア》〕を持たない、彼らの個人史は犯罪の履歴であり犯罪の前科である。彼らは生来的犯罪者であり、失業者が生来的に怠惰で怠け者であるということと同様であるということになる。だが、素質、人種、身体的特徴として生物的に生来的であるとされる犯罪そのものの他に、その行為を正当化し説明する心理的・社会的・経済的動機づけはないし、根拠もないとされる。

労働者、下層労働者の犯罪者の個人史を作るすべての試みは破綻する。なぜならば、彼らの個人史は、痕跡が残らない暴力、喪失、権力濫用の歴史であるからだ。いまだに科学的常識になっているロンブローゾその人に、異常行動に現れる社会的巻き込みを認識して犯罪者に個人史を見出したという功績があったとしても、他の方法によって当初の自然な多様性とその結果生じた疎外の必然性を彼が認めたとき、ロンブローゾの実践的結論は全体的に脱歴史化することであった。

犯罪が起こる理由について誰が研究するだろうか？　二〇年前に未開墾の大地主所有地を占拠していて警察官に殺された農業季節労働者《ブラッチアンテ》の未亡人が、私たちのテレビ番組の中で次のように述べた――「みんなに仕事があったら、生きるために土地を占拠する必要はなかっただろう」と。これが基本である。だが、仕事がない農業季節労働者たちが未耕作地を占拠することを決意するという着想とその犯罪に対しては、事実の曖昧さへの不安を持たずに、土地を占拠した人は罰せられ殺される。しかし、はっきりしたことはこの農業季節労働者は犯罪者として罰せられて（したがって彼の行為は異常としての烙印を押される）、土地は主人が耕さないかぎり未耕作のままである。

こうした「異常者《アベランテ》」にとって、私たちの社会組織はその回復のために組織されていない。別の社会システムならば、非自然的分割によっては基礎づけられない別の社会組織になっただろう。だが同じ論理の下で改革を企画するなら、結果は同じだろう。価値の没落、絶えず欲求不満になる期待感、維持されない前提、絶えず非難されて不可能になり、絶えず意味を失い、絶えず暴力と抑圧があり、生存のための闘いはいつも困難である生活不満、これらが生じる原因と社会的含意について誰も調査しようとしない新たな犯罪の誕生について検討してみよう。こうした基本的前提を考慮しなければ、常に私たちは自己限定し、新たな犯罪カタログと重大または軽微な犯罪の新たな区分を作って、新秩序とこれまでと同一の新施設・制度を生み出すことになるだろう。こうして、生きられない生活への拒否の症状である新たな形態の逸脱と異常行動による反抗に直面したとき、諸問題に現代的用語で対処することを引き受けた「社会」の次元で曖昧に対応することよりも、現代的に分類する新たな疾病学分類と新しい技術用語を人々は見出すことになる。しかし、現実はまったく同一である。

こうした文脈では、逸脱、反社会性、異常行動、混乱した行為の問題点は、思い浮かぶことすらないだろう。それが何なのかなど当然わからないし、よくても無前提に何かを知るか、一部を摘み取り一面だけに焦点を当てた現象のために抑圧的介入を要求する、より適合的な定義に専念するだろう。これは社会的混乱をもたらす問題である。しかし、無前提な問題と、私たちを現実適応させるこの抽象化を越えて、もし知識、治療、復権の指標が技術者に委託され、それが支配階級の保護のためなのなら、私たちは現実について何を知りうるのだろうか？　技術的対応は常に標準化された対応であり、（たとえ、精神医学が自然科学に所属すると宣言したものの、実際上は公共秩序の保護に直接巻き込まれていると見なしても）多様な原理が公共の委託を実施している社会組織によって示される文化的価値とこの対応は結合している。「技術的」介入によって実施される標準化は、規範への再適応すなわち社会的条件が提案するステレオタイプな案を「逸脱者」側に受容させることであり、逸脱自体の激化でもあり、また、技術的管理に適した専門施設にいつかは移動させることになる。異常者の管理を委託された空間は、逸脱者を分離する場所に収容して、逸脱が生じた文脈を正常化させる機能を免罪する。そして、妨害できない場所に逸脱者を移動させ、存在しつづけるべき絶対的価値に代わって、議論の余地がある相対的価値を「規範」がもたらすことによって生じる危機を中立化する。

治療、復権、回復について議論するならば、その議論は単純に技術的なものになり組織的なものではない。私たちの社会システムを基礎づける非自然的な当初の区分の相対的前提を再度結びつけるのは政治の問題である。リハビリし、復権する人間に何をしたらいいのか？　われわれの社会で彼らにポストを用意しているだろうか？すなわち一度リハビリし、復権しても、自分と家族の必要を満たす仕事を見つけられるのだろうか？　必要や欲求、あこがれ、期待を満たすことができる暮らしの意義を見出す可能性はあるのだろうか？　むしろ疎外する制度の基盤である秩序は、こうした一度復権した人間を社会の辺縁に置いて、彼らを守らず抑圧する機能しか持たない規範を彼らが新たに侵犯する危険性に常に曝していることから、復権は不可能であるように構造化されているのではないだろうか？

彼らのリハビリテーション復権の可能性は、彼らの資産または少なくとも労働力に直接比例する。また経済の集中と発展の中にあるいわゆる自由社会の中で持つ仕事に直接比例する。経済的発展、後退、危機の時期に従って規範の制約は時に応じて拡大し、また縮小し、異常行動に関する社会的耐性もこれによって拡大し、また縮小するという意味で、収容者数の変動とリハビリおよび矯正施設の劣悪さの変動は、全般的経済動向の変動に直接連動している。

このような特定の事例やこれに直接関連した事例以外に、まったく考慮されない他の現象がある。それは、法や規範に違反する人に全体として欠けていることが明らかである所属感、人々が所属する特定の社会への所属感のことである。それは当然だろう。「正常性」を定めている共同体の要求に応じるために、隔離と疎外の機関が創造された組織であるならば、そこの収容者は彼らを罰し隔離して代替的可能性を提供せずに破壊するこの社会において、自分を知ることはできない。彼らの必要に応じることがない秩序に一体化することも受け入れることができない。復権には、リハビリテーションを受けるべき人の関与と主体的要素が必要であるとしても、リハビリテーション過程で援助を受けた経験として拘禁されて生きることはありえない。しかし、この過程に関与するためには、復権する人々が彼らを治療と復権のために隔離している施設を認識して、同時に彼らが持つ収容に対する暗黙の「非難」の正当性を認識することが必要である。その非難の修正ができるのは、逸脱者が自分が参加メンバーだと感じられる社会、さらに制度を作るために役立ってきた法律が信頼できて、実際に逸脱しても信頼される社会に参加しているのだと認識できる場合だけだろう。

階級的疎外として絶えず続く疎外を個人史の中で背負ってきたこうした人間たちは、この社会と制定された法律や規範に関与する一員であるとは感じていないだろう。私たちの社会システムの法律はすべての人への平等を宣言しているにもかかわらず、実際上彼らの要求と権利に応じることがないからである。それが可能なのは、この階級が自分の要求と権利を要求できる闘いを通じてだけである。しかし、闘いを組織化された肯定的意味にすべて導けるわけではない。だから、偶発的で孤立した犯罪行為、または自動的に烙印を押されて処罰を受ける異常行動を伴った反応が生じる。

社会の状態を改革するために闘い、この改革の主体であると多くの人々が感じている国々では、犯罪と逸脱行動のいくつかの形態が著しく減少しているという事実は意味がないわけではない。第二次世界大戦中の短い期間、南アメリカの中で非常に高水準であったチリのアルコール依存症は五〇パーセント減った。同様の現象が麻薬についても起こった。なぜならば、最終的に被抑圧階級の要求に応じることを目的にした調査に巻き込み、被抑圧階級と団結するプロジェクトが存在したからであった。そのときに、（弁護士、司法官、世俗権力の責任者、そして人民戦線政府のその後の凋落についてここでは語らないが）勝利が特権と権限の消失をもたらすこうした闘いにおける医師の役割が何であったかはよく知られている。

これは、混乱した行為と異常行動は存在しないということではない。これは、人間の現象として社会的少数派は存在しないこと、社会的状態の改革はこれをなくしていく効果があるということである。だがしかし、私たちのような社会組織では、まるで少数派の生活は含まれないかのように少数派を社会から排除することが必要である、汚れた悪臭は存在しないかのようにすべてがうまくいっている美しく磨かれた外観という疑似的矛盾を壊すものすべてを排除する必要がある、という考え方そのものの中に問題が存在している。

だが、支配階級の少数派はしばしば「多様な」個別的対応が必要な人物として生き、受容されるが、被抑圧階級の少数派はそのようには受容されず、提供される対応は社会から消され、排除されるだけである。階級分断がある社会では、（私たちが疎外され、暴力に曝された施設の中で出会い、知っている）従属階級の疾病、逸脱、反社会性はそれとは違ったものになり、対応は多かれ少なかれ隠蔽されて欺瞞の下の抑圧になっている。それは、対応の特徴を決めているのは彼らの必要とするものの特徴ではなく、それらを表現する人の所属する階級の特徴によるからである。社会システムがすべての人の必要を満足させはしない経済論理の支えによって基礎づけられているなら、そして、変革と改革を希望して要求する者としての抽象的人間はすべての人間と同等ではないので、非能率で逸脱して障害を持ち、罪を犯しやすく倫理に反しやすい、すなわち従属階級の少数者は排除されて社会から消されることになる。なぜなら、彼らは回復し復権することが不可能であるからである。

こうした問題に対して採用される方策は、弁証法的方向には向かわず、一方的で抑圧的になることしかない。抑圧と管理に適応した職員の増加、より専門化した抑圧技術者の準備、警察組織の激務化、これらは私たちのところのような社会システムが計画できる唯一の予防的措置である。反社会性や逸脱の増加に対しては、警察官と精神科医の数によって対応するしかない。なぜならば、すべての逸脱行動に対する（多かれ少なかれ意識された）暗黙の議論への回答として、社会システムの施設・制度自体と価値そのものについては論じないことが合意されていて、それが唯一の基準だからである。

4　人間の価値

混乱した異常な行動と逸脱の問題を浮かび上がらせて、つなげていく領域を初めに明らかにできないならば、これに定義を与えようとすることは無駄なことだろう。精神医学、犯罪学、さらには今日では社会学の教本はすでにこうした現象すべてに可能な分類を行っているが、この分類に対する実践上の理解は、すべての対応が一様である隔離施設における多様な異常行動を組織化したものにすぎないので、この分類はこれらの記述と定義に限定されている。それは異常行動と症状以外には何も表現していないので、たとえ生来的なことであってもそれは逸脱現象への抑圧と管理でしかない。

すべての人の満足と暮らしを実現するために改革している集団内部で、すべての活動や対策（そしてすべての技術介入）の戦略と目的が、人間、人間の必要と要求そして人間の暮らしに置かれている場合だけに、あるがままに表現された疾病と異常性について人々は直接語れるようになるだろう。知るべきことは、健康でも病んでいても、正常でも異常でも、人間の価値は、健康、疾病、正常性、異常性の価値を超えていることである。そして、すべての人間の他の矛盾と同じように疾病と異常性は自分を取り込み自己疎外する装置として、すなわち解放と支配の装置として使うことができるということであり、すべての活動の意味と発展を決定するものは人間として自己認識する価値であり、人間になろうとする可能性《ウーゾ》であるということである。これによって健康になる、病気になる、正常になる、異常になるという実践的推論をすることになる。人間の多様な価値と可能性を基盤にして、健康と疾病、正常と異常は進展していき、健康な人に含まれる表現としてまた規範から病人を排除する表現としての（一方は肯定的で他方は否定的な）絶対的価値になるか、健康と疾病、正常と異常の間で常に展開する暮らしの出来事、経験、諸矛盾としての相対的価値になる。人間に価値を置くのなら、人間の状況は健康であり同時に病んでいるのであって、また正常であり同時に異常であるのだから、健康と正常性が規範を代表しているわけではない。

　すべての人、すなわち、病人、精神および知的障害者、身体障害者、逸脱した人、精神が混乱した人の生存を、生産力が満たすことができる社会集団の内部では、人間とその要求に価値があるならば、能力がないことは一方向にしか進行できない機構メカニズムの否定的要素ではない。それは、生産を維持し発展させる必要・要求を満たすための主体的存在の一部になる。

　このことは、単純に疾病と逸脱が存在する時点で、それへのすべての判断と技術介入を延期することを意味するわけではない。しかし、こうした状況における技術者の役割は、「科学的中立性」や中立的技術介入の裏に何があるかを明らかにすることであろう。そして、「科学」自体が常に支えた自らの孤立の中に立てこもっている彼らの権威という現象に接近することを拒否する役割であるべきである。人工的に孤立させ、絶対化された部分的現象への科学者の介入は、彼らの研究の科学的真摯さの保証にはならない。それは社会全体との直接関係すべてが、技術がその控えめな手段によって防止できる疾病と罪として個人に自動的に負わせていることすべての担保である。こうしたことは、多くの場合、経験の破壊と抑圧と暴力になっていく。

自由を奪われた犠牲者も殺人者も含んでいる資本の論理の中で重要なことは、どんな性質のものであっても、多様性と疾病が、症状としての単純なありのままの事実以外に表現されない方法で、また純技術的領域を越えた政治－社会的領域への対応を要求しない方法で、運営され、管理されることである。

このことは症状の絶対化をもたらし、「多様性」は不平等性の証であり、異常行為は生来性で還元不能であることの証とされる。そして、異常行動と逸脱行動は、この行動が表現した必要・要求が、処罰を正当化し認可するために常に犯罪に転換されることは明らかである。このような意味で、私たちの技術的対応、治療、復権、矯正のための私たちの諸施設は、必要・要求に応じる機能を持っていて、人が一度罪を犯すと、その必要・要求を〔社会的に〕存在しないものか症状や似た表現に変換させる機能を持っている。一方が他方への対応である暴力と犯罪の二つの形態に向き合うと、何が現実の必要・要求であるのか認識できなくなる。これと同じように、現実では、必要・要求の犯罪化は人工的に構築された自然である。異常行動と逸脱は、危険をもたらすから犯罪である、異常行動と逸脱の治療と復権を委託されたイデオロギーと施設は、偶発的危険への予防処置を隠していることによって犯罪的である。そこには必要・要求は存在しないし、必要・要求への対応も存在しない。だからこそ、このような状況で作業している技術者の役割は、この必要・要求を隠してしまう新たな分類や新たなイデオロギーを創造することではなく、満たされていないこの必要・要求を自分たちの専門性を行使する中で明らかにしつづけることであるべきである。

こうして、混乱した行為について検討する中で、私たちはこの行為を取り巻き、定義し、分類するものすべてについて議論した。それは新たな平和時の犯罪を行わないためである。

第18章　『桑園』序文

この書籍『桑園』に集められた題材を出版するにあたり、私たちはこの本の現代的意義について意見を求められている。すなわち、この序文は実に一九七七年から七八年までの短い期間について、その間の精神医療労働者の議論で起こったテーマに関するインタビューに基づいて、できた。そのテーマは援助組織の基準を主に病院に置くべきか区域化された地域に置くべきか、「新しい」精神医療の一般モデルを是認する模範的経験が果たす実践的・理論的影響は何かということなどを検討することであった。精神保健に関する法律一八〇号の施行後であり、国営保健サービスが制度化された後になる今、イタリアにおける精神医療状況と諸問題は根本的に変化したと考えられる。この書籍が意義あるものになるために、法の意義を文章化することと同時に変化した状況の意義についても質問が出るのは当然のことである。こうした質問に答えるために考えることは妥当なことだろう。

　この法律が施行されて一年以上経ち、精神病院《マニコミオ》収容者の数は明らかに減少し、さらに強制保健医療処置（TSO）は大きく減少した。今続いているのは新たな中間的援助の質と特徴および減少しつづける入院期間の質と特徴に関する議論である。にもかかわらず、多くの批判とこの法律がもたらした危険性への操作的な強調の中でも、これまでの精神医療とは異なり、小規模な医療経験の模範例からは離れた精神医療を実施する方策が普及する第一歩が築かれ出している。今はわからないものの、どうしてこのような「強制的」変化が生まれたかについては近い将来わかることだろう。

いずれにしても、この精神保健に関する法律を熟読してみるだけで、次のことは納得できるだろう——多くの人の目に危険な冒険、脅威の洪水と受け止められたこの法律がもたらした事態は、これまでの暗黙の了解であり、実態的には存在しなかった市民および憲法上の基本原理を保健規則に導入しただけのことである、それは健康な人にも病人にも人権を公認するということである、ということだ。事実、この法律の斬新な点は何よりも拘禁と暴力と抑制の必要性をそこから引き出してきた、精神を病む人《マラート・メンターレ》の「危険性」という司法概念を消し去ったことである。そして、隔離の新たな構造を作ることに、この司法概念を消去したことに基づいて反対し、精神的混乱を抱えた人との出会いに、初めから条件をつけていた伝統的精神医学の視点を逆転させて、危険性と拘禁のフィルターをつけずに向き合うようにしたことである。実際のところ、病院への収容の場合、処置の質に関係する情状酌量は、「疾患」の重症度と危険性に基づいて「病人」だけを評価するわけではなく、社会組織の許容力と、少なくとも健康と病気に関する市民の権利と要求に社会組織が応じる度合いに基づいて行われる。

一方では、この国のより反動的立場からこの新しい法律は容易に攻撃され、この法律は危険であり、健康な人と病人の保護の保証が少なすぎるとされたものの、同時に、この法改正とその前提は法規上の合理的処置にすぎないと考える人々の攻撃の明確な標的になった。しかし、それは否定することになっている諸施設を強化するためだった。抑圧と疎外のメカニズムに対する意味ある闘いを近年拡大している理論的・実践的緊張の中でこの法改正が導入されたので、この法改正はこれらの闘いの内容を前進させ、再提案するしかない。精神医療で起こっているような硬直的拘禁部門に生じている危機は、実のところ社会組織の意味ある安全弁の一つの危機と言えるだろう。なぜならば、社会秩序が基礎を置く、健康と疾病、正常と異常の厳密な質的区分の確実性が壊れることを意味するからである。もし危機が存在したならば、それは抑制と暴力の施設および再建すべきでない施設を

「否定する」はっきりした意思によって引き出されたものである。それは科学的妥当性と懲罰秩序の硬直性が実践上否定され、壊され、解体され、転覆された精神病院のことである。こうしたことは、この危機によって生まれた空白を満たすことが可能な文化モデルを再利用するといういかがわしさを受け入れずに、精神病院を形成している論理内部に亀裂を造った。

さて、精神病院の存在自体に隠されていた階級的疎外論理の実践的廃止が、新たな精神病院の建設を禁止し、その使用を次第に廃止していく法律をイタリアにもたらした。この実践的廃止は、開かれた危機を新しい説明理論と新しいイデオロギーによって閉じ込めることを妨げて、多様に解釈できる現実をそのままにおいた。これは、担当地区の中で逸脱の管理施策を拡大して諸問題に対処するが、精神病院の論理と現実には触れないままに実施している諸外国とは逆の操作になっている。諸外国では、社会的疎外が継続していて、疾病と治療というアリバイによるまやかしのままであり、精神病院とその論理の強化を行いながら、これに応じて、担当区域化と新しい施策の論理そのものの根拠を示そうとするしかない。新精神保健法を制定するということは、主体的存在の権利回復のために闘うということである。そして、精神病院の存在は不動の「自然現象」ではなく現実であり、私たちの生活で企画できることだと明らかにするために、厳密な実証的科学の中にこの立法活動は置かれることである。すなわち精神病院の実在はこれまでに「作られたもの」であったということである。

もし闘いに成果があれば、法律とは反乱を合理化する結果をもたらすものであるが、実践のメッセージを広めて、共有財産をもたらすことにも成功しうるだろう。もし闘いに成果があれば、法律とは模範的経験によって達成された水準を平均化することを生み出すものであるが、同時に論議を拡げて同質化することも行い、継続的運動のための共通基盤を創造するだろう。それはこの法律が、これまで何度も熱望されていたからであり、たとえ実践上の参考としての模範的事例を次第に放棄することがあるとしても、闘いの内容を少数の人の手から数の上で多数の人の元へ移す可能性を持っているからである。

こうした意味で闘いは変化する傾向がある。少なくともヒロイズムやロマンチシズムは減少し、おそらく私たちが急進主義の中で少し病んだ状態にあったとしても、今も病んだままのレトリックは少なくなった。そして闘いは一層正確なやり方でこの何年か行われたこと、すなわち私たちの施設に対する実践的「激情」の成果に向き合うよう強いられてきた。したがって、この法律はいくつかの方法で代替的《オルタナティブ》な活動を行っていた精神医療職員自身を傷つけて、自分や仕事に対する彼らの意識を変えていった。今日、台頭しつつある新たな世俗的特質をまだ定義しないままにして、新たな法律の出現までこの何年か私たちを支えた「信仰」を喪失した状況にあるように思われる。

この書籍には、一つの介入が特徴づけるある種の期待とある種の検討の雰囲気が予告されているようだ。私たちすべては今日、この法律から出発し、完成したものとまだ定義されない他のものとの間にいる。この書籍の中でインタビューされている人たちは、こうした状況を直視して、こうした空白、すなわち同一性の空白であり、私たちの作業における歴史的要素の欠落である不安が満ちていることを表現している。

実際のところ、伝統的精神医学は職員に、社会的管理の保証人という単純で明確なアイデンティティを与えていた。それは、精神病院を克服する過程がこの管理を拒否するアイデンティティに可能性を与えていたことと同様である。しかし、こうした克服が実現し、この拒否を認める法律ができてみると、精神病院に対する闘いの中で示された明確に一体化可能だった解放的役割の質を共有する可能性、そしてすべての精神科従事者が暗黙に何度も確認できた正常化機能を克服していく必要性とともに、この役割を共有する可能性は少なくなった。

精神科医は、規範になった厳密な定義の中に残されたままになっている個人的苦悩を伴う行為に関与しつづけている。規範の境界は変動し、社会的価値の変化と必要性に従って拡大し縮小する。しかし、支配的論理の中で維持すべきことは常に厳密にその限界が定義されている。苦悩の表現様式はいまだに精神疾患の古典的指標の中に閉じ込められ、硬直化したままになっている。なぜなら、誰が精神的に病んでいるのか、規範の限界点はどこか、またそれを越えようとしている人は誰か、規範の限界を超えた懲罰や制裁があることを弁えている人は誰かなどを初めから決定している文化こそが、この表現様式であるからである。

まさに異常な世界を制裁し、処罰している精神病院の論理と一度闘ってみると、「精神疾患」の古い指標に従って病院に移され、この指標の後ろに隠れて自己防衛している病人たちを前にして、精神科職員は武装解除された状態になっていることに気がつく。施設としての存在理由にはこれ以上のものはありえない。なぜならば、精神病院は病人ではなく健康な人を単に守る機能を持つことが明らかになったからだ。精神医学としての存在理由もこれ以上のものはありえない。なぜならば、精神医学は、「病人」の空間を創造することを通じて、健康な人々の世界を防衛する同意を得た装置であることが明らかになったからである。精神病院と闘う人の存在理由もこれ以上のものはありえない。なぜならば、精神病院の死を宣告する法律が今ではすでにできてしまったからである。そうは言うものの、苦悩が生じる困窮の世界を把握し、苦悩が「疾病」として定義されたそのときに追いやられた歴史〔個人史と社会的経歴〕に立ち戻るために、精神科医は防衛装置も持たずに直面すべき苦悩にこだわりつづけている。

多様な方法で「精神医学化」していく暗黙の挑戦を実際に構成するのは、このような同一性が欠落した状況である。なぜならば、こうしたイデオロギーや施設・制度の空白の中で、これまで私たちが接近しないできた装置や指標を使わずに精神的に混乱した人々に接近しなければならないからである。

このような空白を埋めること、こうした保留状態、当惑、ためらいの時機を別の代わりのイデオロギーで満たすことでは、私たちを閉じ込めてきた文化図式を越えた新しい認識様式に至ることは生まれない。私たちのためらいを合理化することがすでに確認されている説明理論によって、このような空白を満たすことは簡単だろう。他の西欧諸国と比べて文化的に遅れているイタリアは、イデオロギーと科学による保証の要求と必要性が今日はっきり示されていて、外国では社会的疎外プロセスにもこれらを肯定した精神病院の論理にも、まったく手をつけることがなかった精神分析、行動主義、関係療法などを歓迎する準備はすでにできている。しかし、新しいイタリアの法律を中止させようとするとき焦点になるのは、精神病院と精神医学によって承認されてきたが、明確な危機を新たな論理で再び閉ざすことは求めない階級疎外の論理である。このことを直接考えることに私たちは同意する。すなわち、精神的混乱が育まれる満たされない欠乏状態とは何なのか、具体的挫折は何なのか、疾病を発症させる現実的無力感とは何なのか、こうしたシンボルで何を隠したいのかを考えないことに決めるのはどんなときかなどを、直接考えることへの同意である。このことは精神的苦悩が物質的窮乏〔貧困〕(確かに物質的窮乏は混乱の形成にも混乱が受ける対応に関しても重要性を持っている)だけに原因があると主張することを意味するのではない。しかし、私たち自身の欠乏を表現することを妨げ、「疾病」の介在を通じて異常で入り組んだ人生を強いている、社会的窮乏は存在している。なぜならば、私たちは直接的方法で表現することが妨げられているからである。

新しい「科学」と新しい「理論」の必要性は、不適切に定義された「イデオロギー的空白」の必要性の中に導入されるが、それは実際には多様な方法で諸問題に向き合うことが始められる幸福なときでもある。それは、私たちのように武器を持たずに不安や苦悩に向きあい、露骨に自己防衛する装置を持たずに過ごすことができる幸福な時間である。この幸福なときに、私たちは、「疾病」という図式の中に自動的に客体化することをせずに、こうした不安と苦悩に関係を持つことを強いられる。また、理解する人と無視する人の間や苦悩を持つ人と援助する人の間にある古くからの距離を再度作り出す新しい解釈体系をまた用意することをせずに、私たちがこうした関係を持つときが幸福なときである。精神的混乱を抱える人の主体性が浮き上がることができるのは、疾患と解釈の媒介なしに直接出会うことでしかできない。実証的精神医学の具体的帰結は精神病院であった。その実証的精神医学の客観的カテゴリーからやっと離れて、これ以上の客体化の中に異常体験を閉じ込めずに、個人史と社会経歴に密に結びついた状態を保つ関係の中でだけ、その主体性は明らかになるだろう。

訳者あとがき

本書は、Franco Basaglia, *L'utopia della realtà.* (Einaudi, Torino, 2005.) の全訳である。フランコ・バザーリアのブラジルにおける講演集『バザーリア講演録 自由こそ治療だ!――イタリア精神保健ことはじめ』(*Conferenze brasiliane.* Raffaello Cortina Editore, Milano, 2000) が大熊一夫、大内紀彦、鈴木鉄忠、梶原徹訳で二〇一七年一〇月に出版されているが、バザーリアの著作についてはこれがイタリア語からの初めての邦訳になる。

はじめに、本書の概略を示しておきたい。

まず、バザーリアと改革を共に担ってきて、現在はヴェネツィアに設立されたフランカ・フランコ・バザーリア財団の理事長であるマリア・グラツィア・ジャンニケッダ氏による長文の序文が置かれている。これは詳しいフランコ・バザーリアの伝記になっている。さらにこの序文はこの著作集の優れた要約であり、多くのバザーリアのキーワードを網羅していて、本書の概要を把握するためにとても有用な役割を果たしてくれている。

続く緒言にあるように、本書は『フランコ・バザーリア全集I・II』(*Basaglia Scritti.* Einaudi, Torino, 1981-1982) から、フランコの最大の理解者でありかつ協力者であった彼の妻フランカ・オンガロ・バザーリアによって選ばれた選集である。

この中で第1章、第3章、第5章はバザーリアの思考の基盤にあった人間理解を示している章であり、サルトルの実存哲学と現象学を中心にした二〇世紀中期のヨーロッパの哲学的基盤を踏まえたバザーリアが、精神を病む人《マラート・メンターレ》を含んだ人間をどのように理解したかが示されている。同時にこれらは、バザーリアが精神を病む人および精神科医、医療従事者、社会、そして精神医学をどのように理解していたかも示していると言えるだろう。第1章「不安と自己欺瞞」では人間が生きる中で抱える不安は「社会参加を支援する新機能を持つ」と不安の積極的側面を指摘している。第2章は一九六四年に四年間のゴリツィア精神病院《マニコミオ》の運営経験をもとに世界社会精神医学会創立総会に「施設化空間としての精神病院解体」を訴えた学会講演の記録である。第4章は排除に関する考察が論じられている。この第4章と続く第5章がこの著作集の前半の中心になる文章だろう。排除を理解するために、バザーリアが行った身体と人間に関する考察がこれらの章になる。

第7章、第8章、第9章では、ヤスパースが示した了解と了解不能性に関する議論が行われている。現在でも精神医学の中で精神病を定義する中核的概念といえる了解不能性の判断が持つ精神医学上の諸問題、およびこれによって「人間としての病人」が考慮されなくなったと考えるバザーリアが提起する重い議論が展開されている。これは現代精神医学の基本概念である了解と了解不能性に重要な問題提起を行う提案である。精神医療改革運動の中からの発言もこの第7章以下がそれに当たる。第9章「最終解決」は、青年期にその『精神病理学原論』の中で精神病者の了解不能性を論述したヤスパースが、晩年に毛沢東中国に米ソが協力して原爆投下せよと主張したことへの批判である。ナチスによって殺害される自らと妻の危機を切り抜けてきたヤスパースにこうした差別的主張が出てくることの中に、彼の「了解不能性」という概念の後ろにある同質の差別観をバザーリアは見てとっている。

第14章、第15章では一九六三年のケネディ大統領の地域精神保健センター法の実態を「人工患者」の創造、疾病範囲の拡大、「逸脱者の治療対象化」、対象者に向き合うのではなく専門家養成施設になっているなどの点で批判している。その前にある第10章から第13章はバザーリアたちが格闘したゴリツィア精神病院における病院改革運動——反施設化運動——のありさまを述べている。これらは治療共同体を論じた章でもあり、精神病院における治療者‐病人関係および社会との関係の考察としても読むことができるだろう。第12章「施設管理と運営の問題」では、アルジェリア独立運動のためにブリダ＝ジョアンヴィル精神病院医長の地位を辞任したフランツ・ファノンと最後まで精神科医でありつづけたバザーリアの立場について、その相違の詳細が述べられているのが印象的である。その視点は「システム内部に残っているかぎり、私たちの状況は矛盾の中にありつづけるしかない。だから、施設は否定されると同時に管理運営され、精神疾患は括弧に入れられると同時に治療され、治療行為は拒否されると同時に活動する」という点だろう。バザーリアは現実の矛盾の中に居つづけて、かつそこで否定する立場を失ってはならないと考えていると言えるだろう。一九七一年からのトリエステの活動および一九七八年の法一八〇号以後の情勢について書かれた著作は、バザーリアが一九八〇年に急逝したために第18章「『桑園』序文」だけになっている。

この著作集で中心になるのは、書籍『平和時の犯罪』（一九七五）から三〇頁以上の割愛があるにもかかわらず、もっとも長い第16章「平和時の犯罪」になると私は考えている。これが本書の中でゴリツィアの活動についてもっとも深く考察し議論された文章になっているからである。まず冒頭にグラムシの『獄中ノート』からの引用された知識人論が置かれている。これは、この章の中心課題である技術者に関する議論の展開を予測させる文である。「1　実践知識の技術者」では技術者の利用者、受益者、そして委託者である政治権力との関係をさまざまに分析して結論的に「私たちの分析の目的は、実践的告発の後に私たちがどのような立場に立つのかという疑問への回答を得ることである」、「その対応は、支配者集団の要請への対応および被支配集団の要求の封じ込めに事実上還元されている。（…）資本の論理からは、すべての施設は生産関連組織体になる。（…）逆説的ではあるが、病院は医師や職員のために機能していて、病人たちのためではない」と現実を批判的に指摘している。「2　現実のユートピア」はスイスの精神科医ミュラーからの仮想の地域を設定してそこにおける精神保健施策の立案について質問するアンケート調査について、アンケートが抽象的で現実から乖離していると批判した回答を中心に展開されている。この著作集の表題として選ばれた「現実のユートピア」という表現はこの回答の中で使われた言葉である。「3　ジャン＝ポール・サルトルとの対話」ではサルトルの知識人論とバザーリアの語る実践知識の技術者の間の議論が、あの七〇年代の時代を思い起こさせると同時に現代のわれわれ自身の立場を問われる議論になっていると言えるだろう。「4　看護者たちの闘い」は精神病院改革の中心課題である入所者と同じ階級に属する看護者がゴリツィア精神病院の改革の中でどのような立場を取っていったか、また取るべきだとバザーリアが考えたかが語られている。ゴリツィアの改革運動の状況を知るために重要な文章になっているが、具体的状況についてはジャンニケッダ氏の序文を参照していただきたい。「5 青年問題」ではグラムシの青年論を取り上げ、「実践活動とは、実践を通じて自分を表現する新たな闘争形態を検討するという不安とためらいの中で活動することである。(…)要求に従って時により変動する矛盾の中で生きることが必要だ」と述べ、実践活動における不安、矛盾、(青年の)反発を議論して実践論を提起しているといえよう。

さて、本書について、私個人として理解していることを数点付け加えておきたい。

本書の中では病院改革の実際を語る著作は、一九七五年に出版され、M・フーコー、N・チョムスキー、R・D・レイン、T・S・サース、E・ゴッフマンらが寄稿した書籍『平和時の犯罪』に含まれる論文「平和時の犯罪」(第16章)が最後の著作である。バザーリアがトリエステに着任したのが一九七一年、同僚たちがゴリツィア精神病院を辞任してトリエステに再集合したのが一九七二年であり、「平和時の犯罪」はその再結集の直後の一九七二年冬に行われたJ-P・サルトルとの対話、R・D・レインとの対話を含む中で、主にそれまでの精神病院改革の内容を語っている。しかし、それはトリエステの活動ではなくゴリツィアにおける活動が中心になっている。トリエステで行われた地域活動についてはジャンニケッダ氏の序文に多くの「マキャベリたち」の多様な発案が生かされ、労働協同組合から社会的企業への発展、患者からオスピテ(お客さん)への呼称の変化が生まれたことなどが触れられているものの、バザーリアの書いた全18章にはほとんど記述がない。バザーリアの言葉でトリエステの経験が述べられているのは『バザーリア講演録 自由こそ治療だ!』になるので、関心をお持ちの方はぜひお読みいただきたい。

バザーリアは実践の人である。常に「実践知識の技術者」であろうとしていて「知識人」とは一線を画している。一九六九年の学生闘争におけるイタリアの「熱い秋」の時代には「その著名な支援者であった」にもかかわらず、彼は自分の名前で書き上げた著作は一冊もない。編者となり、書籍の序文を書きその書籍に寄稿したものは序文にも紹介があるように複数あり『精神医学とは何か?』(Amministrazione provinciale di Parma, Parma, 1967)『否定された施設』(Einaudi, Torino, 1968) 写真集『ありえない死に方』(Einaudi, Torino, 1969)『逸脱したマジョリティ』(Einaudi, Torino, 1971)『平和時の犯罪』(Einaudi, Torino, 1975) がある。しかし、いずれも一人で書き上げた著作ではない。書斎にこもって著作を書き上げるタイプの人ではなかったように思える。

著書を書かなかっただけではなく、自分たちの活動を概念化して名称を与えることも避けているように思われる。「知識人」の役割は世界の現実を分析してある傾向を見い出しそれに評価を与え、中立的で普遍的な概念を定義していくことだろうが、このような現実の中立化、普遍化によって現実が持っている特殊性と歴史性を切り捨てることにバザーリアは懐疑的である。

精神病院に治療共同体を初めて導入した英国のマックスウェル・ジョーンズの元を、彼は何度も訪問してイタリアへの治療共同体導入の先駆者になり、第6章「身体と施設」では「治療共同体の(…)施設は、必然的に疾患への判断停止が行われたプラグマティズム的風土の中で生まれた。(…)ヒエラルキー構造を自主的になくすことは、すべての共同体住民を同質化する傾向を生み出すだろう。この同質化は、(フッサールが語るように)コミュニケーションに先行する未分化な初期社会に一致しうる同質化であり、共同体社会全員の身体がそこに現れうる場である」と述べて、治療共同体を「カテゴリーとしての疾患を括弧に入れた次元で病人と同列になる役割を追求」するものとして積極的に評価している。しかし、第10章「暴力の施設」では、「新しい施設モデルとしての治療共同体ならば伝統的精神医学システムの中でも、一般的社会政治システムの中でも、その内部における完全な技術になるだろう。私たちの拒否の活動は精神を病む人が被排除者の一つであり、社会の諸矛盾を拒否しようとする社会システムの贖罪の山羊の一つであることを明らかにする活動であった。今日では、システムそのものがこの明らかな排除に直面して、次のようなことを包括的に明らかにしている。修復活動として、そして社会の暴力に被排除者たちの適応を計る、そして社会的葛藤の解消法になる治療共同体は、(…)統合的治療の役割を果たすことができる。

(…)(しかし)治療共同体は、「こちらの方がきれいになります」と売り込むコマーシャルのように多くの人々を治す新しい製品と見られ、今や無防備にむき出しにされた」と批判している。さらに、「こうしたことから、私たちは、矛盾を解消するための新技術の提案である施設モデルとしての治療共同体案を拒否する」と断言している。つまり、「治療共同体」が排除された人々との向き合う活動であったことを評価しながらも、これが社会システムに肯定され受け入れられることによって他の分野で辺縁にある人々の管理技術になることを拒否するという主張であり、ある意味で「治療共同体」が実践原理であることは認めても、普遍化され、中立化され、概念化されることによって、技術として社会システムが社会管理に利用することは拒否するというのがバザーリアの主張である。

むしろこのような実践と、人としての行動の中にバザーリアの本領が示されているのだろう。現場で入院中の病人を前にして人々が何をしなければならないのかを、多職種の関係、世代間の関係の中で述べているのが「平和時の犯罪」の内容であり、知識人の「理性の悲観主義」によって本を捨てて現場を離れるのではなく、現場にいつづけて矛盾の中で平和時の犯罪を行わないために活動する「実践の楽観主義」を尊重しているのだと考えられる。そうした現場ではさまざまな発想が生まれ、行われ、発見され、発明されていくだろう(序文では「マキャベリの発明」と呼ばれている)。そうしたことの楽しさもバザーリアは知っていたように思われる。

本書は四〇年以上前にバザーリアによって書かれたものである。にもかかわらず、読む人を惹きつける力を持っている。それは私たちの実践がバザーリアによって問いただされ、私たちの国における精神医療の在り方が、人間の尊厳と人権への配慮に欠け、人間の対等な関係を構築できていないことを鋭く突いているからではないかと思う。本書が私たちの医療実践を問うている著作だということだろう。みなさんはどう読まれるだろうか?

さて続いて、私がバザーリアとイタリアの精神医療改革に関心を持った経緯を述べておこう。

一九八六年二月に約一カ月間、朝日新聞記者の大熊一夫氏、『開かれた病棟』という著書で知られ、当時先進的な全開放運営を行っていた元三枚橋病院院長の石川信義氏、同病院臨床心理士で現在西八王子カウンセリンググルーム所長の手林佳正氏、ジル・シュミットの『自由こそ治療だ』の訳者である現群馬県桐の木クリニック院長・半田文穂氏、当時東京大学精神神経科研修医で現瀧川メンタルクリニック院長・瀧川牧人氏、通訳の興松明氏らに同行して実現したイタリア精神医療施設見学ツアーに参加した。この折に購入した『バザーリア全集』の翻訳を試みようと考えたことから、本書邦訳の試みは始まっている。

この一九八六年当時、イタリアの精神医療の状況を教えてくれる本は、『自由こそ治療だ――イタリア精神病院解体のレポート』（ジル・シュミット著、半田文穂訳、悠久書房、一九八五：社会評論社、二〇〇五再版）の西ドイツ社会派ジャーナリストによるイタリア精神医療改革報告と、英国ペンギンブックスからの翻訳である『批判的精神医学』（デヴィッド・イングレスビー編集、宮崎隆吉他訳、悠久書房、一九八五）の中の「管理の鎖を断つ」という一篇の二つだった。「管理の鎖を断つ」はバザーリアの一九七七年精神医学オルタナティブ・トリエステ第三回大会における講演を本書序文の著者であるジャンニケッダ氏らが英訳したものだった。当時まだバザーリアという名前すら知らず、私は『自由こそ治療だ』を熟読したものだった。

当時の日本では、一九七八年に公立精神病院を廃止する法律を成立させたイタリアの情勢について、十分な情報がない中でさまざまな議論があった。保安処分制度があり犯罪性精神障害者は司法精神病院に収容されるから可能なのだ、公立病院が九〇パーセントを越える状況だから改革が可能だったのだ、お金持ちはすぐ北のスイスの精神病院に入院させているから問題が起きにくいのだ、実は病院内に慢性患者を患者ではなく住人として残していて精神病院解体とは実態は違うというＷＨＯ（世界保健機関）報告がある、一部地域で実現しているだけでイタリア全土では変わらない――などである。一九〇四年に成立したイタリア精神衛生法では公立精神病院への収容はすべて強制入院で、その入院は日本の旧禁治産制度のように精神病院入院記録が公開されて、禁治産者と同じように財産能力と契約能力も否定されることになっていて、裕福な家庭ではこれを回避するために隣国スイスの有料精神科サナトリウムや私立精神病院を利用することが戦前から続いていたなどの精神医療状況の背景や細部は、その当時はまだまだわからないままだった。

さらに日本では、議論の中で廃案になった保安処分導入を定めた一九七四年の刑法改正草案への反対運動があった。しかし一方では一九六〇年代後半から拡大した日本の精神病院開放化運動が、「ぶらぶら開放」などと言われ、ある種の放置状況になってしまったことへの内部批判が闘わされていた。また日本の精神障害者の人権問題はすべての精神医療問題の通奏低音のように全体を貫く問題として存在していて、アメリカや欧州の精神医療と人権の状況が寺嶋正吾氏や広田伊蘇夫氏らによって紹介されていた。しかし、この人権問題に対する国内議論も賛否両論があるような状況だった。そうした中で一九八四年に明らかになった宇都宮病院の暴力事件を契機にして、わが国の弁護士会や精神医療関係者が設立した精神医療人権基金の招聘で、一九八五年には国際法律家協会などの合同ミッションが来日して調査と日本政府への勧告を行うなど、日本の精神医療に対する批判的国際議論が巻き起こっていた。日本精神神経学会、日本弁護士連合会（日弁連）などの精神病院スキャンダル批判の決議なども出されていた。その中で、「医療保護入院は強制入院ではない」などと現実を誤報する報告を国連委員会に行っていたこともあった日本の厚生省は、その精神衛生課課長（当時）が、国連・人権小委員会で日本の精神衛生法改正を表明することになったのだった。

こうして精神衛生法改正の議論が湧き上がったのが一九八四年からで、わが国で実際に法改正が成立したのが一九八七年だった。こうした中で一九八五年にイタリア情勢をレポートする本『自由こそ治療だ』が出版された。当時私は長野県の最南部下伊那郡の県立阿南病院で、全開放運営をしていた五〇床の小規模精神病棟に勤務していて、高齢化した地域における僻地総合病院の中の精神科開放病棟の運営に携わっていた。交通の不便さなどによる地域の孤立、慢性的医師不足などのために、そこでは世界はおろか日本の状況にも切り離された孤立感を持っていたので、イタリアの報告は非常に新鮮であった。そのときにいくつかの偶然が重なり、大熊一夫氏、石川信義氏たちのイタリア精神医療見学ツアーを知り、長野県の外国出張研修制度にも助けられてこのツアーへの参加が実現することになった。

このときに資料集を作ってくれたのが、当時三枚橋病院に勤務していて、精神衛生法改正に国際的にも奔走しておられた故・広田伊蘇夫氏だった。集めておられた世界の医療制度、人権状況の資料から、イタリアに関する資料、すなわちわが国の法律学者によるイタリア司法精神病院の制度解説ならびに訪問記、WHOのイタリア精神医療調査報告書、トリエステの状況報告など日本語英語取り合わせた資料をくださった。これらを読み込みながらの一カ月間のイタリア旅行であった。

トリエステには五日ほど滞在したように思う。それはあっという間であった。バルコラなどの精神保健センターを数カ所、一〇人ほどの方が職員と過ごす共同住居、数人の方たちだけで暮らすグループホーム、中高年の方たち数十人が過ごす施設、総合病院精神科救急ユニット、そしてサンジョバンニ旧精神病院を見学し、デラクア医師たちの市中の住宅訪問に同行させてもらった。サンジョバンニ旧精神病院では精神病院から地域へ移ったが戻ることを選んだ高齢化したお客さん（オスピテ）の姿にふれ、そこは、当事者だけの生活への段階的移行のための地域施設、劇場やリハビリ芸術施設、県精神保健を統括する行政部門、オスピテの住居などに再利用されていた。しかし二〇〇〇年代のトリエステのガイドブック『トリエステ精神保健サービスガイド——精神病院のない社会に向かって』（トリエステ精神保険局発行、小山昭夫訳、現代企画室、二〇〇六）にあるようなレストランや市民の憩いの場の公園として日々日常的に利用される状況にまでは至っていなかった。ただ、タクシー運転手がもう「統合失調症の人は怖くはなくなったよ」といった言葉は感激的だった。

続いて、デラクア氏、ロッテリ氏などからの紹介で、当時トリノの精神保健行政責任者になっていた、トスカーナ州アレッツオ精神病院の改革で有名なピレッラ氏をトリノに訪ねた。トリノではいくつかの小集団に分かれて施設見学を行った。行ってもしかたがないとトリノの人々に言われつつ、私はカトリック団体が運営する民間私立精神病院を見学してきた。そこは、閉鎖病棟的雰囲気は少ないものの大集団での扱いを受けていて個別的ケアは不十分のように思われた。その後トリノ近郊市の市長さんに面会した。精神医療の問題は最重要課題と語る市長さんにも感動したものだった。『バザーリア全集』はこのトリノ市のエイナウディ社で見つけて購入した。

その後ミラノに移動して、市の総合病院精神科ユニットに向かった。ここはピレッラ氏からの紹介で訪問だった。

訪問当日は全国の医師のストライキ中で留守番を預かる医師は忙しく、短期間入院してすぐ退院し頻回入院するようになった法一八〇号以後の状況に否定的見解を語っていた。病室では人手も足りないのか拘束具が一〇人前後の病室のベッドサイドにいくつも置かれ、拘束中の患者さんも見られた。地域による状況の違いが大きいのだということがよくわかった体験だった。

私たちはここで二手に分かれ、多くの方は、八〇年に亡くなったフランコ・バザーリアの妻であり当時独立左派党の国会上院議員として、中間施設を新設するという法一八〇号改悪案に国会で反対運動をしていたフランカ・オンガロ・バザーリアに会いにヴェネツィアへ向かい、その後トリエステを再訪している。私は手林氏とアレッツオに向かい、アレッツオ市の旧精神病院を訪ねてそこで数日を過ごした。その後ローマで合流して大熊氏の知人である朝日新聞ローマ支局記者の紹介で、ナポリ大学日本語学科教授・坂本鉄男氏に会い、イタリアの精神医療改革についての意見を聞き、さらに短時間ながらイタリア保健省大臣に会うことになった。保健大臣は、司法精神病院はまだ手がつけられていないが問題を抱えていると語ったことを覚えている。現在では、保安処分に対する[1]頻回の憲法裁判所による違憲判決や、司法精神病院のスキャンダルによって、司法精神医療の一般精神医療への接近、地域化が図られ、六つあるイタリアの司法精神病院は廃止して、地域精神保健センターなどに小規模なケアユニットを作り治療していく方向が決まっている。

その後、医療改革全般が遅れていると言われる南部のナポリに向かった。そして、ナポリ近郊サレルノ県にあるノチェーラ精神病院の改革で有名で、バザーリアと親交があったピーロ氏を訪ねた。ナポリの現状について「大都市は世界の病理である」と語っていたのが記憶に残っている。ナポリ市内で精神保健センターを作ろうとしても市が作らないので警察署が引っ越して空き家になった建物を占拠して使っているとのことで、その精神保健センターにも行ってきた。まだ以前と変わらないといわれたナポリの公立精神病院も訪ねた。多くの高齢化した患者さんが院内で過ごしていた。院内に教会があり、ホールがあり、農場もあるという一つの村のような共同体を形成していることはトリエステのサンジョバンニ旧精神病院と同じだが、まだ多くの患者さんが病院から地域に出ていけていなかった。

こうした大急ぎの見学旅行から帰国したあと、大熊一夫氏は週刊朝日にイタリア精神医療状況の連載記事を書き、石川信義氏は、日本精神神経学会などでイタリアの精神状況について発言し、講演会を開いた。折しも日本では精神衛生法改正が煮詰まりつつある時期であった。公立精神病院を廃止する法律を成立させたイタリアについては熱い関心が寄せられ、私も数回に渡って阿南町、長野県内、静岡、名古屋などで、イタリアでもらった資料なども交えて講演を行った。

その後多くの方がイタリア精神医療への関心を持ち、長期間滞在して来られた方もあり、見学ツアーにも多くの方が参加している。ＮＰＯ精神保健福祉交流促進協会の『メンタルヘルスとウエルフェア』第三号（二〇〇七）のように見学報告も出版されている。先ほど紹介した『トリエステ精神保健サービスガイド』も翻訳された。一九九二年には英国とイタリアの社会と精神医療状況を多くの方が論じた『過渡期の精神医療――英国とイタリアの経験から』（シュミット・ラモン、マリア・グラツィア・ジャンニケッダ編、川田誉音訳、海声社、一九九二）『精神病院を捨てたイタリア　捨てない日本』（大熊一夫著、岩波書店、二〇〇九、第一回フランコ・バザーリア賞受賞）『プシコナウティカ――イタリア精神医療の人類学』（松嶋健著、世界思想社、二〇一四）『精神病院のない社会をめざして　バザーリア伝』（ミケーレ・ザネッティ、フランチェスコ・パルメジャーニ著、鈴木鉄忠、大内紀彦訳、岩波書店、二〇一六）が出版されるなど、実際面と理論面からのイタリア精神医療状況への理解は深まっていたと思われる。さらに最近ではＮＰＯ法人東京ソテリアがイタリア・ボローニャの精神保健団体と支援者当事者と一緒になった交流を行い、二〇一八年秋には当事者の劇団をボローニャから招き、演劇「マルキドサドの演出のもとにシャラントン精神病院患者たちによって演じられたジャン－ポール・マーラーの迫害と暗殺」を東京、浜松などで上演し好評を受けた。

しかしながら、イタリアの状況は予算の削減、中間施設立法案などによって改革が停滞する局面も続いたようだ。また政治情勢も汚職スキャンダルやマフィアとの繋がりから当時のクラクシ元首相らの社会党、キリスト教民主党などの五党連立政権が九〇年代前半に崩壊、キリスト教民主党の解体などの混乱の後、九四年の総選挙でフォルツァ・イタリアのベルルスコーニ首相と北部同盟、旧ファシストも混じる国民同盟との保守連立政権が続いた。こうしたことから八〇年代から世界的に始まった新自由主義の拡大の中で、イタリアの状況も日本以上に後退局面なのかと思っていた。

二〇一〇年春ごろに、大熊一夫氏が、私が勤務している浜田クリニックに来て、故・浜田晋院長に取材し、イタリアの状況を語り、公立精神病院の廃止が一九九八年に完了したという話を聞くことになった。二〇一〇年一一月には大熊氏らの努力で、マリア・グラツィア・ジャンニケッダ氏と現ローマ大学哲学科教授トッマーゾ・ロザーヴィオ氏、およびサルジニア州出身の家族会全国連合会長ジゼッラ・トリンカス氏たちが来日して東京、横浜、京都、長崎で講演会が持たれた。

さて、本書の刊行に至った経過は次の通りである。一九九〇年ごろから当時私が勤務していた南埼玉病院の看護師刈込史朗氏、当時同病院ボランティアをしていた現帝京大学医療技術学部看護学科教授・松澤和正氏と仕事の後に『バザーリア全集』の翻訳を試みたのだが、それは挫折してしまう。しかし、この『バザーリア全集』の英語訳が含まれていた *Psychiatry Inside Out: Selected Writings of Franco Basaglia.* (Edited by Nancy Scheper-Hughes and Anne M. Lovell, Columbia University Press, 1987) を松澤氏が見つけて、その輪読会に切り替えて、二年ほどで読み終えた。

イタリア語からの翻訳はこの挫折もあってあきらめていたところ、私が患って、二〇〇八年春ごろから治療時間を作るため、多くの役割を整理した。そして時間ができた中で、やり残してしまったこととして、『バザーリア全集』の翻訳ができていなかったことが悔やまれて、イタリア語からの翻訳を試み出したのが二〇〇八年六月だった。

本書は二〇〇五年に出版されて、二〇〇八年に入手できたが、『全集』の方はその後再版されておらず、当時再入手はできなかった（その後、二分冊だったものが一冊になって二〇一七年にミラノのイル・サジアトーレ社から再版されて、日本でも入手可能になった)。また本書にはジャンニケッダ氏による詳細な解説が序文としてついており、バザーリアの伝記として読んでも十分な内容で、この著作集を翻訳することが日本におけるフランコ・バザーリアとイタリアの精神医療改革の理解を深めるものであろうと考えたことから、二〇〇九年一二月から本書の翻訳に切り替えることにした。私のイタリア語力の不足もありその翻訳には一〇年以上かかってしまった。この間には、『バザーリア講演録 自由こそ治療だ!』を読み、翻訳して、出版するために費やしたおよそ五年間の歳月も含まれている。このときは、時間に追われたが共同作業の翻訳という新鮮で実り多い経験をさせていただいた。その経験を生かして再度読み直すことができたことで、今回、本書の刊行に至ることができた。

イタリア語の不明な点は、外国語学校クイーンズ・パレス日本橋イタリア語会話チャオのイタリア人スタッフ諸氏にご教授いただいた。厚く感謝したいと思う。そして、ここに至るまでにお世話になった方々、刈込史朗氏、松澤和正氏、福島智子氏、大熊一夫氏、石川信義氏、原稿を読んで意見をいただいた加藤春樹氏、岸江孝男氏、台東区のお付き合いがあるみなさま、浜田クリニックの諸氏、私の治療に当たってくれたみなさま、そして心配ばかりかけた私の家族に感謝を申し上げたい。そして最後に本書が出版できるように編集者として尽力されたみすず書房編集部・田所俊介氏に感謝したい。

この方々の力添えがなければ、この翻訳を完成することはできなかった。

二〇一九年六月

梶原　徹

1　柑本美和「イタリアの保安処分制度と精神医療——地域化と一般精神医療化の流れ」町野朔・中谷陽二・山本輝之編『触法精神障害者の処遇』信山社、二〇〇五、六九三—七一四頁

索　引

さ

た・な

は

ま

や・ら・わ

初出一覧

第 1 章
Ansia e malafede / La condizione umana del nervotico. In «*Rivista Sperimentale di Freniatria*», LXXXVIII (1964), fasc. II. 学術集会「現代の文化状況における精神的問題と精神医学」(1963 年, ローマ) における発表.

第 2 章
La distruzione dell'ospedale psichiatrico come luogo di istituzionalizzazione : Mortificazione e libertà dello «spazio chiuso». Considerazioni sul sistema «open door» In «*Annuali di Neurologia e Psichiatria*», XLIX (1965), fasc. 1. 1964 年 8 月, ロンドンの世界社会精神医学会総会における講演.

第 3 章
Corpo, sguardo e silenzio : L'enigma della soggetività in psichiatria. In «*L'Evolution Psychiatrique*», I (1965).

第 4 章
Un problema di psichiatria istituzionale : L'esclusione come categolia socio-psichiatrica. In «*Rivista Sperimentale di Freniatria*», XC (1966), fasc. 6. フランカ・オンガロ・バザーリアとの共著.

第 5 章
L'ideologia del corpo come espressivita nevrotica : Le nevrosi neurasteniche. In «*Il Lavoro Neuropsichiatrico*», XX (1966), n. 39, fasc. 1. 1966年5月, ピサで開催された第29回イタリア精神医学会総会における講演.

第 6 章
Corpo e istituzione : Considerazioni antropologiche e psicopatologiche in tema di psichiatria istituzionale. In «*Che fare*», n. 3, (1968). 1967 年 3 月 20 日, ジェノバ大学精神神経科における講演.

第 7 章
Crisi istituzionale o crisi psichiatrica? In «*Annali di Neurologia e Psichiatria*», LXI (1967), fasc. 2. 1967 年, フィレンツェにおけるシンポジウム「伝統的精神病理学の価値と限界」報告書.

第 8 章
Presentazione a *Che cos' è la psichiatria?* In *Che cos' è la psichiatria?* Amministrazione Provinciale di Parma, 1967. 2d ed. Einaudi, Torino, 1973.

第 9 章
La soluzione finale. In «*Che fare*», n. 2 (1967).

第 10 章
Le istituzioni della violenza. Rapporto da un ospidale psichiatrico 原典は『否定された施設 *L'istituzione negata*』(1968) に含まれるフランコ・バザーリア著「暴力の施設」にその大部分が含まれている．『否定された施設――精神病院からの報告』は 1968 年にエイナウディ社から初めて出版され，バルディニ・カストルディ社 (Milano, 1998) から再編され再販された．この本はフランコ・バザーリアによって編集され序文が書かれており，ルッチオ・スキタル，アントニオ・スラヴィッチ，アゴスティーノ・ピレッラ，レティツィア・ジェルヴィス・コンバ，ドミニコ・カーサグランデ，ジョバンニ・ジェルヴィス，フランカ・オンガロ・バザーリア，ジアン・アントニオ・ジリの論文と，ニーノ・ヴァスコンによる資料紹介が含まれている．〔全集 *Basaglia Scritti* と比較すると本章は 3 カ所省略部がある〕

第 11 章
Il problema dell'incidente. In *L'istituzione negata.* Einaudi, Torino, 1968. フランカ・オンガロ・バザーリアとの共著．

第 12 章
Il problema della gestione. In *L'istituzione negata.* Einaudi, Torino, 1968. この論文は，ゴリツィア精神病院における職員間の日常的な私的議論に基づいて考えられた．それらの職員は，ジャンニ・スカリア，ジャン・フランコ・ミングッチそしてフランカ・オンガロ・バザーリアである．

第 13 章
Introduzione a *Morire di classe.* In *Morire di classe.* Einaudi, Torino, 1969. フランカ・オンガロ・バザーリアとの共著．

第 14 章
Lettera da New York. Il malato artificiale. In «*Libri nuovi. Periodico Einaudi d'informazione libraia e culturale*», II (1969).

第 15 章
La maggioranza deviante, Einaudi, Torino, 1971. フランカ・オンガロ・バザーリアとの共著．書籍『逸脱したマジョリティ』にはバザーリア夫妻による序文と計 3 つの章の論文が集められている．この書籍にはエドウィン・ルメル，ユルゲン・レッシュ，ジャンニ・スカリアの文章が含まれている．

第 16 章

Crimini di pace. この序論の大部分は，フランカ・オンガロ・バザーリアとの共著であり，二人によって編纂された書籍『平和時の犯罪――抑圧担当者としての知識人，技術者の研究 *Crimini di pace. Ricerche sugli intellettuali e sui tecnici come addetti all' oppressione*』（Einaudi, Torino, 1975）に含まれる．この書籍には以下の人々の論文が載っている――ウラジミール・デディジェ，ミシェル・フーコー，ロベルト・カステル，ルネ・ルロー，ヴィンチェンツォ・アッカタティス，エリック・ウルフ，ノーム・チョムスキー，ロナルド・レイン，アービング・ゴッフマン，トーマス・サース，スタンリー・コーエン，ジョン・マックナイト．

第 17 章

Condotte perturbate : Le funzoni delle relazioni sociali. In J. Piaget, P. Mounoud e J-P. Bronckart（a cura di）, *Psychologie.* Gallimard, Paris, 1986（Encyclopedie de Pleiade）.

第 18 章

Prefazione a *Il giardino dei gelsi.* In E. Venturini（a cura di）, *Il giardino dei gelsi.* Einaudi, Torino, 1979.

フランコ・バザーリア全著作目録

論　文

1. Comportamento di alcune funzioni psichiche nei vari stadi della subnarcosi barbiturica, con S. Rigotti, in «*Il Cervello*», 28, f. 4, 1952.

1 bis. Comunicazione al XXV Congresso della Società italiana di psichiatria, Taormina 1951, in «*Il Lavoro Neuropsichiatrico*», 11, f. 3, 1952.

2. Sull'impiego di alcune tecniche proiettive in subnarcosi barbiturica, con S. Rigotti, in «*Il Cervello*», 28, f. 5, 1952.

2 bis. Comunicazione al XXV Congresso della Società italiana di psichiatria, Taormina 1951, in «*Il Lavoro Neuropsichiatrico*», 11, f. 3, 1952.

3. Il Test del disegno nei disturbi del linguaggio dell'età evolutiva, in «*Il Lavoro Neuropsichiatrico*», 10, f. 3, 1952.

4. Esposizione di alcuni casi di utile impiego del Test del disegno nei disturbi del linguaggio, Comunicazione alla Sezione veneto-emiliana di neurologia, in «*Rivista Sperimentale di Freniatria*», 76, f. 2, 1952.

5. Sull'impiego del Test di associazione verbale secondo Rapaport in clinica psichiatrica, Riassunto della comunicazione svolta alla Sezione veneto-emiliana di neurologia, in «*Rivista di Neurologia*», 23, f. 6, 1953.

6. Sull'impiego del Test di associazione verbale secondo Rapaport in clinica psichiatrica, in «*Giornale di Psichiatria e di Neuropatologia*», 81, f. 4, 1953.

7. Il mondo dell'«incomprensibile» schizofrenico attraverso la «Daseinsanalyse». Presentazione di un caso clinico, in «*Giornale di Psichiatria e di Neuropatologia*», 81, f. 3, 1953.

8. Su alcuni aspetti della moderna psicoterapia : analisi fenomenologica dell'«incontro», in «*Rivista Sperimentale di Freniatria*», 78, f. 2, 1954.

9. Contributo allo studio psicopatologico e clinico degli stati ossessivi, in «*Rassegna di Studi Psichiatrici*», 43, f. 2, 1954.

10. A proposito della risposta «maschera» nel Test di Rorschach, con G. P. Dalla Barba, in «*Rivista Sperimentale di Freniatria*», 78, f. 8, 1954.

11. Gli stati ossessivi in rapporto alla loro nosografia, Comunicazione al XXVI Congresso della Società italiana di psichiatria, Varese 1954, in «*Neuropsichiatria*», 23, 1957.

12. L'ipocondria come deformazione dell'«Erlebnis» individuale nel fenomeno di depersonalizzazione, Comunicazione al XXVI Congresso della Società italiana di psichiatria, Varese 1954, in «*Neuropsichiatria*», 23, 1957.

13. In tema di «pensiero dereistico». Considerazioni sul concetto di «distacco dalla realtà», in

«*Archivio di Psicologia, Neurologia e Psichiatria*», 16, f. 1, 1955.

14. Sull'impiego del Plexonal (Sandoz) nel trattamento sedativo e nella narcoterapia, Comunicazione alla Sezione veneto-emiliana di neurologia, in «*Giornale di Psichiatria e di Neuropatologia*», 83, f. 3, 1955.
15. La «reazione immagine» del psiconevrotico ossessivo al Test di associazione verbale, con G. Pessina, in «*Rassegna di Studi Psichiatrici*», 45, f. 2, 1956.
16. Il Test di associazione verbale e il Test Wechsler Bellevue in un gruppo di soggetti a sintomatologia isterica, con G. Pessina, in «*Rassegna di Studi Psichiatrici*», 45, f. 3, 1956.
17. Il corpo nell'ipocondria e nella depersonalizzazione. La struttura psicopatologica dell'ipocondria, in «*Rivista Sperimentale di Freniatria*», 80, f. 1, 1956.
18. Il corpo nell'ipocondria e nella depersonalizzazione. La coscienza del corpo e il sentimento di esistenza corporea nella depersonalizzazione somatopsichica, in «*Rivista Sperimentale di Freniatria*», 80, f. 3, 1956.
19. Il fenomeno di interferenza degli shocks e il suo significato nel Test di Rorschach, con G. P. Dalla Barba, in «*Archivio di Psicologia Neurologia e Psichiatria*», 17, f. 4, 1956.
20. Le «Verbalizzazioni» : loro significato nei protocolli Rorschach, con G. P. Dalla Barba, Comunicazione al III Congresso internazionale Rorschach, Roma 1956. in «*Medicina Psicosomatica*», f. 4, 1956.
21. La situazione depressiva neurotica al Test di Rorschach, con G. P. Dalla Barba, Comunicazione al III Congresso internazionale Rorschach, Roma 1956. in «*Medicina Psicosomatica*», f. 4, 1956.
22. Il rifiuto alla V tavola di Rorschach, con G. P. Dalla Barba, Comunicazione al III Congresso internazionale Rorschach, Roma 1956, in «*Archivio di Psicologia, Neurologia e Psichiatria*», 65, f. 1, 1957.
23. La «sindrome organica di Rorschach» in un gruppo di parkinsoniani postencefalitici, con G. P. Dalla Barba, Comunicazione al III Congresso internazionale Rorschach, Roma 1956, in «*Rassegna di Studi Psichiatrici*», 46, f. 2, 1957.
24. I fenomeni di supercompensazione al Test di Rorschach, con G. P. Dalla Barba, in «*Atti dell'Istituto veneto di scienze lettere ed arti. Classe di scienze matematiche e naturali*», 111, 1957.
25. Il significato delle risposte chiaroscuro, con G. P. Dalla Barba, Comunicazione al III Congresso internazionale Rorschach, Roma 1956, in «*Giornale di Psichiatria e di Neuropatologia*», 85, f. 2, 1957.
26. Delirio di negazione e ossessione della negazione, Comunicazione alla Sezione veneto-emiliana di neurologia, in «*Rivista Sperimentale di Freniatria*», 81, f. 2, 1957.
27. A proposito del «dreamy state» e della depersonalizzazione nevrotica, Comunicazione al XII Congresso nazionale della Società italiana di neurologia, Abano 1956, in «*Rivista Sperimentale di Freniatria*», 81, f. 2, 1957.
28. Il sentimento di estraneità nella malinconia. Contributo psicopatologico e clinico, in «*Giornale di Psichiatria e di Neuropatologia*», 85, f. 3, 1957.
29. Dolore psicotico ed ansia nevrotica nel protocollo Rorschach del depresso, con G. P. Dalla Barba, in «*Rivista Sperimentale di Freniatria*», 81, f. 4, 1957.

30. L'azione della cloropromazina sull'esperienza delirante primaria, Comunicazione alla Sezione veneto-emiliana di neurologia, in «*Rivista Sperimentale di Freniatria*», 81, f. 3, 1957.
31. A proposito dell'«esaltazione» come modalità schizofrenica, con G. P. Dalla Barba, in «*Rivista Sperimentale di Freniatria*», 81, f. 4, 1957.
32. Su alcuni aspetti del protocollo schizofrenico, con G. P. Dalla Barba, Comunicazione svolta al Simposio «L'uso del Test di Rorschach nello studio della schizofrenia», II Congresso internazionale di psichiatria, Zurigo 1957, in «*Giornale di Psichiatria e di Neuropatologia*», 85, f. 3, 1957.
33. A proposito della «sindrome paranoide nella concezione antropologica», con G. P. Dalla Barba, Interlocuzione al Simposio «Le sindromi paranoidi nella concezione antropologica», II Congresso internazionale di psichiatria, Zurigo 1957, in «*Giornale di Psichiatria e di Neuropatologia*», 85, f. 3, 1957.
33 bis. La sindrome paranoide nella concezione antropologica, in «*Journal Brasileiro de Psiquiatria*», 6, 270, 1957.
34. L'anoressia mentale è una nevrosi o una psicopatia?, in «*Medicina Psicosomatica*», 4, 263, 1959.
35. Ansia e dolore nelle situazioni depressive, con G. P. Dalla Barba, *Atti del Simposio sulle «Sindromi depressive»*, Rapallo 1960, p. 291.
36. Il corpo nella malinconia, con G. P. Dalla Barba, *Atti del Simposio sulle «Sindromi depressive»*, Rapallo 1960, p. 293.
37. Il ruolo del sistema nervoso vegetativo nelle sindromi neuropsichiatriche menopausali, con D. Fontanari, in «*Rassegna di Neurologia Vegetativa*», XV, 1, 1960.
38. Un adito fenomenologico al delirio paranoide, Comunicazione alle «Giornate psichiatriche» di Torino, in «*Annali di Freniatria e Scienze Affini*», 444, 1961.
39. Ansia e malafede. La condizione umana del nevrotico, Intervento al Convegno culturale «La psichiatria ed i problemi dello spirito nel clima culturale moderno», Roma 1963, in «*Rivista Sperimentale di Freniatria*», 88, f. 11, 1964.
40. L'incontro con l'espressione figurativa malata, Atti del II Colloquio internazionale sull'espressione plastica, Bologna, maggio 1963.
41. Ambiguità ed oggettivazione dell'espressione figurativa psicopatologica, Convegno della Società italiana di psicopatologia dell'espressione, Milano, aprile 1964, in «*Annali di Neurologia e Psichiatria*», LVIII, f. 2, 1964.
42. Kitsch ed espressione figurativa psicopatologica, in «*Il Verri*», n. 15.
43. La distruzione dell'ospedale psichiatrico come luogo di istituzionalizzazione. Mortificazione e libertà dello «spazio chiuso». Considerazioni sul sistema «open door», Comunicazione al I Congresso internazionale di psichiatria sociale, Londra 1964, in «*Annali di Neurologia e Psichiatria*», LIX, f. 1, 1965.
44. Il silenzio nel dialogo con lo psicotico, Comunicazione al IV Congresso internazionale di psicoterapia, Londra 1964, in «*Giornale di Psichiatria e di Neuropatologia*», 92, f. 4, 1964.
45. Delirio, in *Enciclopedia delle scienze e delle tecniche Galileo*, n. 47, 1964.
46. Maniaco depressiva psicosi, in *Enciclopedia delle scienze e delle tecniche Galileo*, n. 97, 1965.

47. L'esperienza dell'altro nella follia a due, con A. Slavich, Comunicazione alla XXXV Riunione della Sezione veneto-emiliana della Società italiana di psichiatria, Venezia, maggio 1964, in «*Rivista Sperimentale di Freniatria*», 89, f. 2, 1965.
48. Considerazioni sul delirio residuo dell'alcolallucinosi, con A. Slavich, Comunicazione alla XXXVI Riunione della Sezione veneto-emiliana della Società italiana di psichiatria, Parma 1965, in «*Rivista Sperimentale di Freniatria*», 89, f. 11, 1965.
49. La «Comunità Terapeutica» come base di un servizio psichiatrico. Realtà e prospettive, Relazione al Convegno sulle «Realizzazioni e prospettive in tema di organizzazione unitaria dei servizi psichiatrici», Varese 1965, Atti del Convegno.
50. Potere ed istituzionalizzazione. Dalla vita istituzionale alla vita di comunità, Relazione al Convegno «Sanità mentale ed assistenza psichiatrica», Roma 20-22 giugno 1965, Atti del Convegno.
51. Corps, regard et silence. L'énigme de la subjectivité en psychiatrie, in «*L'Evolution Psychiatrique*», n. 1, 1965.
52. A proposito della schizofrenia tardiva come «schizofrenia involutiva», Relazione al Simposio sulle schizofrenie tardive, XXVIII Congresso della Società italiana di psichiatria, Napoli, giugno 1963.
53. A proposito dell'approccio psicodinamico come alternativa all'istituzionalizzazione nell'organizzazione ospedaliera psichiatrica, Intervento alla giornata di studio su «La psicoterapia in Italia» indetta dal Gruppo milanese per lo sviluppo della psicoterapia, Milano, 31 ottobre 1966, in «*Annali di Neurología*», LX, f. 1/2, 1966.
54. A proposito delle dinamiche di gruppo in una comunità terapeutica. Il ruolo degli alcoolisti, con A. Slavich, Comunicazione al Simposio internazionale sull'alcolismo, Zagabria, 7/9, ottobre 1965, in «*Giornale di Psichiatria e Neurologia*», f. 1, 1966.
55. Personalità psicopatiche, in *Enciclopedia delle scienze e delle tecniche Galileo*, n. 118-19, 1966.
56. Psichiatria, in *Enciclopedia delle scienze e delle tecniche Galileo*, n. 125-26, 1966.
57. Un problema di psichiatria istituzionale. L'esclusione come categoria socio-psichiatrica, con F. Ongaro Basaglia, in «*Rivista Sperimentale di Freniatria*», 90, f. 6, 1966.
58. L'esperienza di «stato d'assedio» nell'alcoolallucinosi, con A. Slavich, in «*Psichiatria Generale e dell'Età Evolutiva*», anno IV, n. 1, gennaio-marzo 1966.
59. Problemi metodologici in tema di psichiatria istituzionale : la situazione comunitaria, con A. Pirella, A. Slavich, L. Tesi, D. Casagrande, Comunicazione alla Società veneto-emiliana, Padova, giugno 1966, in «*Rivista Sperimentale di Freniatria*», XCI, 1967.
60. L'ideologia del corpo come espressività nevrotica. Le nevrosi neurasteniche, Relazione al XXIX Congresso nazionale di psichiatria, Pisa, maggio 1966, in «Il Lavoro Neuropsichiatrico», XX, n. 39, f. 1, 1966.
61. Deliri primari e deliri secondari e problemi fenomenologici di inquadramento, con A. Pirella, Relazione al Simposio sui deliri primari e secondari al XXIX Congresso nazionale di psichiatria, Pisa, maggio 1966, Atti del Convegno.
62. Che cos'è la psichiatria?, saggio introduttivo al volume *Che cos'è la psichiatria?*, a cura di F. Basaglia, Amministrazione provinciale di Parma 1967.

63. La libertà comunitaria come alternativa alla regressione istituzionale. Il malato mentale e la comunità terapeutica, Conferenza tenuta a Colorno (Parma), il 15 febbraio 1967, in *Che cos'è la psichiatria?*, Amministrazione provinciale di Parma 1967.
64. Autentico e inautentico nel rapporto istituzionale. L'etichettamento psichiatrico come regressione nevrotica, Conferenza tenuta alla Clinica psichiatrica dell'Università di Roma il 10 maggio 1967.
65. Exclusion, programmation et intégration, con G. Minguzzi e F. Ongaro Basaglia, in «*Recherches*», n. 5, Parigi 1967.
66. Dare un nome all'oppressione, con F. Ongaro Basaglia, G. Minguzzi, G. Scalia, in «*Recherches*», n. 6, Parigi 1967.
67. La socioterapia come alibi istituzionale, con A. Pirella, G. Jervis, A. Slavich, L. Jervis Comba, F. Ongaro Basaglia, D. Casagrande, L. Schittar, Comunicazione al Convegno nazionale di socioterapia, Vercelli, 8-9 aprile 1967, in «*Assistenza Psichiatrica e Vita Sociale*», III, n. 6, giugno 1967.
68. Crisi istituzionale o crisi psichiatrica?, Relazione all'incontro sui temi «Valore e limiti della psicopatologia tradizionale» e «Possibilità di nuovi metodi di indagine nell'ambito della psicopatologia e loro valore epistemologico», Firenze, 18 giugno 1967, in «*Annali di Neurologia e Psichiatria*», LXI, f. 2, 1967.
69. La scelta comunitaria come alternativa alla dipendenza alcoolica. Problemi metodologici in tema di psicoterapia dell'alcoolismo, con A. Pirella e D. Casagrande, in «*Rivista di Psichiatria*», II, n. 3, 1967.
70. La soluzione finale, in «*Che fare*», n. 2, Milano 1967.
71. Il corpo di Che Guevara, con F. Ongaro Basaglia, in «*Che fare*», n. 2, Milano 1967.
72. Presentazione a *L'istituzione negata*, Einaudi, Torino 1968.
73. Le istituzioni della violenza, in *L'istituzione negata*, Einaudi, Torino 1968.
74. Il problema dell'incidente, con F. Ongaro Basaglia, Appendice alla 2ª ed. de *L'istituzione negata*, Einaudi, Torino 1968.
75. Il problema della gestione, Appendice alla 2ª ed. de *L'istituzione negata*, Einaudi, Torino 1968.
76. La Comunità Terapeutica e le istituzioni psichiatriche, Relazione al Convegno «La Società e le malattie mentali», Roma 1968, Atti del Convegno.
77. *Relazione alla Commissione di studio per l'aggiornamento delle vigenti norme sulle costruzioni ospedaliere*, Ministero della Sanità, Roma 1968.
78. Considerazioni antropologiche e psicopatologiche in tema di psichiatria istituzionale. Corpo e istituzione, Conferenza tenuta alla Clinica neuropsichiatrica dell'Università di Genova il 20 marzo 1967, in «*Che fare*», n. 3, Milano 1968.
79. Le istituzioni della violenza e le istituzioni della tolleranza, 1968.
80. Intervista su «*Rinascita*», n. 48, 6 dicembre 1968.
81. Considerazioni su un'esperienza comunitaria : la comunità terapeutica di Gorizia, Relazione del gruppo curante dell'Ospedale Psichiatrico di Gorizia all'incontro italo-francese di Courchevel (Francia), 1968, in «*Note e Riviste di Psichiatria*», LXI, f. 1, 1968.
82. Introduzione alla traduzione italiana di *Asylums* di E. Goffman, con F. Ongaro Basaglia,

Einaudi, Torino 1969.
83. Appunti di psichiatria istituzionale, in «*Recenti Progressi in Medicina*», XLVI, n. 5, maggio 1969.
84. *Morire di classe,* introduzione e cura del libro fotografico di C. Cerati e G. Berengo Gardin sulle condizioni asilari, con F. Ongaro Basaglia, Einaudi, Torino 1969.
85. *Il malato artificiale,* Einaudi, Torino 1969.
86. Prefazione a M. JONES, *Ideologia e pratica della psichiatria sociale,* con F. Ongaro Basaglia, Etas Kompass, Milano 1970.
87. La malattia e il suo doppio, con F. Ongaro Basaglia, in «*La Rivista di Servizio Sociale*», n. 4, 1970.
88. L'assistenza psichiatrica come problema anti-istituzionale. Un'esperienza italiana, Relazione al Congresso annuale della Società svizzera di psichiatria sul tema «Psichiatria sociale» svoltosi a Malévoz-Monthey il 20 giugno 1969, in «*L'Information Psychiatrique*», febbraio 1971.
89. Documento programmatico per l'Amministrazione Provinciale di Trieste, ottobre 1971.
90. Prefazione a F. GOFFMAN, *Il comportamento in pubblico,* con F. Ongaro Basaglia, Einaudi, Torino 1971.
91. La maggioranza deviante, con F. Ongaro Basaglia, saggio introduttivo al volume *La maggioranza deviante,* Einaudi, Torino 1971.
92. La giustizia che punisce. Appunti sull'ideologia della punizione, VIII Convegno nazionale dei Comitati d'azione per la giustizia, in «*Quale Giustizia*», n. 9/10, maggio-agosto 1971.
93. Riabilitazione e controllo sociale, Relazione all'International Committee Against Mental Illness, Helsinki 1971, Atti del Convegno e in Psiquiatría antipsiquiatría e orden manicomial, a cura di R. Garcia, Barral, Barcelona 1975.
94. Caratteristiche e natura dell'intervento degli operatori sociali, Nizza 1972.
95. Prefazione a M. L. MARSIGLI, La marchesa e i demoni. Diario da un manicomio, Feltrinelli, Milano 1973.
96. Introduzione a V. TIMMEL, *Il magico taccuino,* a cura di A. Pittoni, con F. Ongaro Basaglia, Ed. Zibaldone e La Editoriale Libraria sotto il patrocinio della Provincia di Trieste, 1973.
97. Psichiatria e giustizia, Relazione al I Convegno nazionale di «Psichiatria democratica», Gorizia, giugno 1974, in *La pratica della follia,* Ed. Critica delle Istituzioni, Venezia 1974.
98. Crimini di pace, con F. Ongaro Basaglia, saggio introduttivo al volume *Crimini di pace. Ricerche sugli intellettuali e sui tecnici come addetti all'oppressione,* Einaudi, Torino 1975.
99. Segregazione e controllo sociale, Convegno «Salute in fabbrica», Firenze 1973, in *La salute in fabbrica,* Savelli, Roma 1974.
100. La violencia en la marginalidad : el hombre en la picota, con F. Ongaro Basaglia, Relazione al XXIII Curso internacional de criminología, Universidad del Zulia, Maracaibo 1974, in *La institución en la picota,* Editorial Encuadre, Buenos Aires 1974.
101. L'utopia della realtà, Relazione al Congrès de la Société suisse de psychiatrie, Ginevra, maggio 1973, in «Schweizer Archiv für Neurologie, Neurochirurgie und Psychiatrie», 114, 1974, in *L'altra pazzia,* a cura di Laura Forti, Feltrinelli, Milano 1975.
102. Condizioni e ruolo delle arti contemporanee nella crisi di trasformazione del mondo. Il tec-

nico e l'intellettuale come addetti all'oppressione, con F. Ongaro Basaglia, in «*Annuario Biennale di Venezia*», 1975.

103. Introduzione a R. CASTEL, *Lo psicanalismo,* con F. Ongaro Basaglia, Einaudi, Torino 1975.

104. Ideologia e pratica in tema di salute mentale, Conferenza all'Università di Roma del 28 febbraio 1975, in «*Il Pensiero Scientifico*», Roma 1975.

105. Ambiguità del concetto di salute, con F. Ongaro Basaglia, in «*Salute, fabbrica e società*», V, n. 1, gennaio 1976.

106. Il concetto di salute e malattia, con F. Ongaro Basaglia e M. G. Giannichedda, Relazione preparatoria al Convegno «Les ambiguïtés du concept de santé dans les sociétés industrialisées», Organisation de coopération et de développement économiques, Paris 1975.

107. La giustizia che non riesce a difendere se stessa, Relazione al Convegno «Carcere e società», Venezia, febbraio 1974, in *Carcere e società,* Marsilio, Venezia 1976.

108. La chiusura dell'Ospedale Psichiatrico, con G. Gallio, Conferenza stampa, Trieste 1976.

109. Il circuito del controllo : dal manicomio al decentramento psichiatrico, III Incontro del Réseau internazionale di alternativa alla psichiatria, Trieste 1977, con M. G. Giannichedda e gli operatori di Trieste.

110. Articolo di chiusura dell'Incontro, in «*Circuito del controllo*», n. 4, Trieste 1977.

111. Condotte perturbate, con F. Ongaro Basaglia, *Encyclopédie de la Pléiade,* Gallimard, Paris 1978.

112. Appunti per un'analisi delle normative in psichiatria, Relazione al Convegno nazionale sui «Progetti finalizzati di medicina preventiva» (Subprogetto malattie mentali) del Cnr, Roma, maggio 1978, in *La ragione degli altri,* a cura di L. Onnis e G. Lo Russo, Savelli, Roma 1979.

113. Follia/delirio, con F. Ongaro Basaglia, in *Enciclopedia Einaudi,* Torino 1979.

114. Legge e psichiatria. Per un'analisi delle normative in campo psichiatrico, con M. G. Giannichedda, International Congress of Law and Psychiatry, Oxford 1979 (Subprogetto prevenzione malattie mentali del Cnr).

115. Vocazione terapeutica e lotta di classe : per un'analisi critica del «modello italiano», con G. Gallio, Convegno italo-francese di psichiatria, Istituto italiano di cultura, Parigi, novembre 1979 (Subprogetto prevenzione malattie mentali del Cnr).

116. Prefazione a *Das phantastische Theater des Marco Cavallo,* Suhrkamp, Frankfurt 1979.

117. Prefazione a *Il giardino dei gelsi,* a cura di E. Venturini, Einaudi, Torino 1979.

118. A psyquiatria alternativa. Contra o pessimismo da razao, o otimismo da pratica. Conferencias no Brasil, Brasil Debates, São Paulo 1979.

119. Violence and Marginality, con F. Ongaro Basaglia, in «*State and Mind*», vol. VII, n. 3, New Directions in Psychology Inc., Somerville (Mass.) 1980.

120. Appunti per un'analisi delle normative in psichiatria, Intervento al IV Incontro internazionale del Réseau di alternativa alla psichiatria, Cuernavaca (Messico), settembre 1978, in *Antipsiquiatría y política,* a cura di S. Marcos, Extemporaneos, Mexico (D. F.) 1980.

121. Conversazione : A proposito della nuova legge 180, in *Dove va la psichiatria?,* a cura di L. Onnis e G. Lo Russo, Feltrinelli, Milano 1980.

分筆著書

1. *Che cos' è la psichiatria?,* a cura di F. Basaglia, Amministrazione provinciale di Parma, Parma 1967 ; Einaudi, Torino 1973 ; Baldini e Castoldi, Milano 1997.
2. *L'istituzione negata,* a cura di F. Basaglia, Einaudi, Torino 1968 ; Baldini e Castoldi, Milano 1998.
3. *Morire di classe,* a cura di F. Basaglia e F. Ongaro Basaglia, Einaudi, Torino 1969.
4. *La maggioranza deviante,* a cura di F. Basaglia e F. Ongaro Basaglia, Einaudi, Torino 1971.
5. *Crimini di pace,* a cura di F. Basaglia e F. Ongaro Basaglia, Einaudi, Torino 1975.
6. *La institución en la picota,* a cura di F. Basaglia e F. Ongaro Basaglia, Editorial Encuadre, Buenos Aires 1974.
7. A psyquiatria alternativa. Contra o pessimismo da razao, o otimismo da pratica. Conferencias no Brasil, Brasil Debates, São Paulo 1979 ; ed. it. *Conferenze brasiliane,* a cura di F. Ongaro Basaglia e M. G. Giannichedda, Raffaello Cortina Editore, Milano 2000.

全　集

1. *Scritti. I, 1953-1968.* Dalla psichiatria fenomenologica all'esperienza di Gorizia, a cura di F. Ongaro Basaglia, Einaudi, Torino 1981.
2. *Scritti. II, 1968-1980.* Dall'apertura del manicomio alla nuova legge sull'assistenza psichiatrica, a cura di F. Ongaro Basaglia, Einaudi, Torino 1982.

インタヴュー

1. La nave che affonda, a cura di S. Taverna, Savelli, Roma 1978.
2. La violenza, a cura di G. Controzzi e G. P. Dell'Acqua, Vallecchi, Firenze 1978.
3. Il giardino dei gelsi, a cura di E. Venturini, Einaudi, Torino 1979.
4. Dove va la psichiatria?, a cura di L. Onnis e G. Lo Russo, Feltrinelli, Milano 1980.

注

序文　現実のユートピア

1　La distruzione dell' ospedale psichiatrico come luogo di istituzionalizzazione. Mortificazione e liberta dello «spazio chiuso». Considerazioni sul sistema «open door»〔本書第2章〕は1964年ロンドンにおける第一回世界社会精神医学会（International Association for Social Psychiatry）総会で初めて発表され，次の年に *Annali di Neuroligia e Psichiatria,* 59（1965）1号にイタリア語で掲載された．

2　フランスの二人の研究者，ジャン・ドレイ，ピエール・ドゥニケルは1952年精神疾患の治療へクロール・プロマジンを使用した結果を発表し，1954年5月にはこの物質はフランスで売り出されたようで，ヨーロッパの他の諸国ではラルガクティル（Largactil），アメリカではソラジンの名称で発売された（Franz G. Alexander, Sheldon T. Selesnick. "*Histoire de la psichiatrie*". Armand Colin. Paris 1972. p. 306 参照）．この事実およびヨーロッパとアメリカにおけるこの時代状況については，Schizophrenia e guarigione（Feltrinelli, Milano 1998. pp. 166-）に記されているリチャード・ワーナーによる章"La rivoluzione sociale in psichiatria"〔精神医学における社会革命〕を参照のこと．

3　この時期のフランスにおける変遷については，*Recherches* 誌特別号「Historie de la psychiatrie de secteur」第17巻（1975年3月）を参照．

4　この表現「治療施設 isutituzione terapeutica」はトム・メインによって次の文献で初めて使用された――The Hospital as a Therapeutic Institution, in *Bulletin of Menninger Clinic,* X（1946）n. 3. pp. 65-70. この全文が F. G. Alexander, S. T. Selesnick. "*Histoire de la psichiatrie*" pp. 356 に引用された．

5　Françoise Castel, Roberto Castel, Ann Lovell, La societe psyquiatrique avancèe, Grasset, Paris, 1987, pp. 75-77.

6　映画『蛇の穴 *The Snake Pit*』 1948年にアメリカで公開．アナトール・リトバック監督，オリビア・ディ・ハビランド主演．

7　1964年7月12日付けの手紙．この記載以上のバザーリアによる引用はなく，これはこの著作集の一部から抜粋されている．

8　マックスウェル・ジョーンズの概括的伝記は彼の著作 *Social Psychiatry in Practice,* Penguin Books, New Haven - London 1968（イタリア語訳 *Ideologia e practica della comunita terapeutica,* a cura F. Basaglia, Etas Kompass, Milano, 1971）の序文に記されている．

9　「マックスウェル・ジョーンズに施設とは何を意味しているのかと聞いたときに，彼は身振りで答え，そこで過ごす物理的空間であり，話し合いが発展する状況であると指し示した」とバザーリアは語っている．

10　Franco Basaglia : *Conferenze brasiliane.* Raffaello Cortina Editore, Milano, 2000, p. 107.〔大熊一夫，大内紀彦，鈴木鉄忠，梶原徹訳『バザーリア講演録 自由こそ治療だ！――イタ

リア精神保健ことはじめ』岩波書店，2017, p. 114〕

11 フランカ・オンガロがフランコ・バザーリアと著した *L'istituzione negata*（Einaudi, Torino, 1968, p. 107）で，インタビューに答えてこう語っている．

12 この論文ではバザーリアはミシェル・フーコーの *Histrie de la folie a l'age classique,* Plon, Paris, 1961.（イタリア語訳 *Storia della follia nell'età classica,* Rizzoli, Milano,1963）〔田村俶訳『狂気の歴史——古典主義時代における』新潮社，1975〕から 3 回引用している．

13 この評価はバザーリアによって複数の論文で発展させられた．Ideologia e practica della comunità terapeutica およびマリア・グラツィア・ジャンニケッダとの共著 Legge e psichiatria は共に *Basaglia Scritti II*（Einaudi, Torino, 1982）に，バザーリアとジョバンナ・ガーリオ共著 La vocazione terapeutica, アウグスト・デベルナルディ，ロベルト・メッチーナ，ブルーノ・ノルキオ共著 Salute mentale. Pragmatica e complessita は *Centro studi e ricerche regionale per la salute mentale,* 1992, p. 549 に所収．

14 世界保健機関 WHO は最近の 20 年間で，特に工業国家では約 40％の精神科病床が廃止されたと評価している．

15 2001 年と 2004 年に多数派政党〔与党〕の数人の下院議員によって法案が提示された．

16 Jean-Paul Sartre. *L'essere e il nulla.* il Saggiatore, Milano, 1965, pp. 534-535.〔松浪信三郎訳『存在と無 III』ちくま学芸文庫，2008，p. 99〕

17 F. Basaglia, *Conferenze brasiliane* cit., p. 142.〔大熊一夫，大内紀彦，鈴木鉄忠，梶原徹訳『バザーリア講演録 自由こそ治療だ！——イタリア精神保健ことはじめ』岩波書店，2017, p. 153〕

18 Jean-Paul Sartre, *L'idiota della famiglia,* il Saggiatore, Milano, 1977〔平井啓之訳『家の馬鹿息子——ギュスターヴ・フローベル論』人文書院，1982.〕

19 Franco Basaglia : Il mondo dell' « incomprensibile » schizofrenico attraverso la « Daseinanalyse » Presentazione di un caso clinico.〔「現存在分析」を通じて観られる分裂病者の「了解不能性」の世界〕．初めに事例報告として *Giornale di Psichiatria e di Neuropatologia,* 81. 1953 に発表され，*Basaglia Scritti I*（Einaudi, Torino, 1981）に再掲されている．

20 バザーリアの人格形成に関しては以下の多くの著作を参照した．彼の事業や大学時代やその後の文書を豊富に参照して論述したこれらは，人々に支持されている．それらは以下の通り ——Agostino Pirella : Il giovane Basaglia e la critica della scienza, in « *Sapere* », n. 851（1982）; Mario Colucci e Pierangelo di Vittorio : Franco Basaglia, Bruno Mondadori, Milano, 2001 ; Stefano Mistura : Sei tesi su Franco Basaglia, in « *Rivista Sperimentale di Freniatria* », CXXIV（2000）, n. 4. ; Franco Rotelli : L'uomo e la cosa, in ID., *Per la normalità. Taccuino di uno psichiatra,* Edizioni E, Trieste, 1994 ; Giovanna Gallio : Franco Basaglia e l'utopia della realtà, in *Soggetto e istituzione. L'eredità di Franco Basaglia,* L'ippogrifo, Pordenone, 1999.

21 F. Basaglia : Il mondo dell' « incomprensibile » schizofrenico. cit., pp. 3-4.

22 Giorgio Bignami : I modelli della malattia di fronte alla sofferenza, in « *Sapere* », n. 851（1982）, p. 47.

23 Theodor W. Adorno : *Minima moralia,* Einaudi, Torino, 1979, aforisma 32, p. 5. 上記注 22 の G. Bignami の著作に引用．

24 バザーリアのミンコフスキーとの関係の意味を十分把握するために，この人物の並外れた

人間像とこの分野における彼の最後の途方もない作業に注意を向ける必要がある．Eugen Minkowski : *La schizofrenia. Psicopatologia degli schizoid e schizofrenici.*（Einaudi, Torino, 1998）のステファノ・ミストーラによる序文を参照のこと．ここにはとりわけミンコフスキーの研究現実性ばかりか「非現実性」をも強調しており，ミストーラは彼に対してバザーリアが感嘆するいくつかの様子を観察している（p. 89）．これはピレッラの著作からも確認できる（*Il giovane Basaglia.* cit., p. 6）．

25　バザーリアの結婚式の証人であった Hrayr と Giiuliana Terzian の両名は彼にフランス語のサルトル全集を送った．

26　1978年，バザーリアとサルトルは最後にパリで会っている．サルトルはカフェの屋外のテーブルで待っていた．すでにほとんど視力がなくアルコールは飲めなかった．したがって，バザーリアが彼にシモーヌ・ド・ボーボワールがやってくることを伝えると，サルトルは微笑みを返した．このとき「青年たち」との困難な関係にどう応じるかについて，情感を込めて話し合い，バザーリアは子どものように満足した．

27　Fabio Visintini : *Memorie di un cittadino psichiatra*（1902-1982）. Edizioni Scientifiche Italiane, Napoli, 1983, pp. 168-169. この点に関しては，M. Colucci, P. Di Vittorio : *Franco Basaglia.* cit., p. 51 も参照．

28　A. Pirella : *Il giovane Basaglia,* cit., p. 7.

29　「助手としての経験の中で施設の論理の多くを学んだ．そこで，人格を損なうことが出来るのかを直接経験した．われわれはまるで大学病（sindrome universitaria）にかかっていたかのようだった」．Franco Basaglia e altri : *La nave che affonda. Un dibattito.* Svelli, Roma, 1978, p. 103 参照．

30　この事実は奇妙にはみえない．大学の機構と公的施設のそれとは当時まったく分離しており，多くのことが相互に知られていなかった．収容所についてバザーリアは，物理的に社会により近く，大学病院に類似した受け入れ部門であると認識しており，長期入院患者，看護師，いわゆる「失禁患者」や「監視」がいる人々すなわち攻撃的・暴力的行動がある人々の部門を訪ねたことはなかった．

31　Franco Basaglia : La giustizia che punisce. in *Basaglia Scritti II.* cit., p. 185.

32　（病人との）共感は「感情を伴い，出会いの場，相互関係，会話を作ることによって，治療活動を開始する手段が見出しうることによってもたらされる」．F. Basaglia : Su alcuni aspetti della moderna psicoterapia : analisi fenomenologica dell'incontro, in *Basaglia Scritti I.* cit., p. 38.

33　医学と広範な新管理技術によって行われる全制的施設における身体と身体支配形態の主題について，バザーリアは彼の当時の最新研究論文「裸になった生命 nuda vita」を広範に考えながら，全体として彼の仕事に戻っていた．彼の最後の年にこうした関心を再度抱き，しばしば「有機的身体」「経済的身体」「社会的身体」の主題を引用している．『法と精神医学 *Legge e psichiatria*』誌に含まれる「ブラジル講演」と（オンガロ・バザーリアと共著で書かれ現在は *Basaglia Scritti II.*（cit., pp. 411-444）に納められている）小論文「狂気 Follia/delirio」にこれらは含まれている．

34　F. Basaglia : Il corpo nell'ipocondria e nella depersonalizzazione. *Basaglia Scritti I.* cit., p. 169.

35 Franca Ongaro Basaglia : L'itinerario di Franco Basaglia attraverso i suoi scritti, in « *Sapere* », n. 851 (1982). p. 10.

36 F. Basaglia : La giustizia che punisce. cit.

37 F. Basaglia : *Conferenza brasiliane*. cit., pp. 161-166.〔大熊一夫，大内紀彦，鈴木鉄忠，梶原徹訳『バザーリア講演録 自由こそ治療だ！――イタリア精神保健ことはじめ』岩波書店，2017, pp. 171-176〕

38 バザーリアは他の論文でも取り上げたがサルトルの主題を再度取り上げている．サルトルは何度も他者との関係の問題を取り上げている．サルトルにとってこれは，「君と私」，「他者を前にしたときの人の立場」であり，これは葛藤との「闘いの経験的イメージによって象徴化できる」．サルトルが批判しているハイデガーの「共存在 essere-con, Mitsein」は「われわれであること」であり，まさに船団の漕ぎ手のイメージを呼び覚ます．J.-P. Sartre : *L'essere e il nulla* cit., p. 314.

39 F. Basaglia, Franca Ongaro Basaglia : Un problema di psichiatria istituzionale. L'esclusione come categoria socio-psichiatrica. *Rivista Sperimentale di Freniatria,* XC (1966) 6.〔本書第 4 章「施設精神医学の問題――社会－精神医学カテゴリーとしての排除」〕

40 1966年の最初のゴリツィア訪問について「大変な治療的発見に立ち会った印象」と「全体集会に参加していた患者に専門家が見出す奇妙さが一つもなかったことの驚き」をヴィジンティーニは書いている．(Visintini : *Memorie*. cit., p. 188)

41 1964 年エドアルド・バルドゥチはヴァレーゼに 1964 年に着任してフランスのセクター制モデルの実験を行った．この間，バザーリアの友人であり文化的に大変近い位置にいたピーロはこの年にカンパーニャ州サレルノ県ノチェーラ・インフェリオーレの私立収容所マテルドミニ精神病院を変え出した．彼はそこで 1959 年に院長になった．ウンブリア州ペルージャ県の共産党ラシメリ知事は 1965 年カルロ・マニュアーリを収容所院長に任命して改革を委託した．

42 小論文 Franca Ongaro : La carriera morale del malato mentale〔「精神疾患患者への職業倫理」〕を参照．これは 1968 年発行エイナウディ社版『アサイラム *Asylums*』イタリア語版の一節を解説している．

43 『精神医学とは何か？ *Che Cos' é la psichiatria ?*』は 1973 年にエイナウディ社，1997 年にバルディニ・カストルディ社から再版されている．

44 この保健改革は企画段階にあったが，精神保健福祉についてはこのマリオッティが小規模だが重要な措置に成功し，1968 年 3 月 18 日付法 431 号〔マリオッティ法〕が成立した．これは〔自発的入院制度を導入しており〕収容所開放化過程に重要な役割を果たした．

45 この本は 1998 年にバルディニ・カストルディ社から再版された．

46 M. Colucci, P. di Vittorio : *Franco Basaglia*. p. 217 を参照．

47 この数字を比較してみると，よく知られた書籍ヘルベルト・マルクーゼ著 *L'Uomo a una dimensione*〔生松敬三・三沢謙一訳『一次元的人間――先進産業社会におけるイデオロギーの研究』河出書房新社，1974〕はイタリアにおいてこの時期に 22 万冊売れた．

48 Paul Ginsborg : *Storia d'Italia dal dopoguerra a oggi. Società e politica 1943-1988,* Einaudi, Torino, 1989, p. 411.

49 このテーマ全体が長い論文「混乱した行為」〔本書第 17 章〕の下書きとなった．これはバ

ザーリアが妻のフランカ・オンガロと共著で *Encyclopedie de la Pléiade*（1978, pp. 275-301）に寄稿したものである．

50　フランツ・ファノン（Franz Fanon, 1925-1961）　アルジェリア人．フランス・リヨンで精神科医となる．その後アルジェリアの精神病院で働き，最後は反植民地闘争レジスタンスとして闘った．

51　F. Basaglia : *Conferenza brasiliane.* cit., p. 98.〔大熊一夫，大内紀彦，鈴木鉄忠，梶原徹訳『バザーリア講演録 自由こそ治療だ！——イタリア精神保健ことはじめ』岩波書店，2017, p. 107〕

52　*Ibid,* p. 99.〔同上，p. 107〕

53　F. Basaglia : Prefazione, in Ernesto Venturini（a cura di）: *Il giardino dei gelsi.* Einaudi, Torino, 1979［qui a p. 307］.〔本書第 18 章文末部，p. 298〕

54　F. Ongaro Basaglia, M. G. Giannichedda : Il concetto di salute e malattia, in F. Basaglia : *Scritti II.* cit., pp. 366-368.

55　「頻繁に変革 trasformazione の用語を使うことが好まれたが，より露骨な表現として破壊－解体 distruzione が使われた．このことは排除されたわれわれの願いを理解してもらうことに成功した．それはより表現されるべきでないこと，すなわち施設の枠内で暮らす無数の人々のことである」. F. Basaglia : Conversazione con Venturini, in E. Venturini（a cura di）: *Il giardino dei gelsi.* cit., p. 218.

56　Franco Rotelli : Le istituzione della de-istituzionalizzazione, in Maria Giannichedda, Franca Ongaro Basaglia（a cura di）: *Psichiatria, tossicodipendenze, perizia. Ricerche su forme di tutela, diritti, modelli di servizio.* Franco Angeli, Milano, 1987. p. 55.

57　Furio di Paola : *L'istituzione del male mentale.* Manifesto Libri, Roma, 2000 参照．

58　最近重要な例外はうつ病と社会に関する Alain Ehrenberg : *La fatica di essere se stessi.*（Einaudi, Torino, 2001）である．

59　この書籍は1998年にアベル編集グループ（Edizioni Gruppo Abele）によって，『1968年を忘れないために，「ありえない死に方」における実際の収容所 *Per non dimenticare, 1968, la realta manicomiale di morire di classe*』と題されて再版された．

60　「家，衣服，習慣など，文字通り持っているものをすべて，愛する人とともに奪われた男のことを想像してもらいたい．この男は人間の尊厳や認識力を忘れて，ただ肉体の必要を満たすだけの，空っぽな人間になってしまうだろう．というのは，すべてを失ったものは，自分自身をも容易に失ってしまうからだ」．（Primo Levi : *Se questo è un uomo,* Einaudi, Torino, 1958. pp. 29-30）〔竹山博英訳『アウシュヴィッツは終わらない——あるイタリア人生存者の考察』朝日新聞社，1980, p. 24. 本書序文訳注 11 参照〕

61　すでに 1969 年に『排除——全的施設からの写真報告 *Gli esclusi : Fotoreportage da un'istituzione totale*（Il diaframma, Milano）』（写真 Luciano d'Alessandro，文 Sergio Pilo）が出版されている．

62　バザーリアのメディアとの関係およびイタリアにおける運動の歴史と分析は，Nico Pirelli : *L'uomo che restitui la parola ai matti : Franco Basaglia, la comunicazione e la fine dei manicomi.*（Editori Riuniti, Roma, 2004）参照．

63　F. Basaglia : *Conferenze brasiliane.* cit., p. 17.〔大熊一夫，大内紀彦，鈴木鉄忠，梶原徹訳

『バザーリア講演録 自由こそ治療だ！——イタリア精神保健ことはじめ』岩波書店，2017, p. 33〕

64 トリエステ精神病院の開放化をはっきり示す運動をバザーリアは企画した．およそ100人の収容者が無料でイタリア国内航空（ATI）によって提供されたDC9で，搭乗員のボランティア労働によって行われた「空の小旅行」のことである．このエピソードは，1998年にバザーリア基金を実現させたシルヴァーノ・アゴスティによって短い映画「フライト Il volo」として記録された．

65 F. Basaglia : *Conversazione con Venturini.* cit., pp. 211-212.

66 S. Mistura : *Sei tesi su Franco Basaglia.* cit., p. 206.

67 ビットーリオ・バザーリアとジュリアーノ・スカビアに指導されたグループの作品は，スカビアが資料提供および編集して出版された——*Marco Cavallo : Una esperienza di animazione in un ospedale psichiatrico.* Einaudi, Torino, 1976.

68 F. Basaglia e altri : *La nave che affonda.* cit., pp. 108-111.

69 F. Basaglia, M. G. Giannichedda : *Legge e psichiatria.* cit., p. 456.

70 F. Basaglia : *Conversazione con Venturini.* cit., p. 246.

71 コロルノ精神病院の経験はフランカ・オンガロの著書『悩み多き官僚マリオ・トマジーニが語る，その生涯と経歴 *Vita e carriera di Mario Tommasini, burocrate proprio scomodo narrate da lui medesimo*』(Editori Riuniti, Roma, 1991) に語られている．

72 Il capitolo l'epoca dell' azione collettiva. di P. Ginsborg, *Stria d'Italia.* (第9章)cit., pp. 436-454 参照.

73 G. Bignami : *I modelli.* cit., p. 47.

74 民主精神医学の設立経過と初期の変遷は最近の著作 Antonio Slavich : *La scopa meravigliante.* (Editori Riunti, Roma, 2003, pp. 126-149) に記されている．また，ピストイア資料センター編，雑誌 *Fogli di informazione* 参照．ここでは民主精神医学の発展経過を初期から追跡している．

75 F. Basaglia : *Conversazione con Venturini.* cit., p. 211.

76 *Ibid.*, p. 218.

77 1968年の法431号の下では，精神科医は強制的入院許可を自発的入院に変えることが出来た．トリエステにおける要入院患者の権利剝奪拒否の象徴として，早期に強制手続きを自発的入院へ変更するという政治的措置を報告している．これに反して，オスピテは根本的に「発明品」で，多くの人の状況への認識に応じていた．特に人目に付かずに長期入院してきたために，遠い昔になってしまった社会との関係と手段を奪われてしまい，施設の「オスピテ」であることが必要であった場合や，彼らの治療という「精神医学」の動機づけがすでになくなっている場合には，この認識が強まった．結果として，精神病院の多くの居住区域は整備され，全員または一部が「オスピテ」としての自主的管理を行う住宅として組織された．

78 Giovanna Gallio : *lo la CLU : Conversazione sull' essere e diventare cooperativa.* Edizioni E, Trieste, 1998.

79 Ota de Leonardis, Diana Mauri e Franco Rotelli : *L'impresa sociale.* Anabasi, Milano, 1994.

80 Maria Grazia Giannichedda : Per noi una normalita che non costi loro internamento, in «*Dei delitti e delle pene*», n. 1 (1991), p. 112.

81　F. Rotelli : L'istituzione inventata, in ID., *Per la normalità* cit., p. 130.

82　*Ibid.*, pp. 137-138.

83　バルドゥチとバザーリアとの対話は番組「君たちと私 Voi ed io」の中の「証言」nn. 227-228（1980）で行われている．同じ内容をバザーリアは *Conferenze brasiliane.* cit., p. 32〔大熊一夫，大内紀彦，鈴木鉄忠，梶原徹訳『バザーリア講演録 自由こそ治療だ！――イタリア精神保健ことはじめ』岩波書店，2017, p. 51〕でも報告している．

84　*Ibid.*, p. 18.〔同上，p. 34〕

85　*Ibid.*, p. 195.〔同上，p. 209〕

86　*Ibid.*, p. 7.〔同上，p. 23〕

87　Franco Basaglia, Franca Ongaro Basaglia : *La maggioranza deviante.* Einaudi, Torino, 1971〔cfr. qui, a p. 207〕〔本書第 15 章，p. 202〕.

88　F. Basaglia : *Conferenze brasiliane.* cit., p. 21.〔大熊一夫，大内紀彦，鈴木鉄忠，梶原徹訳『バザーリア講演録 自由こそ治療だ！――イタリア精神保健ことはじめ』岩波書店，2017, p. 38〕

89　「正当の情熱とはただひとつ，知性の意志と仕事にともなう情熱だけである．既成の現実を変革しようとする具体的イニシアティブある構想のゆたかさにともなわされた情熱だけである」(Antonio Gramsci : *Ottimismo e pessimismo, in Passato e presente.* Editori Riuniti, Roma, 1971, p. 25 参照)．〔「オプティミズムとペシミズム」山崎功監修，藤沢道郎編集『グラムシ選集 第 6 巻 過去と現在』合同出版，1965, p. 25〕

90　F. Basaglia, *Conferenze brasiliane* cit., p. 181.〔表現は異なるが同じ内容が見受けられる．大熊一夫，大内紀彦，鈴木鉄忠，梶原徹訳『バザーリア講演録 自由こそ治療だ！――イタリア精神保健ことはじめ』岩波書店，2017, p. 192〕

91　Jean-Paul Sartre : *L'universale singolare.* il Saggiatore. Milano, 1980, p. 141.〔「単独的普遍者」松浪信三郎訳『サルトル全集 第 37 巻 シチュアシオンIX』人文書院，1974, p. 121〕

92　*Ibid.*, p. 162.〔同上，p. 149〕

93　*Ibid.*〔同上，p. 149〕

94　*Ibid.*, p. 155.〔同上，p. 144〕

95　*Ibid.*, p. 164.〔同上，p. 151〕

96　精神保健に関する法律は現在以下の制度の全体から構成されている．法 833 号第 33，34，64 条の中に継続している原理である国の法律，サービスに関する多様な条例，それに政治である．要約すれば，国の法律の三つのキーポイントは，(1) 精神病院新設の禁止，1998 年までには廃止するとされた精神病院の存在を克服すること，しかし，その再利用の方針に関しては大部分未解決であった．(2) 精神障害者への予防，治療，リハビリテーションの機能は地域精神保健サービス（servizi di salute mentale territoriali）によって主に展開されるべきであるという原則．その上で一般病院の周辺に各施設 15 床以下の精神科診断治療サービス（SPDC; servizi psichiatrici di diagnosi e cura）を設立する．(3) 強制保健医療措置（TSO; Trattamento sanitario obbligatorio）の原則．

97　精神疾患以外の疾患に関する強制保健医療措置（TSO）については同法第 33 条に規定され，精神疾患に関する TSO（法第 34 条）は「人間の尊厳への配慮と市民的および政治的権利への配慮の中で展開すべきであり，強制される人の側の同意と参与を保証するイニシアティブ

に伴われるべきである」と規定する．TSO には一名が精神科医である 2 名の医師〔の診断〕が必要である．これは市長またはその委託を受けた者によって準備され，司法的保護後見に責任を負う後見裁判官によって認可される．TSO は一般病院にある SPDC 精神科診断治療サービスまた精神保健サービスで実施される．TSO が 7 日以上続く場合，さらにこれ以上延長が必要となる場合は，精神医療サービスは（市長と裁判官の）指示手続きを受けることが必要であり，登録者に強制入院継続の根拠を説明しなければならない．

98　Maria Grazia Giannichedda : Sul trattamento obbligatorio, in «*Democrazia e diritto*», nn. 4-5 (1988), pp. 249-282.

99　F. Basaglia : *Conferenze brasiliane*. cit., p. 223.〔表現は異なるが同じ内容が見受けられる．大熊一夫，大内紀彦，鈴木鉄忠，梶原徹訳『バザーリア講演録 自由こそ治療だ！――イタリア精神保健ことはじめ』岩波書店，2017, p. 241〕

100　F. Basaglia : Prefazione, in E. Venturini (a cura di): *Il giardino dei gelsi*. cit. [qui a p. 303].〔「『桑園』序文」本書第 18 章，p. 294〕

101　F. Basaglia, M. G. Giannichedda : *Legge e psichiatria*. cit., p. 465.

102　*Ibid*., pp. 445-446.

103　Maria Grazia Giannichedda : La democrazia vista dal manicomio, in «*Animazione sociale*», n. 4 (aprile 2005), pp. 5-21.

104　*La marginalità sociale e lo Stato*. a cura di Maria Grazia Giannichedda e Renato Parascandolo edizioni, Centro Franco Basaglia. 1984 年に，上院独立左派議員として初めて当選したフランカ・オンガロ・バザーリアも参加して，このドキュメンタリーは国会の中の独立左派党決起集会で上映された．これを契機にインタビューした人々や同じ政党の代表者たちは，この会話が捉えた問題はいまだに中断中であり，改革の精神と法律から踏み出せず，むしろ政府の意志と能力の不在と不足を，政党と国家組織については精神保健だけではなくイタリア社会全体に及ぼす改革プロセスの不足と不在を再認識した．この議論は M・G・ジャンニケッダ，F・オンガロ・バザーリアによって『精神医療，薬物依存，評価 *Psichiatria, tossicodipendenze, perizia*』に引用され報告されている．

105　特に器質的身体，経済的身体，社会的身体についての省察については原注 36 に抜粋が引用されている．

106　論文「法と精神医療 Legge e psichiatria」「治療的職業 La vocazione terapeutica」はこうした研究活動計画によって生まれた．

訳注 1　本書を通じて，ospedale psichiatrico を「精神科病院」ときに「精神病院」，manicomio を「精神病院」，asylum を「収容所」，asilo を「避難所」，単独の ospedale は「病院」と訳し，時にルビまたは原語を付している．なお，原文にはこの序文の各節に表題はないが，理解しやすさを考えて節題をつけている．

訳注 2　“Fronte nationale” と記されている．「フランス国民戦線 Front national」は，ルペンが 1972 年に結成した極右政党．80 年代には 30 数議席をフランス国民議会に得ている．しかし，ここの文脈では 1930 年代からの「フランス人民戦線 Front populaire」政権のことを指しているものと思われる．この反ファシズム連立政権はスペイン内戦への対応を巡り 1938 年に崩壊した．その後スペイン内戦からフランスへの亡命者である F・トスケルらが南仏サンタル

バンの精神病院で1940年から改革運動を始めている.

訳注3　Philippe Pinel (1745-1826)　フランスの精神医学者. 西欧近代精神医学の創始者の一人と目される. 英国のW・テュークらとともに道徳療法 (moral treatment) の提唱者であり, フランス革命時代にビセートル精神病院の鎖に繋がれた収容者を解放したことはあまりにも有名である. 18世紀疾病分類学の潮流になる精神疾患分類を行っている. M・フーコー, 田村俶訳『狂気の歴史――古典主義時代における』(新潮社, 1975) 参照.

訳注4　ヴェネツィア本島中心部にあるサンポーロ広場を囲む地区の呼称.

訳注5　原文のイタリア語単語 'fattità' は, 小学館伊和中辞典, *lo Zingarelli 2010* (Zanichelli, Bologna), *il Ragazzini 1996* (Zanichelli, Bologna) *Dizionario Italiano Sabatini Coletti* (DISC), (Giunti, Ferenze. 1997) に掲載されていない. fatto (作られた, 成熟した, 完成した, 適した, 英語の made を意味する形容詞) に形容詞を女性抽象名詞化する語尾 -ita が付いた単語であるか, 名詞fatto (事実, 行為, 英語のfact) から誘導される抽象女性名詞を作る語尾-ita がついた単語である. 松本大学の福島智子氏よりこれがサルトルの『存在と無』のイタリア語訳に使用されている用語で松浪訳の日本語では「事実性」とされているとの教示をいただいた. この箇所や1章, 4章等の使用法は身体的存在と主体的存在を兼ねた行為主体としての意味もあり, 事実性とした.

訳注6　Ronald D. Laing (1927-1989)　スコットランド出身の精神科医. 1951年グラスゴー大学卒業. 3年間の軍医体験後, 若くして指導医 (コンサルタント医) 資格を受ける. イギリスにおける人間学的・実存分析的精神医学者. タヴィストック研究所などに勤務, 1965年独自の施設キングスレーホールを開設. 著書に *The Divided Self*, 1960 (坂本健二, 志貴春彦, 笠原嘉訳『引き裂かれた自己』みすず書房, 1971) など. 反精神医学の論客とされる.

訳注7　ピエル・パオロ・パゾリーニ (Pier Paolo Pasolini, 1922-1975) はイタリアの著名な映画監督, 詩人, 小説家. 主な映画作品にアポロンの地獄, テオレマ, 王女メディア, デカメロンなどがある.

訳注8　ジョバンニ・ベルリングェル (Giovanni Berlinguer, 1924-2015) は, 兄弟のイタリア共産党書記長エンリコ・ベルリングェルとともにイタリア共産党の幹部. 社会医学者. 国会議員, EU議員などを歴任.

訳注9　フランツ・ファノン (Frantz Omar Fanon, 1925-1961) は, フランス領西インド諸島 (アンティル諸島) マルティニーク島で黒人として生まれる. 第二次大戦中フランス本土で反ナチス運動に加わりド・ゴールの「自由フランス」に加わり戦う. リヨン大学で精神医学学位を取得, 1953年当時フランス領アルジェのブリダ・ジョアンヴィルにある精神病院に赴任. アルジェリア独立運動に参加, 民族解放戦線 (FLN) に加わり, 1957年には精神病院を辞して全面的にFLNに身を投じる. 機関誌に投稿するなどアルジェリア革命のスポークスマン的役割を果たした. 1962年のアルジェリアの独立を前にして白血病のために1961年死去. 著書に『黒い皮膚・白い仮面』(1952)『革命の社会学』(1958)『地に呪われたる者』(1961)『アフリカ革命に向けて』(1964) がある. (邦訳はいずれもみすず書房刊. 北山晴一訳『アフリカ革命に向けて』みすず書房, 2008, 著者略歴より引用)

訳注10　*Morire di classe : La condizione manicomiale fotografica*, da Carla Cerati e Gianni Berengo Gardini. Einaudi, Torino, 1969 参照〔本書第13章〕.

訳注11　Primo Levi (1919-1987)　イタリア系ユダヤ人, 化学者・作家. アウシュヴィッツ強

制収容所からの生還者．この体験を記した著作が『これが人間なら *Se questo è un uomo*』(1947)〔竹山博英訳『アウシュヴィッツは終わらない——あるイタリア人生存者の考察』朝日選書，1980〕であり，第4章冒頭の引用はこの著作（p. 24）からである．

訳注12　「括弧に入れる」はフッサールが『デカルト的省察』(浜渦辰二訳，岩波書店，2001. p. 83）の中で「現実存在は，判断停止（エポケー）によって「括弧に入れられて」いる」と説明している現象学の用語．サルトルも「存在と無」の中で「判断停止」と「括弧入れ」に触れている．

訳注13　Christian Müller (1921-2013)　スイス出身の精神科医，精神分析家．スイス精神分析学会の設立に関わり，長期に渡りスイス・ローザンヌ・シュリィ精神病院の院長を務めている．

訳注14　Antonio Gramsci : *Quaderni del carcere, Gli intellettuali e l' organizzazione della cultura.* 1930. アントニオ・グラムシ（1891-1937）　イタリア人政治家・マルクス主義思想家．サルデーニャ出身．小児期の疾病のため身体障害となる．トリノ大学在学中に同郷の同僚トリアッティらと労働運動に参加，1921年のイタリア共産党創成に参加，中央委員，書記長などを務める．モスクワ滞在中にムッソリーニ政権から逮捕状が出されるが，国外から1924年に国会下院議員選挙に当選してその不逮捕特権を利用して帰国．しかし，国家防衛法によって1926年に逮捕．獄中で29冊の「獄中ノート」を残したが，1937年に釈放直後に死去．イタリア政治思想に大きな影響を与えた人物．特にソ連共産党との関係で構造改革路線を歩んだイタリア共産党の思想的バックボーンとなった．著作の日本語版は『グラムシ選集』全6巻（山崎功監修，合同出版，1961-1965)，『グラムシ・セレクション』(片桐薫編，平凡社ライブラリー，2001)，『知識人と権力——歴史的・地政学的考察』(上村忠男編訳，みすず書房，1999）がある．これらに引用表題「知識人たちと文化組織」(1930）は見出せないが，後者の第2章「知識人の形成と機能」に（pp. 54-55）本書16章の冒頭引用とほぼ同一文が認められる．

緒　言

訳注1　原文は，Il re dorme se anche la guardia dorme.

フランカ・オンガロ・バザーリアの経歴

訳注1　Erving Goffman : *Asylums : Essays on the Social Situation of Mental Patients and Other Inmates.* Doubleday, 1961〔石黒毅訳『ゴッフマンの社会学3　アサイラム——施設被収容者の日常世界』誠信書房，1984〕，*Behavior in Public Places : Notes on the Social Organization of Gatherings,* Free Press, 1963.〔丸木恵祐・本名信行訳『ゴッフマンの社会学4　集まりの構造——新しい日常行動論を求めて』誠信書房，1980〕

訳注2　Gregorio Bermann (1894-1972)　アルゼンチンの精神科医，精神分析家．反ナチス活動家としても著名．

第1章　不安と自己欺瞞

訳注1　原題：Ansia e malafede / La condizione umana del nevrotico. 1964. ここではmalafedeを自己欺瞞と訳した．ジャン－ポール・サルトル『存在と無』（松浪信三郎訳，ちくま学芸文庫版全3巻，2007-2008）ではフランス語mauvaise foi（直訳すると「悪しき信仰」）を「自己欺瞞」と翻訳している（同書I巻訳注p. 598）．ここでは『存在と無』イタリア語版からの引用と考えられ，mauvaise foiへのイタリア語訳がmalafede（不誠実）であるが，その意味を考えると自己欺瞞の方が当を得ていると考え，「自己欺瞞」とした．また，エピグラフの『存在と無』からの引用はほぼ同文が同書Ⅲ巻p. 320, pp. 487-491の同書最終部分におかれている．

訳注2　Erwin Straus（1891-1975）　現象学・人間学派の代表的精神病理学者．ドイツ・フランクフルト生まれ，ベルリン大学ボンヘッファー教授の助手となり，1928年来精神医学誌Nervenartztの創刊と編集に携わる．1938年米国に移住．実証主義的客観主義に抗して世界内存在としての在り方を重視した．ビンスワンガー，ミンコフスキーらとの反客観主義共同戦線はその後の心理学，精神医学，哲学に影響を与えた．（『岩波・哲学思想事典』岩波書店，2003. pp. 750-751）

訳注3　ジャン－ポール・サルトル，松浪信三郎訳『存在と無　I』ちくま学芸文庫，2007, pp. 199-202, pp. 253-254.

訳注4　Victor Emil Freiherr von Gebsattel（1883-1976）　ドイツの精神医学者，精神療法家．哲学をデュルタイ，ベルグソンらに学んだ後，精神医学に転じ医学部を卒業し，クレペリンに師事．第2次大戦前に私立精神病院をベルリン郊外に設立するが，大戦中にナチスに接収される．戦後の1949年にヴィルツブルグ大学人間学研究所初代教授となる．ドイツにおける人間学的精神病理学の指導的役割を果たした．（『精神医学辞典』弘文堂，2001）

訳注5　Henri Ey（1900-1977）　20世紀フランスを代表する精神医学者．J・H・ジャクソンの神経機能の進化と解体の理論を精神医学に適用し，「ネオジャクソニズム」と自らの立場を称した．精神疾患とはその原因において常に器質的であるとともにその病的発生において心理的力動的であるとし，「器質－力動論」ともいわれる．（『精神医学事典』弘文堂，2001. p. 846）

第2章　施設化空間としての精神病院解体

訳注1　Russell Barton : *Institutional Neurosis.* John Wright & Sons, 1976.〔正田亘監訳『施設神経症――病院が精神病をつくる』晃洋書房，1985〕

第3章　身体，まなざし，そして沈黙

1　Edmund Husserl : *La crisi delle scienze europee e la fenomenologia trascendentale* (1954). trad. it. E. Filippini, Saggiatore, Milano, 1961.〔細谷恒夫・木田元訳『ヨーロッパ諸学の危機と超越論的現象学』中央公論社，1974, p. 16〕

2　M. Merleau-Ponty : *Phénoménologie de la perception.* Gallimard, Paris, 1945.〔竹内芳郎・小

木貞孝訳『知覚の現象学 I 』みすず書房，1967〕
3　H. Ey : *Etudes psychiatriques,* vol. III. Desclée de Brouwer, Paris, 1954.
4　J.-P. Sartre : *L'être et le néant.* Gallimard, Paris, 1950.〔松浪信三郎訳『存在と無』全3巻，ちくま学芸文庫，2007-2008.〕
5　Q. Lauer : *Phénoménologie de Husserl : Essai sur la génèse de l'intentionnalité.* Paris, 1955.
6　M. Merleau-ponty : *Les relations avec autori chez l'enfant,* Les cours de Sorbonne. Centre de documentation universitaire, Paris, 1960.〔木田元・滝浦静雄訳『幼児の対人関係』みすず書房，2001〕
7　E. Husserl : *Meditazioni cartesiane e i discorsi parigini.* V meditazione. trad. it. F. Costa, Bompiani, Milano, 1960.〔浜渦辰二訳『デカルト的省察』岩波文庫，2004〕
8　J.-P. Sartre : *L'être et le néant.* cit.〔松浪信三郎訳『存在と無 II』，ちくま学芸文庫，2008, p. 308-〕
9　E. Straus : Die aufrechte Hultung : Eine anthropologische Studie, in *Maschr. psych. Nuerol.,* 117, 367, 1949.
10　J.-P. Sartre : *L'être et le néant* cit.〔松浪信三郎訳『存在と無』全3巻，ちくま学芸文庫，2007-2008〕
11　E. Straus : Die Scham als historiologisches Problem, in « *Schw. Arch. Neurol. und Psych.* », 31, 2, Zurich, 1933.
12　M. Merleau-ponty : *Signes.* Gallimard, Paris, 1960.〔竹内芳郎監訳『シーニュ 1』みすず書房，1969〕
13　R. Barande : Essai métapsychologique sur le silence, in « *Revue Francaise de Psychanalyse* », 27, I, 1963.
14　F. Basaglia : Ansia e malafede. La condizione umana del nevrotico, in « *Riv. Sper. Fren.* », 2, 1964 [qui alle pp. 3-16].〔本書第1章「不安と自己欺瞞」，pp. 3-18〕
15　H. Ey e altri : Les nevroses, in *Manuale de psychiatrie.* Masson, Paris, 1960.
16　J. Zutt : Blick und Stimme. Beitrag zur Grundlegung einer verstehenden Anthropologie, in « *Nervenartzt* », 28, 350, 1957.
17　M. Merleau-Ponty : *Phénoménologie de la perception.* cit.〔竹内芳郎・小木貞孝訳『知覚の現象学』みすず書房，1967〕
18　J. Zutt : *Blick und Stimme.* cit.
19　J. Gabel, *La fausse conscience.* Les Editions de Minuit, Paris, 1962.
20　M. Merleau-Ponty : *Signes.* cit.〔竹内芳郎監訳『シーニュ 1』みすず書房，1969, p. 151-152〕

訳注1　原題　Corpo, sguardo e silenzio. L'enigma della soggettivita in psichiatria. 初出はフランス語で出版され，Corps, regard et silence. L'enigme de la subjectivite en psychiatrie, in « *L' Evoluzione Psychiatrique* », n. I, 1965. この論文は一部のフランス語引用を残してイタリア語で著されている．

訳注2　ルイージ・ピランデッロ（Luigi Pirandello, 1867-1936）は1934年ノーベル文学賞を受賞したイタリアの劇作家，小説家，詩人．1904年に父親の硫黄鉱山が破産した後に妻が精神

病を発病し，妻は1919年に精神病院に入院して1959年病院で死亡している．この小説 *Uno, nessuno e centomila*（脇功訳『一人は誰でもなく，また十万人』河出書房新社，1972）は15年かけて練られ1925年から発表された長編小説である．

第4章　施設精神医学の問題

1　J.-P. Sartre : *Reflèxions sur la question juive.* Gallimard, Paris, 1947（安堂信也訳『ユダヤ人』岩波新書，1956）の主題を参照.

2　G. W. Hegel : *Fenomenologia dello spirito. Indipendenza e dipendenza dell' autocoscienza; signoria e servitù,* La Nuova Italia, Firenze 1963, pp. 153-164.〔樫山欽四郎訳『精神現象学』上，平凡社ライブラリー，1997, pp. 227-234〕被排除者の状況の中で，ファノンが語るように，主人は「奴隷の意識は無視し」，道具として奴隷を利用するのだが，奴隷と主人の弁証法は相互的状態の関係であるべきであることに留意すること．

3　E. Husserl : *Meditazioni cartesiane* e i discorsi parigini. V meditazione. trad., it. F. Costa, Bompiani, Milano, 1960.〔浜渦辰二訳『デカルト的省察』岩波文庫，2001, 第5省察，pp. 161-269〕

4　B. Bettelheim : *The Informed Heart.* The Free Press, Glencoe, 1960.

5　J. F. Steiner : *Treblinka.* Fayard, Paris, 1966.

6　F. Basaglia, A. Pirella : Deliri primari e deliri secondari e problemi fenomenologici di inquadramento, Simposio sui deliri cronici, XXIX Congresso nazionale della Societa italiana di psichiatria, Pisa, maggio, 1966.

7　F. Basaglia : L'ideologia del corpo come espressivita nevrotica. Le nervosi neurasteniche, Relazione al XXIX Congresso nazionale della Societa italiana di psichiatria, Pisa, maggio 1966.〔本書第5章「神経症者の表現としての身体イデオロギー」〕

8　E. Goffman : *Asylums.* Anchor Books, Doubleday, New York, 1961.〔石黒毅訳『ゴッフマンの社会学3　アサイラム――施設被収容者の日常世界』誠信書房，1984〕

9　R. Burton : *Institutional Neurosis.* J. Wright, Bristol, 1959.〔正田亘訳『施設神経症――病院が精神病をつくる』晃洋書房，1985〕

10　E. Goffman : *Asylums.* cit.

11　*The Program Area Committee on Mental Health : Mental Disorders,* American Public Health Associaltion, New York, 1962.

12　D. Martin, in «*Lancet*», 2, 1188, 1955.

13　P. Levi : *Se questo è un uomo.* Einaudi, Torino, 1958.（*Se questo è un uomo*（1947)〔竹山博英訳『アウシュヴィッツは終わらない――あるイタリア人生存者の考察』朝日選書，1980, p. 24．冒頭の引用と同一．序文訳注11を参照.〕

14　被排除者としての他者の問題は，黒人の特殊事例としてではあったが，すべての範疇の否定された人たちへ拡張可能な理解として，精神科医フランツ・ファノンによって分析された．彼の理解はサルトルのユダヤ問題に関する理解に従っており，これによって被排除者としての精神科患者の課題を分析することが完璧に可能である．主人（ここでは白人であり，われわれの問題の場合にはわれわれの社会である）が自分の拒否したことのすべてを奴隷の中に

凍結することに成功した，その投影過程をある意味で明らかにすることでもある．「私が私に異常性や非難すべき何ものかを見出すこの処置では，一つの解決しか持てない．それは私を消してしまい，他者に父権性を与えることである．こうした方法で私は，私の平衡を危険に曝す緊張の回路に歯止めをかける．［…］ヨーロッパでは悪は黒人に象徴されている．［…］黒い人間は殺し屋である，サタンは黒い，暗闇について語る，汚れているときそれは黒い．［…］ヨーロッパでは黒人は現実でも象徴的にも人格の背徳面を象徴している．［…］ヨーロッパでは黒人は劣等感，悪徳な性向，魂の暗黒面を象徴する機能を持っている．［…］今日，白人社会の贖罪の山羊（白人社会は進歩，市民性，自由主義，教育，光，鋭敏という神話によって基礎づけられている）は，発展とこの神話の女神の勝利に対立する力にまさになるだろう．そして，対立するこの乱暴な力を供給するのは黒人である．［…］」（*Il Negro e l'altro.* trad. it. Sears, Il Saggiatore, Milano, 1965）「植民地農民は植民地化されてきたしされつづけている．［…］生まれたときから彼らの世界は制限され，禁制がまき散らされ，明白な暴力に向き合わなければ試しても取り戻せない．［…］植民地世界は分断された世界である」．そこでは，「法的秩序を順守する美的暴力は，秩序権力の役割を明らかに緩和してはいるものの征服者権力と侮辱の雰囲気を搾取の周りに作り出している．［…］原住民は囲い地に閉じ込められ，アパルトヘイトは植民地世界自体の区画様式に分割されたにすぎない」（*I dannati della terra.* trad. it. C. Cignetti, Einaudi, Torino, 1962）

15 「序列化 serializzazione」概念の主題については，J.-P. Sartre : *Critique de la raison dialectique.* Gallimard, Paris 1960.〔「弁証法的理性批判」『サルトル全集』第 26, 27, 28 巻，竹内芳郎・矢内原伊作・平井啓之・森本和夫・足立和浩訳，人文書院，1962-1973〕

16 F. Basaglia : La distruzione dell'ospedale psichiatrico come luogo di istituzionalizzazione, in «*Annal. Neurol. e Psich.*», 49, 1, 1965.〔本書第 2 章「施設化空間としての精神病院解体」〕

訳注 1 Karl Jaspers (1883-1969) ドイツの精神医学者および実存主義哲学者．ハイデルベルグ大学で精神医学を学び，（本書では 1911 年とされているが誤りで）1913 年 30 歳で *Allgemeine Psychopathologie*（西丸四方訳『精神病理学原論』みすず書房，1971）を発表し，現象学，了解心理学を用いて疾患単位を理念型として構成しようとした．了解不能性は生物学的病的過程（Prozess）に起因するものと考え，了解不能な妄想を真性妄想と呼んだ．その後医学を離れ 1921-1937 年の間，同大学哲学教授となったが，妻がユダヤ人であったために，ナチスの台頭によりその職を追われ，妻の強制収容所移送を迫られたが抵抗し自殺まで考えた．しかし 1945 年 3 月，米軍のハイデルベルグ進駐によってその直前に移送を免れた．戦後同大学に復帰するが，ドイツの戦争責任を巡る論文「罪責論」への周囲の非難から失望し，1948 年にスイス・バーゼル大学哲学教授となってドイツを去った．その後も哲学，冷戦，核兵器などを限界状況と捉え政治評論を行った．

第 5 章　神経症者の表現としての身体イデオロギー

1 厳密な精神医学的視点からこの学会の別の会場で取り上げられているこの問題に直接取り組んだケースではないが，ここでは観念・イデオロギー ideologia という用語は「にせの意識 falsa coscienza」の粗野なマルクス主義的意味として理解され，通常の使い方である世界や状

況を方法論的に不正確に理解し検討する個別的方法としてのイデオロギーの意味ではない．マンハイム（K. Mannheim : *Ideologia e utopia.* trad. it. Santucci, il Mulino, Bologna, 1957.〔「イデオロギーとユートピア」『マンハイム全集』第4巻，潮出版，1976〕）の記述はこの主題をうまく説明している――「自分の誤解と自分自身の機能による誤解からの「にせの意識」の例として，自分の現実と世界の状態を隠そうと努力して，熱狂しロマンティックになり理想視した暮らしの基本的事実を曲解しようとした人々の例を考えてみよう．彼らは現実に誤った解釈を与えて自分や世界からこうしたやり方で逃れようと考える．我々はこの点でイデオロギー的歪曲の例を見出すことができる．実のところ，絶対的諸原理に助けを求めながら葛藤と困難を解決する努力と，生きることが不可能であることを表現している服従とがあるように思われる．余りに見せびらかすように正当性を装い，我々が隠そうと心配していた別の関心を実際に追求する訳であるけれども，我々が神話を造り，偉大さと幾つかの理想への我々の忠誠を宣言するときは常にこうしたことが生じる」．

2　H. Ey, P. Bernard e C. Brisset : *Manuel de psychiatrie.* Masson, Paris, 1960.

3　F. Basaglia : Il corpo nell'ipocondria e nella depersonalizzazione. La struttura psicopatologica dell'ipocondria, in «*Riv. Sper. Fren.*», 80, 1, 1956.

4　現象学的人類学の前提にわれわれが戻ってみると，それが方法論的展望を示していることがわかる．それは「教条的形而上学」となってしまった科学や，言わば具体的に生きた人間について語ることができない科学を避けるように助けることができる立場に似ているという意味で．精神医学が科学として人間の側面を再度扱うとき，すなわち「イデオロギーと科学の境界線を越えるとき」，そして現実の人間に関与するための役割図式に関連することを止めるときに，「社会的世界の中で人間を再発見する真の適切な了解できる知識」（J.-P. Sartre, *Critique de la raison dialectique,* Gallimard, Paris, 1960.〔「弁証法的理性批判」『サルトル全集』第26, 27, 28巻，竹内芳郎・矢内原伊作・平井啓之・森本和夫・足立和浩訳，人文書院，1962-1973〕について検討することができるだろう．そのとき，人類学的現象学は，その内的弁証法によって，新たな科学の基礎であるこの了解できる知識そのものになるだろう．しかし，（イデオロギーから科学に至る）同様の変化は「われわれ自身が解放され，われわれの概念にこの変化の非可逆的結果を登録する条件」になる場合がある（L. Althusser : *Pour Marx,* Maspero, Paris, 1965.〔河野健二・西川長夫・田村俶訳『マルクスのために』平凡社ライブラリー，1994〕）．

5　ここで選択について議論するとき，当然ながらそれは道徳的特徴を持つ選択にはならないことを明らかにしておく必要がある．それは生活における自分自身の受容および自分の在り方の責任と所有を，自分の状況，行動特性まさに自分の事実性（fattità）と自分の身体から受容するだけのことを意味している選択である．しかし，まさに（自我ioと身体の関係，身体と他者との関係の分析で気づかれるような）この経験が他者の存在だけではなく，他者が生き，すべてのタイプの関係に対立する文化モデルによっても継続的に侵食されている．自分の事実性を受け入れることができないことに悩む神経症患者は，他者を前にした自分の身体を自分のものにするためにそして自分の自発性と個性を肯定するために自分の身体を受け入れることができない．また，神経症者は，(a) 現実を否認し（そして他者を否認して），提案された図式とモデルを拒否し，自分の自発性を容認することで神経症を解消して苦境を克服する，または，(b) 他者に示された図式を完全に受容して他者（そして世界も）への適応す

ることによって，不安の危機を以前の現実の水準に後退させる．そして，没個性的で完全にイデオロギー的暮らしという自己欺瞞によって神経症を解消する．（c）たとえ彼らに侵入してくる不安の重圧が順応主義や偽の暮らしを受け入れることを不可能にさせても，他者と彼らの結びつきを維持する方法を見出す必要がある．こうして，他者に具体的に抵抗するにしても他者を受け入れるにしてもその不可能性の中で，神経症者は適応できない自分の身体に見出す世俗的必要性を解消してしまう．いまだに彼らの社会的現実に受容されるモデルに属しているので社会的現実との結びつきを維持できているイメージと図式も彼らは解消する．こうして，彼らは自分自身の個人的暮らしを選び取らず，他者に受け入れられ認識されていると想定されて自分の前にある自分の役割を定義する自己身体というイデオロギーを通じて暮らすことを受け入れる．それは病人としての役割である．

6　H. Ey, P. Bernard e C. Brisset : *Manuel de psychiatrie.* cit.

7　K. Schneider : *Les personalités psychopathiques.* trad. franc. Demers, Presses Universitaires de France, Paris, 1955.〔懸田克躬・鰭崎轍訳『精神病質人格』みすず書房，1954〕

8　H. Häfner : *Psychopathen.* Springer, Berlin, 1961. ヘフナーは彼の著書の序文でビンスワンガーの考察主題に言及している．

9　M. Merleau-Ponty : *Phénoménologie de la perception.* Gallimard, Paris 1949.〔竹内芳郎・小木貞孝訳『知覚の現象学』みすず書房，1967；中島盛夫訳『知覚の現象学』叢書ウニベルシタス 112，法政大学出版局，1982〕

10　J.-P. Sartre : *L'être et le néant.* Gallimard, Paris, 1943.〔松浪信三郎訳『存在と無』全３巻，ちくま学芸文庫，2007-2008，２巻，p. 281〕

11　E. Husserl : *Meditazioni cartesiane.* trad. it. Costa, Bompiani, Milano, 1960.〔浜渦辰二訳『デカルト的省察』岩波文庫，2001〕

12　F. Basaglia : Corps, regard et silence. L'énigme de la subjectivité en Psychiatrie. in « *Evol. Psych.* », 1, 1965.〔本書第３章「身体，まなざし，そして沈黙――精神医学における主観性の謎」〕

13　M. Merleau-Ponty : *Phénoménologie de la perception.* cit.〔竹内芳郎・小木貞孝訳『知覚の現象学』みすず書房，1967；中島盛夫訳『知覚の現象学』叢書ウニベルシタス 112，法政大学出版局，1982〕

14　K. Jaspers : *Allgemeine Psychopathologie.* Julius Springer, Berlin, 1913. trad. it., *Psicopatologia generale.* Priori, Il pensiero scientifico, Roma, 1964.〔西丸四方訳『精神病理学原論』みすず書房，1971〕

15　E. Minkowski : La réalité et les fonctions de l'irréel (le troisieme monde), in « *Evol. Psych.* », 1, 59, 1950.

16　M. Merleau-Ponty : *Phénoménologie de la perception.* Gallimard, Paris 1949.〔竹内芳郎・小木貞孝訳『知覚の現象学』みすず書房，1967；中島盛夫訳『知覚の現象学』叢書ウニベルシタス 112，法政大学出版局，1982〕

17　S. M. Jourard, M. Sidney, e P. Secord : Body-Cathexis and the Ideal Femmale Figure, in « *J. Abnorm. Soc. Psychol.* », 50, 243, 246, 1955.

18　K. Jaspers : *Psicopatologia generale.* trad. Priori, Il pensiero scientifico, Roma, 1964.〔*Allgemeine Psychopathologie.* Julius Springer, Berlin, 1913. 西丸四方訳『精神病理学原論』みすず書

房，1971より引用〕

19　J.-P. Sartre : *L'être et le néant,* Gallimard, Paris, 1943.〔松浪信三郎訳『存在と無』全3巻，ちくま学芸文庫，2007-2008〕

20　この図式は，精神医学，人類学および社会学による学際的水準の研究を必要として，研究が指向しうる意味を純粋に指示するものにならざるを得ない．

21　うつ病と神経症性心気症の関係については，A. Slavich : Considerazioni cliniche e psicopatologiche in tema di depressione ipocondriaca, in «*Riv. Patol. Nerv. e Men. Firenze*», 83, 3, 1962, pp. 457-78を見よ．

22　G. Beard : Neurasthenia or Nervous Exhaustion, in «*Medic. and Surg. Journ.*», Boston, 1869.

23　G. Chrzanowski : Neurasthenia and Hipocondriasis, in *Americ. Handbook of Psychiatry,* Basic Books, New York, 1959.

24　F. A. Kehrer : Neurastenia, in *Enciclopedia medica italiana,* 1943-50, vol. VI, 1954.

25　S. Freud : A Reply to Criticism on the Anxiety-Neurosis (1895), in *Collected Papers,* vol. I, Basic Books, New York, 1959.

26　H. Ruffin : Leiblichkeit und Hypochondrie, in «*Nervenartzt*», 30, 195, 1959.

27　E. Kahn : Die psychopathischen Persönlichkeiten, in O. Bumke : *Handbuch der Geisteskrankheiten.* vol. V, Springer, Berlin, 1948.

28　W. Schipowanschy : Wesen der Hypochondie, in «*Zeitsch. fur Neuro-Psy.*», 174, 1, 1942.

29　K. Schneider : *Psicopatologia clinica,* Sansoni, Firenze, 1954.〔針間博彦訳『新版 臨床精神病理学 原著第15版』文光堂，2007〕

30　H. Ey : *Etudes psychiatriques.* vol. II, Desclee de Brouwer, Paris, 1954.

31　H. Ey, *ibid.*

32　L. Bcni e T. Bazzi : *Le psiconevrosi,* Abruzzini, Roma, 1949.

33　先触れ警報（アラルメ allarme）の用語の語源的起源は実にラテン語の「武器をとれ！　ad arma!」であり，突然の危機に直面したときの即時的急務という意味と単なる隠喩としての意味とを含んでいた．そして，ビーニとバッツィが用いた語意である「不安 apprensione」「懸念 timore」という意味をも持っていた．

34　H. S. Sullivan : *Teoria interpersonale della psichiatria.* trad. it. Mezzacapa, Feltrinelli, Milano, 1962.〔中井久夫，宮崎隆吉，高木敬三，鑪幹八郎訳『精神医学は対人関係論である』みすず書房，1990〕

35　P. Guiraud : *Psychiatrie générale.* Francois, Paris, 1950.

36　次の見解を参照のこと——H. Ey : Hypocondrie (Etude n. 17), in *Etudes psychiatriques.* cit. ; H. Hécaen : La notion de schema corporel et ses applications en psychiatrie, in «*Evol. Psych.*», 2. 75, 1948. ; H. Ehrenwald : Anosognosie und depersonalisation, in «*Nervenartzt*», 4, 681, 1941.

37　P. Schilder : The Image and Appearance of the Human Body, «*Psich. Monograph.*», n. 4, London, 1935.

38　H. Häfner : *Psychopathen.* Springer, Berlin, 1961.

39　M. Montassut : La fatigue du neurasthenique, in «*Evol. Psych.*», 1931.

40 Aubin : Neurasthenie uro-ano-genitale, in « *Ann. Med. Psychol.* », parte II, 1947, p. 313.
41 Ganz, in « *Journal Nerv. Ment. Desease* », 113, 315, 1951.
42 J.-P. Sartre : *L'être et le néant.* cit.
43 G. Lanteri-Laura (1930-2004): *La psychiatrie phénoménologique.* Presses Universittaires de France, Paris, 1963.
44 F. Basaglia : Ansia e malafede. La condizione umana del nevrotico, in « *Riv. Sper. Fren.* », 88, 2, 1064.〔本書第１章「不安と自己欺瞞」〕
45 A. Hollingshead e F. Redlich : *Classi sociali e malattie mentali.* trad. it. G. Jervis, Einaudi, Torino, 1965.
46 J.-P. Sartre : *Critique de la raison dialectique.* cit.
47 K. Horney : *New Ways in Psychoanalysis.* Norton, New York, 1939.
48 L. Bini e T. Bazzi : *Le psiconevrosi.* cit.
49 K. Manheim : *Ideologia e utopia.* cit.

訳注１　日本精神神経学会は1970年代の学会内論争を通じてこの「精神病質」という用語を，医学的概念ではなく社会的概念であると考え，この用語が歴史的に果たした差別的機能などの理由から使用しなくなっている．『精神神経学用語集 改訂6版』（日本精神神経学会・精神科用語検討委員会，2008）参照．ここでは原文の時代背景を考慮してそのまま使用している．

訳注２　G・ビアードの神経衰弱論に関するわが国における最近の論考として，松下正明「精神医学の方位――精神衰弱考」『精神医学の方位――松下正明先生古稀記念論文集』中山書店，2007, pp. 281-294がある．

訳注３　P. F. Schilder (1886-1940)　ウイーン生まれのオーストリアの精神医学者．びまん性白質脳炎（シルダー病）の記述で著名．神経学，精神医学，心理学に造詣が深く，ブレンターノ，フッサール，フロイトの影響を受けた．1928年米国に渡り，主著の一つである前注37のThe Image and Appearance of the Human Body, 1935を著している．

第６章　身体と施設

1　J. U. Davydovによって『労働と自由 *Il lavoro e la liberta*』(Einaudi, Torino, 1966) に掲載された．

第７章　施設の危機か？　精神医学の危機か？

1　イデオロギーの用語は虚偽意識 (falsa coscienza) としてマルクス本来の意味でここに使用されたことは明らかである．精神医学分野では，J・ガーベルによって *La fausse conscience* (Les Editions de Minuit, Paris, 1962) の中でこの用語について広く分析された．その上，バザーリアは「神経症者の表現としての身体イデオロギー」〔本書第5章〕でも明らかにしている．ピレッラはIdeologia e dialettica come problema psichiatrico (『実験精神医学 *Sperimentale di Freniatria*』に掲載) の中で，次のように明らかにしている――「(生物学的であり，自然科学的であり，人類現象学的であり，精神分析的でもある) “イデオロギー的” 精神医学批判

は，限定された社会の一分野に諸施設の科学者が完全に社会参加を果たすことを通じて，実践的に弁証法的に客体化を逆転させることでのみ実現できる．この社会参加をする中で，古風なやり方の反復が改めて見えてくるだろう．それは，祈禱師的役割であり，偽の治療的遊びであり，イデオロギーや抽象の王国への逃亡であり，繰り返せば，現代精神医学の状況に由来する社会的責任からの逃亡である」．その上，社会・政治的には，マルクスの初期著作の主題に加えて，われわれはマンハイムの *Ideologiy and Utopia* (Harcourt Brace, New York, 1953〔高橋徹・徳永恂訳『イデオロギーとユートピア』中央公論新社，2006〕）にこの主題の議論を見出すだろう．

2　L. Binswanger : La conception de l'homme chez Freud à la lumiére de l' anthropologie philosophique, in «*Evol. Psych.*», 1, 3, 1938.

3　科学技術，精神医学における「イデオロギー」的関係の問題については，次の著作も参照のこと—— F. Basaglia, G. F. Minguzzi e Ongaro Basaglia : Exclusion, programmation et intégration, in «*Recherches*», 5, luglio, 1967.

4　サルトルの思想に依拠している英国の現象学研究学派の研究のテーマも参考になるだろう—— R. D. Laing e D. G. Cooper : *Reason and Violence*, Tavistock, London, 1964 ; R. D. Laing, e A. Esterson : *Sanity Madness and the Family*. Tavistock, London, 1964〔笠原嘉，辻和子訳『狂気と家族』みすず書房，1972/2005〕; 最新のものでは D. Cooper : *Psychiatry and Anti-psychiatry*, Tavstock, London, 1966.〔野口昌也，橋本雅雄訳『反精神医学』岩崎学術出版社，1974〕

5　F. Basaglia : Autentico e inautentico nel rapporto istituzionale. L'etichettamento psichiatrico come regressione nevrotica. このことについては R. D. Laing, What is Schizophrenia?, in «*New. Sept. Review*», London, Novembre-Dicembre 1964 も参照.

6　ヤスパースの包括的心理学を「人種差別主義 razzismo」とする主張についてはピレッラとの共著 Deliri primari e secondari e problemi fenomenologici di inquadramento, Simposio sui deliri cronici, XXIX Congresso della Società italiana di psichiatria, Pisa 1966 (in Atti del Congresso) を参照のこと．

7　J.-P. Sartre : *Critique de la raison dialectique*. Gallimard, Paris, 1960.〔「弁証法的理性批判」『サルトル全集』第26, 27, 28巻，竹内芳郎・矢内原伊作・平井啓之・森本和夫・平井啓之・足立和浩訳，人文書院，1962-1973〕

8　D. Cooper : *Psychiatry and Anti-psychiatry*. cit.〔野口昌也，橋本雅雄訳『反精神医学』岩崎学術出版社，1974〕

9　J.-P. Sartre : *Situation II*. Gallimard, Paris, 1948.〔加藤周一・海老坂武・白井健三郎訳『文学とは何か』人文書院，1952，1998．p. 149〕

10　L. Althusser : *Pour Marx*. Maspero, Paris 1965.〔河野健二・西川長夫・田村俶訳『マルクスのために』平凡社ライブラリー，1994，p. 435〕

11　J.-P. Sartre : *L'existentialisme est un humanisme*. Les Editions Nagel, Paris, 1946.〔伊吹武彦訳『実存主義とは何か』人文書院，1996, pp. 52-56〕

訳注 1　ルイージ・ピランデッロの「エンリーコ四世 Enrico IV」は 1922 年に初演された作品．邦訳は白澤定雄訳『ピランデッロ戯曲集 II』新水社，2000, pp. 255-261所収．エンリーコ四

世(1050-1106)はドイツ語読みではハインリヒ四世. 7代目神聖ローマ帝国皇帝(1084-1106)である. グレゴリウス教皇と僧職叙任権を争い破門となるが, 1077年のカノッサの屈辱を経て破門赦免を受ける.

第8章 『精神医学とは何か？』序文

1 L. Binswanger : La conception de l' homme chez Freud à la lumière de l'anthropologie philosophique, in « *Evol. Psych.* », 1, 3, 1938.

2 J.-P. Sartre : « *L'Arc* », n. 30, 1966 における回答.

訳注1 André Breton (1896-1966) フランスの詩人, 文学者, シュルレアリストでその創始者. シュルレアリズムの父とも法王ともいわれる. 第二次大戦中アメリカに亡命し, 戦後帰国している. 主な著書に『シュルレアリズム宣言』『ナジャ』等がある.

訳注2 「文学とは何か？」(Situations II, Gallimard, Paris, 1948；加藤周一, 白井健三郎, 海老坂武訳『文学とは何か』人文書院, 1952, 1998, p. 149.) を指している.

第9章 最終解決

訳注1 原題 La soluzione finale.「最終（的）解決」はドイツ語では Endlosungen でナチスの「ユダヤ人問題の最終解決」すなわち「民族虐殺《ジェノサイド》」のことである.

第10章 暴力の施設

1 E. Goffman : *Asylims.* Anchor Books, Doubleday, New York, 1961.〔石黒毅訳『ゴッフマンの社会学3 アサイラム――施設被収容者の日常世界』誠信書房, 1984〕

2 主に外部に向けて企画されて方向づけられたセクター制の組織は, それ自体が縦横に拡がって時宜を得た予防行動としての優位性を持っている. この点に関して言うべきことは, もしこの組織が, 閉鎖的で強制的で施設化されている空間である精神病院を同時に解体することを伴わなければ, その活動は精神病院の存在によって無効化されるだろうということだ. そこでは威嚇的な力が振るわれつづけ, 病人は助かるためにその脅威から逃げるしかないだろう. 精神保健に有効なこうした予防活動は, おそらく病人たちを抱える巨大病院への入院を阻害することができて, われわれの精神病院の現状を許容する危機をもたらす入院という危険を回避できるだろう. しかし, この組織は収容の恐れがある施設環境で活動を続けるという外国の予防精神医学の原則を否定できない. 病院収容は前もってこの事例を解決するために他の方法が見当たらない場合に強制される最後の手段になるだろう. 精神病院に置かれたいわゆる「開放病棟」のような構造を創造することは, それが病院の中心に存続しつづけていても, 共済組合の医療費相互扶助保険を利用できる幸福な入院患者の特権として存在していて,「命令入院患者 ricoverati d'ordinanza」の烙印を押された〔貧しい〕病人の「閉鎖病棟」とは対象的であって, 問題を解決するものではない.

第 12 章　施設管理と運営の問題

1　F. Fanon : *Pour la révolutione africaine*. Mastero, Paris, 1954.〔これは 1964 年の誤りと思われる〕〔北山晴一訳『アフリカ革命に向けて』みすず書房，1984．ただしこの本は先に佐々木武・北山晴一・中野日出夫訳『フランツ・ファノン著作集4 アフリカ革命に向けて』みすず書房，1969 として出版されていて，北山晴一がこれを新訳したものが 1984 年版である〕

訳注 1　以下のファノンの文章の引用はフランス語で記されている．上記翻訳書『アフリカ革命に向けて』の北山晴一の翻訳から，段落構成はバザーリアの引用方法に合わせながら，該当部分を引用させていただいた．この引用箇所は上述書52-54頁であり「2. アルジェリア駐在相への手紙（1956）」と題され，フランツ・ファノン博士，精神科医，ブリダ・ジョアンヴィル精神病院医長の肩書きで，駐在相，アルジェリア総督閣下，アルジェリア大臣閣下当てで記されている．

第 13 章　写真集『ありえない死に方』序文

訳注 1　Bertolt Brecht（1898-1956）の 10 代終わりから 20 代にかけての作品である第一詩集「『家庭用説教集 HAUSPOSTILLE』読章第一 祈願 2.『アプフェルベグ，または野の百合』」〔野村修・長谷川四郎訳『ブレヒトコレクション3 家庭用説教集』晶文社，1981，p. 23所収〕からの引用詩句．同翻訳書のブレヒト自身の手引きおよび，野村修の訳者注によると，ヤーコプ・アプフェルベクは 1906 年にミュンヘンで生まれ，1919 年に両親を殺したことで知られる実在の少年である．当時のドイツでこうした事件（特に殺人）を歌にして祭りなどで歌った大道芸ベンケルジンガー（演歌師）に若いブレヒトは惹きつけられ，この詩集はこうした影響下で作られた．

第 14 章　ニューヨークからの報告

1　ジョンソン大統領議会年頭教書演説，1964 年 1 月参照．
2　ニューヨーク市ブルックリン，マイモニデス病院．

第 15 章　逸脱したマジョリティ

1　精神科医が患者の収容を命じるとき，それが明確に無能力化の宣告であっても，科学は精神科医のすべての行為を保証し正当化する．
2　この交換イデオロギー（una ideologia di ricambio）の概念はジャンニ・スカリアとの討議の中で整理されたものである．
3　Talcott Parsons : *Il sistema sociale*. Comunità, Milano, 1965, p. 529. 原著 The Social System. 1951.〔佐藤勉訳『現代社会学大系 14 社会体系論』青木書店，1974, p. 153〕
4　A. Artaud : “Le Théâtre et son double”. Collection Métamorphoses IV, Gallimard, 1938, イタリア語訳 Il teatro e il suo doppio. Einaudi, Torino, 1968. p. 109.〔安堂信也訳『アントナン・

アルトー著作集 1 演劇とその分身』白水社，1996, p. 7〕

訳注 1　この改革案は，自発的入院を導入した1968年のイタリア精神衛生法改正案のことと思われる．

訳注 2　Kurt Schneider : *Klinische Psychopathologie.* 15. Auflage, 1945, 2007.〔針間博彦訳『新版 臨床精神病理学 第15版』文光堂，2007〕によれば，この10項目は発揚性，抑うつ性，自信欠乏性，狂信性，顕示性，気分易変性，爆発性，情性欠如性，意志欠如性，無力性である．本文に出てくる発揚性，抑うつ性，狂信性はこの分類の用語である．

訳注 3　Cesare Rombroso（1835-1902）　イタリアの法医学者，精神医学者．1876 年にトリノ大学法医学・精神医学教授となる．犯罪人，政治犯，売春婦，天才など多岐にわたる研究を残した．犯罪者の頭蓋骨の測定，顔貌比較など実証的比較を行って1876年に『犯罪人 *L'Uomo delinquente*』を著し，生来犯罪人説（delinquente nato）を唱えた．その実証研究はその後統計学的にも否定され，医学概念に社会的価値判断を持ち込んだと批判を受け，遺伝的に犯罪人となるという彼の学説は医学界では否定されている．

訳注 4　Antonin Artaud（1896-1948）　フランスの俳優・詩人・演劇家．幼少時に髄膜炎に罹患．一時シュールリアリズム運動に参加するが，ブルトンと衝突．1936年，アイルランド旅行中に精神病院に収容され，1947 年に退院後これを告発している．著書に『ヴァン・ゴッホ』（粟津則雄訳，ちくま学芸文庫，1997），『アルトー後期集成』全 3 巻（宇野邦一他監修，河出書房新社，2007）等．

第 16 章　平和時の犯罪

1　F. Basaglia, F. Ongaro Basaglia : Prefazione a M. Jones, *Ideorogia e practica della psichiatria sociale.* Etas Kompass, Milano, 1970. を参照．

2　M. Langer e A. Bauleo : Algo mas sovre tortura, in « *Questionamos* », 2, Grancia editore, Colleción Izquierda Freudiana, Buenos Aires を参照のこと．

3　V. Dedijer : Appunti sulla storiografia come strumento d'identificazione con l'aggressore, in F. Basaglia, e F. Ongaro Basaglia（a cura di）, *Crimini di pace.* Einaudi, Torino, 1975.

4　F. Basaglia, F. Ongaro Basaglia : *La Maggioranza deviante.* Einaudi, Torino, 1971〔本書15章〕参照．

5　明らかにこの議論はわれわれのシステムすべてにおける他の施設にとっても価値がある．

6　1973年11月11日，統一労働者党（Partito di unita proletaria）によって組織されたフィレンツェにおける「工場と社会における健康闘争――搾取と疎外からの人間の自由に向けたより全般的闘争のとき」と題する集会の参加テーマは続く分析の一部になっている．

7　これはゴリツィアの治療集団に拒否された解決法だった．

8　個別的には，これが民主精神科連合（Gruppo di psichiatria democratica）の設立に関わっている．

9　Antonio Gramsci : *Quaderni del carcere, Gli intellettuali e l'organizzazione della cultura.* Einaudi, Torino, 1949.〔片桐薫編『グラムシ・セレクション』平凡社ライブラリー，2001, pp. 301-302. この訳はバザーリアの引用と比べると省略されている部分が多いことから，ここで

は引用していない〕

訳注1　この1節のこのパラグラフ以下の記述は具体性を欠くがゴリツィア精神病院における11年間の活動とその撤退の経過に基づいたものと思われる．本章の訳注4，7に述べているようにゴリツィアの経験について，本書では*Basaglia Scritti II*の「平和時の犯罪」と比較すると省略された部分がある．

訳注2　Fernando Tambroni（1901-1963）　法律家，キリスト教民主党（DC）政治家，新聞発行者．1960年3月から7月にかけてイタリアキリスト教民主党，ネオファシスト政党イタリア社会運動（MSI），王党派の中道右派連立政権の首相．1960年6月ジェノヴァにおけるMSI党大会に反対するデモ隊と警察の衝突が起こり、これが全国化して，MSI大会の延期をタンブローニは認めた．これによってタンブローニは数カ月で失脚し，DCはその後ネオファシスト政党との連立を行わなくなった．（Paul Ginsborg : *A History of Contemporary Italy.* Macmillan, New York, 2003, pp. 254-258 より）

訳注3　Vladimir Dedijer（1914-1990）　ユーゴスラビアのパルチザン活動家，政治家，歴史家．第二次大戦中共産党機関誌の編集を行い，戦後1946年のパリ和平会議，1945～1952年国連総会にユーゴ代表団として出席している．1952年ユーゴ共産党中央委員となるが，失脚し，それ以後執筆活動を始めユーゴの歴史に関する著作を著している．ユーゴ，英国，合衆国で大学教育者となる．*Psychiatry Inside Out. Selected Writings of Franco Basaglia*（Columbia University Press, 1987）の注によれば，当時国連米国代表だった前大統領夫人エレーナ・ルーズベルトが国連総会で彼に向けて語り引用した「死のキッス」は，彼女が危険な技術としての操作概念を述べたもので，かつて米英で死のキスによって窒息させて非国教徒を殺害した故事から引用したものである（上記のこの章の注3の論文にこの説明がある）．

訳注4　この著作集『現実のユートピア』では割愛されているが，この論文「平和時の犯罪」を含んでいる全集*Basaglia Scritti II 1968-1980*（Einaudi, Torino, 1982）ではこのサルトルとの対話の前に，11年間の活動の後に，1972年11月にゴリツィア精神病院に残って活動していたバザーリアグループの医療従事者が辞職したときの，新聞記事，県知事への手紙，患者への手紙と，退院を促し地域生活を支援するために彼らが計画した地域センター（centri esterni）計画への知事の拒否など，辞任に至る経過の説明が約10頁にわたって行われている．このゴリツィアからの撤退の後，先に辞任していたバザーリアが1971年夏から院長をしていたトリエステの精神病院に彼らは合流した．したがってこのサルトルとの対話はこのゴリツィアからの医療従事者の撤退の直後に行われたことになる．こうした経過は本書のマリア・グラツィア・ジャンニケッダによる序文4, 5節を参照．また，サルトルと彼をマエストロ＝師匠と呼んだバザーリアの関係は同じく序文2, 5節を参照．

訳注5　フランコ・バザーリアの妻であり社会学者．本書「緒言」および「フランカ・オンガロ・バザーリアの経歴」を参照のこと．

訳注6　英語では「negative capability 負の能力」．帚木蓬生『ネガティブ・ケイパビリティ――答えの出ない事態に耐える能力』朝日選書958，2017参照のこと．

訳注7　*Basaglia Scritti II.*（Einaudi, Torino, 1982）における「平和時の犯罪」では，ここまでを1. Il tecnico del sapere practico（実践知識の技術者）としてまとめ，この後に2. La scienza e la criminalizzazione del bisogno（要求の犯罪化と科学）と題する29頁の節が置かれ

ているが，本書では省略されている．

第17章　混乱した行為

1　ジャン・ピアジェ，ピエール・ムノー，ジャン－ポール・ブロンカールによって編集された『プレアデス心理学辞典 *Psychologie della Encyclopédie de la Pléiade*』に，彼ら編集者に要請されてフランコ・バザーリアとフランカ・オンガロ・バザーリアが書いた論文は1978年にイタリアで最初に出版された．フランスでは1987年に全体への序文を付して発売され，この序文の中で3人の編集者たちはバザーリアとオンガロの発想の創造性に注目して次のように述べている――「バザーリアたちは無力性，欠陥性，混乱に関する規約（statuto）をテーマにしている．現代心理学において，定義との関係で社会文化的規範を考慮することなしに混乱それ自体に直面していることがいまだに頻繁に見られる．バザーリアとオンガロが示したように，このような今日の規範の相対性は非常にはっきりしてきている．その上，遺伝心理学は次のようなことを明らかにした――ある行為に向き合う組織全体について，および結果としてある発達段階で欠落したある行為形態が逆に別の発達段階では全面的に適応できるということについては，その行為は分析不可能だということである．こうして，病理学に関する規範的立場の効力を告発して闘うことは必然的だと思われる．すなわち，現実適応的想定の中にいる行為分析研究者が行為を分析することをこの規範的立場が妨害し，あまりにも早急に欠点があると判断されたある種の行為の役割，重要性，必要性をこの規範的立場が隠蔽しているということである」（辞典序文，p. 19）．

2　この論文では，フランス語のperturbation〔混乱，攪乱，低気圧〕のイタリア語への逐語訳であるperturbazione〔混乱，動揺，騒ぎ，気圧変動，低気圧，妨害……〕という単語を，心理学辞典編集者の選択に従って使用している．バザーリアとオンガロがその一部を分担している百科事典第5章「混乱した行為 Les conduites perturbees」の導入部でピエール・ムヌーが明らかにしているように，「混乱の概念は病理学的概念と比較して仮説的重要性はとても低いとわれわれは考えている．［…］それは一時的なものであり，物語・歴史（storia）の一時点を特徴づけて，変化という観念を想定させる．一方，病理学的概念は非常に安定していて特にある状態を想定させる．［…］その上，病理学の理念はほぼ常に本質的に内的原因と関連することを想定させる．その一方で“混乱perturbazione”の観念は生体の内的かつ外的な起源を想定させる」（p. 1133）．

著者略歴

(Franco Basaglia, 1924-1980)

1924年，ヴェネツィアに生まれる．1948年，パドヴァ大学卒業．ゴリツィア県立精神病院，パルマ県立コロルノ精神病院，トリエステ県立精神病院の院長を歴任した．公立精神病院の廃止を定めた1978年のイタリア精神保健法改正（「バザーリア法」とも呼ばれる）の立役者となった，20世紀におけるイタリア精神医学を代表する人物である．編著書に *L'istituzione negata* (Einaudi 1968/Baldini e Castoldi 1998), *Morire di classe* (Einaudi 1969), *La maggioranza deviante* (Einaudi 1971), *Crimini di pace* (Einaudi 1975) がある．彼の死後，全集 *Basaglia Scritti I・II* (Einaudi 1981-82)，講演集 *Conferenze brasiliane* (Raffaello Cortina Editore 2000) および本書が，フランカ・オンガロ・バザーリアなどの編集・監修によって刊行されている．

編者略歴

(Franca Ongaro Basaglia, 1928-2005)

1928年，ヴェネツィアに生まれる．フランコ・バザーリアの妻．哲学，社会学に関連する書籍の執筆・翻訳のかたわら，フランコ・バザーリアの精神医療改革を支えつづけ，本書所収論文の一部を含めたフランコ・バザーリアの論文の多くの共同執筆者となった．1984年から1991年にかけて，2期にわたって独立左派党の国会上院議員を務めた．

訳者略歴

梶原徹〈かじわら・とおる〉1948年，東京都墨田区に生まれる．1974年，東京大学医学部医学科卒業．東京大学附属病院精神科病棟（赤レンガ病棟），長野県立阿南病院精神科医監，南埼玉病院副院長，陽和病院副院長，老人保健施設長などを経て，2007年1月より浜田クリニック院長．訳書にマイヤーソンほか『精神の障害——臨床，法制度，その実際』（監修 三輪書店 1994）『バザーリア講演録 自由こそ治療だ！——イタリア精神保健ことはじめ』（共訳 岩波書店 2017）がある．

フランカ・オンガロ・バザーリア編
現実のユートピア
フランコ・バザーリア著作集
梶原徹訳

2019年 8 月19日　第 1 刷発行

発行所　株式会社 みすず書房
〒113-0033　東京都文京区本郷 2 丁目 20-7
電話　03-3814-0131（営業）　03-3815-9181（編集）
www.msz.co.jp

本文組版　キャップス
本文印刷・製本所　中央精版印刷
扉・表紙・カバー印刷所　リヒトプランニング

ISBN 978-4-622-07760-2
［げんじつのユートピア］